编委会

陈燕君　广州医科大学附属第五医院
林晓旭　深圳市人民医院
林辉翠　暨南大学附属第一医院
欧伟伟　广州中医药大学第一附属医院
郑楚莲　中山大学孙逸仙纪念医院
赵紫东　广州市妇女儿童医疗中心
钟文慧　广东省中医院珠海医院
洪晓燕　广东省中医院
秦张娅　中山大学附属第三医院
袁海华　深圳市第二人民医院
钱玉秀　暨南大学附属第一医院
殷彬燕　南方医科大学南方医院
高桂娥　暨南大学附属第一医院
唐　亮　暨南大学附属第一医院
黄韦歆　暨南大学附属第一医院
黄芝莲　暨南大学附属第一医院
梁　敏　中山大学孙逸仙纪念医院
董白燕　茂名市人民医院
蒋文静　东莞市人民医院
曾国卫　北京大学深圳医院
谢小慣　暨南大学附属第一医院
廖春燕　暨南大学附属第一医院
谭丹华　暨南大学附属第一医院

外科腔镜
微创手术护理常规

钱玉秀　李海燕　李凤姣 ◎ 主编

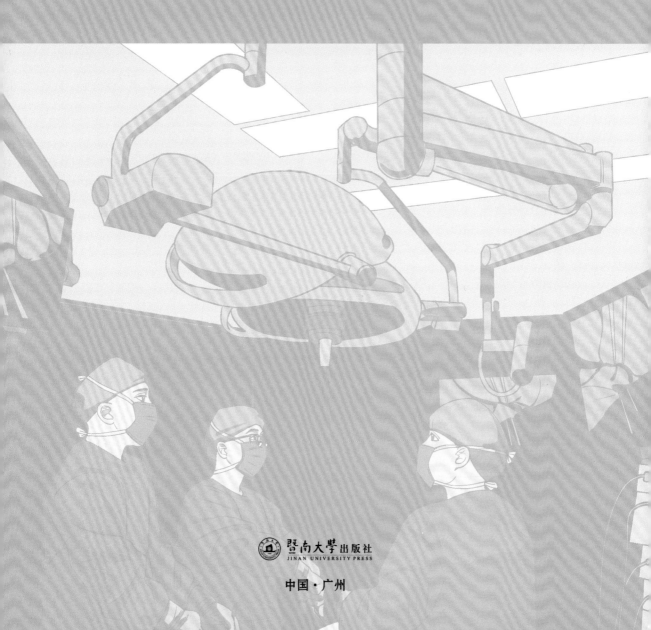

暨南大学出版社
JINAN UNIVERSITY PRESS

中国·广州

图书在版编目（CIP）数据

外科腔镜微创手术护理常规 / 钱玉秀，李海燕，李
凤姣主编. －－广州：暨南大学出版社，2024.11.
ISBN 978-7-5668-4002-8

Ⅰ．R473.6

中国国家版本馆 CIP 数据核字第 2024GP8427 号

外科腔镜微创手术护理常规

WAIKE QIANGJING WEICHUANG SHOUSHU HULI CHANGGUI

主　编：钱玉秀　李海燕　李凤姣

··

出 版 人：阳　翼
责任编辑：曾鑫华　黄亦秋
责任校对：刘舜怡　陈皓琳　许碧雅　王燕丽
责任印制：周一丹　郑玉婷

出版发行：暨南大学出版社（511434）
电　　话：总编室（8620）31105261
　　　　　营销部（8620）37331682　37331689
传　　真：（8620）31105289（办公室）　　37331684（营销部）
网　　址：http：//www.jnupress.com
排　　版：广州尚文数码科技有限公司
印　　刷：深圳市新联美术印刷有限公司
开　　本：787mm×1092mm　1/16
印　　张：24.75
字　　数：581 千
版　　次：2024 年 11 月第 1 版
印　　次：2024 年 11 月第 1 次
定　　价：168.00 元

序 一

护理工作是我国卫生健康事业的重要组成部分，与人民群众的健康利益和生命安全密切相关。手术室作为外科手术治疗和急危重症救治的重要场所，在保障手术患者安全方面发挥着重要作用。手术室护理作为护理专业中相对独立，同时与医学各学科密切相关的学科，着眼于手术过程的安全及管理，为手术顺利进行、保障手术安全、促进患者快速康复提供重要保障。

随着医学技术的飞速发展和医疗科技的不断创新，腔镜微创技术打开了外科手术治疗的新格局。随着外科手术微创化，手术范围不断扩展，手术方式和方法也在不断更新，越来越多的高科技腔镜微创设备在手术室运用，对手术室护士的专业能力和技术水平提出了更高的要求，也给手术室护理管理带来了新的挑战。在腔镜微创技术快速发展的趋势下，提高腔镜微创手术护理配合质量，提高腔镜微创手术护理规范化、系统化、标准化是行业的需求。

广东省护理学会外科腔镜微创手术护理专业委员会主任委员、广东省岭南南丁格尔护理研究院专家钱玉秀同志，从事临床护理工作 40 年，担任手术室护士长 20 余年，有丰富的手术室护理临床实践经验和管理经验。2022 年，由钱玉秀同志牵头，组织成立了广东省护理学会外科腔镜微创手术护理专业委员会，并积极响应护理学会的号召，开展专业学术交流及下基层调研、指导，致力于促进广东省腔镜微创手术护理高质量发展。在发现行业问题之后，勇于承担专委会引领行业发展的使命，组织广东省内 20 多家高水平医院的手术室护理专家，在循证的基础上，结合临床实践经验编写了《外科腔镜微创手术护理常规》，系统地介绍了腔镜微创手术原理、特殊手术体位、护理配合要点，同时对腔镜设备常见故障识别及处理、术后器械消毒灭菌及保养等关键环节进行了详细阐述，具有很好的指导性和参考意义。

希望本书的出版能提高外科腔镜微创手术护理质量，保障患者安全，助力医院高质量发展和健康中国建设。

衷心祝贺本书出版！

（成守珍，中山大学附属第一医院护理学科带头人、博士生导师，中华护理学会呼吸护理专业委员会主任委员，广东省护理学会、广东省岭南南丁格尔护理研究院理事长）

序 二

　　西方医学奠基人希波克拉底曾经预言："医学干预首先必须尽可能无创伤，否则，治疗效果可能比疾病的自然病程更差。"进入 21 世纪，以生物医学、器官移植与微创治疗为标志的变革正在塑造着现代医学的崭新格局，改变着临床医疗的思维方法。微创理念、微创技术与微创治疗已经广泛融入外科学治疗的各个领域，腔镜微创手术几乎涵盖了所有专科，且腔镜手术在所有手术中的占比也逐年升高，我国公立三级医院绩效考核中，也已经将腔镜微创手术占比列为考核指标之一。

　　腔镜微创手术技术蓬勃发展，医疗领域已逐步形成了系统的诊疗规范、专家共识、实践指南，但在护理领域尚缺乏腔镜微创手术护理配合的系统性理论指导。手术室作为外科手术系统的重要一环，其护理质量对手术患者的治疗和预后有至关重要的作用。在腔镜微创技术快速发展的趋势下，提高手术室腔镜微创手术护理配合质量，实现护理与医疗同步发展也是时代的要求。

　　广东省护理学会外科腔镜微创手术护理专业委员会承担起了引领行业发展的使命，发现行业现存问题之后，由暨南大学附属第一医院牵头，集结了广东省内高水平医院，如中山大学附属第一医院、中山大学附属肿瘤医院、中山大学孙逸仙纪念医院、广东省人民医院、广东省中医院、广州市妇女儿童医疗中心、广州市第一人民医院、深圳市人民医院等 20 多家在腔镜微创手术领域具有影响力的医院，依托各医院的优势学科，集各家之所长，最终形成本书。

　　我本身是一名运动医学的医生，看到本书成稿，感慨良多。作为一名外科医生，我看到本书很开心，因为我希望手术中配合的护士能熟悉我的手术操作流程，让手术配合形成标准化流程，我相信众多医生也是如此；作为一名学科带头人，我深切地感受到了中国外科腔镜微创技术的飞速发展，看到优秀的手术护理经验从最初的口口相传到如今形成书面的规范和标准，我深感欣慰；作为一名医院管理者，看到我院钱玉秀护士长积极筹备，联合省内各大医院一起，汇聚大家的优秀经验与智慧，协作出版此书，我非常高兴。个体的力量是有限的，多学科、多中心的协作才是以后的趋势。依托学会和医院的平台，希望外科腔镜微创手术护理专业委员会能为专业发展做出更多的贡献。

衷心祝贺此书出版！

（郑小飞，暨南大学附属第一医院院长，运动医学学科带头人，广东省杰出青年医学人才，苏炳添速度研究与训练中心分中心主任）

前　言

　　"十四五"期间，国家提出公立医院要高质量发展，科技创新和优质、高效的医疗服务是密不可分的。在医疗技术领域中，以微创技术为代表的治疗技术在人民群众看病就医过程当中发挥了重要作用，不仅提升了安全质量水平，更促进了术后康复。国家三级公立医院绩效考核指标中也将"出院患者微创手术占比"列为考核指标之一，并出台了《三级公立医院绩效考核微创手术目录》，鼓励有条件的医疗机构开展微创手术。

　　与传统开放手术相比，微创手术以其创伤小、出血少、对脏器干扰小、痛苦轻以及术后恢复快等优势，极大提高了治疗效果；同时，微创手术的切口因相对隐蔽、美观而备受患者欢迎。

　　随着微创技术的不断发展，微创手术种类日益增多，除了较早期开展的普通外科、妇科、泌尿外科、耳鼻喉科外，还逐渐扩展到心脏外科、神经外科、骨科等专科，几乎涵盖了医疗所有专业。微创技术的快速发展给手术护理带来了新的挑战。微创手术涉及大量精密、贵重器械和设备的使用。同时，因微创手术周转快，需要加快器械的周转，如何规范运转交接、消毒灭菌、维护保养、安全使用、人员培训、标准化管理等都是值得我们关注的问题。

　　在广东省护理学会成守珍理事长的引领下，2022 年 4 月，外科腔镜微创手术护理专业委员会成立了，这是国内首个腔镜微创手术护理领域的专业学术组织。秉承"深耕专业、搭建平台、有所作为"的指导思想，委员会通过举办学术交流活动、下基层调研，了解行业存在的问题及基层医院需求，发现并没有腔镜微创手术护理的专业工具书可供参考。

　　为提高腔镜微创手术护理质量，实现标准化管理，保障患者安全，我们集结了广东省内 20 多家高水平医院具有丰富临床实践经验的护理专家，根据各医院的优势学科编写相应的章节，经过专委会专家们的多轮讨论及修订，最终达成共识，形成《外科腔镜微创手术护理常规》一书，与大家见面。全书共十章，第一章介绍了腔镜微创手术工作原理、仪器设备构造与常见故障处理、腔镜手术器械转运交接、手术烟雾防护等；第二章介绍了腔镜手术常用手术体位；另外八章分别介绍了普通外科、妇科、泌尿外科、骨科、神经外科、胸腔外科、心脏外科、耳鼻喉科常见腔镜微创手术的护理常规。本书内容覆盖面广，几乎涵盖了目前国内可开展腔镜微创手术的所有专科。

借此前言，谨向付出了辛勤劳动的全体编写人员致以崇高的敬意和衷心的感谢！特别感谢暨南大学附属第一医院、中山大学附属第一医院、中山大学附属肿瘤医院、广东省人民医院、中山大学孙逸仙纪念医院、广东省中医院、南方医科大学南方医院、广州市第一人民医院、广州市妇女儿童医疗中心、深圳市人民医院、中山市人民医院、东莞市人民医院等 20 余家参编单位手术室护士长们在本书编写过程中给予的支持与帮助！感谢康基医疗对本书器械图片采集的支持！

因为水平及时间所限，本书难免会有欠缺与疏漏，敬请专家和读者批评指正，我们将不断完善。

（钱玉秀，暨南大学附属第一医院手供片区科护士长，广东省护理学会外科腔镜微创手术护理专业委员会主任委员，广东省岭南南丁格尔护理研究院专家）

目 录

上编　总论

下编　各论

上编 总论

第一章 概 论

第一节 腔镜手术工作原理

腔镜是一种带有微型摄像头的机械设备，腔镜手术便是利用这种器械给患者进行治疗的手术。一套完整的腔镜设备一般包括三个部分：摄像系统、冷光源、显像系统。其诊疗过程为：术者将腔镜镜头伸入患者体内，使用冷光源提供光线，将腔镜镜头拍摄到的图像通过光导纤维传送至数据终端处理，并实时显示在专用监视器上，医务人员根据显示的图像，对患者的病情进行分析判断，最后进行手术操作。

腔镜手术起源于 19 世纪，并在 20 世纪 90 年代被引入我国，之后因其手术创口小、切口隐蔽且较为美观、术后恢复快等优点被广泛应用。

一、手术入路

从手术入路上，腔镜手术分为经自然腔道内镜手术和非自然腔道腔镜手术。

（一）经自然腔道内镜手术

经自然腔道内镜手术是指利用内镜和光学元件，经口腔、胃、尿道、肛门、结/直肠、阴道等人体自然腔道，进入胸腔、腹腔、盆腔等，建立工作通道，完成对目标器官的诊断和（或）治疗的技术。

经自然腔道内镜手术的入路有：

（1）经阴道：目前临床上经自然腔道内镜手术最常用的入路。女性阴道易于消毒，离体表近，切开后穹隆可以直接进入盆腹腔，且易于关闭，被认为是实施经自然腔道内镜手术最安全可行的入路。该入路被广泛应用于妇科良性疾病手术，也应用于阑尾切除术、腹壁疝修补术、胆囊切除术、肾切除术、乙状结肠切除术，以及混合型的左半结肠切除术、右半结肠切除术、部分胃切除术、直肠癌根治术等多种手术。

（2）经胃：该入路对于下腹部手术有一定优势，视野较为开阔，但胃周有丰富的血管，表面还可能被覆肝、脾等邻近器官，盲穿存在一定风险，多在腹腔镜视野辅助下进行穿刺。

（3）经肛门：经肛腔镜手术多用于低位直肠癌的治疗，经肛入路由于独特的手术视角，在低位直肠癌手术过程中更有利于术者确定远切缘，多项研究结果表明，与其他入路相比，经肛腔镜手术在治疗低位直肠癌时具有手术切除质量更好的优点，尤其是针对

T4 期肿瘤、骨盆狭窄等手术困难情况具有潜在的优势。

（4）经口及经食管：目前该入路的主要临床应用是黏膜下隧道内镜技术，如经口内镜下食管环行肌切开治疗贲门失弛缓症、黏膜下肿物的活检和切除。此外，经口腔前庭甲状腺切除术和经食管经胸腔联合内镜胸腺切除术也被广泛应用于临床。

（5）经尿道及膀胱：此入路的特点是无菌且相对安全，但因尿道较小，一般只能使用较细的内镜，且在获取较大的手术标本时也存在困难。

综上，无皮肤切口、术后无皮肤瘢痕是经自然腔道内镜手术的首要优势。此外，也有研究表明，经自然腔道内镜手术能减少手术应激、减轻术后疼痛、缩短肛门排气时间、避免腹部切口疝等。

（二）非自然腔道腔镜手术

非自然腔道腔镜手术是指在体表合适的位置开造小切口，使用辅助器械人为制造通道进入体内，使内镜到达需要手术的位置，完成操作与治疗。常见的有腹腔镜手术、胸腔镜手术、关节镜手术等。

二、手术空间

在手术空间上，腔镜手术空间有自体空间和人造空间的区别。自体空间手术是指手术区域有人体自有腔隙，常见的有腹腔镜手术、胸腔镜手术、关节镜手术；人造空间手术是指手术区域没有人体自有腔隙，需要分离正常解剖结构建立操作空间，腔镜甲状腺手术、腔镜乳腺手术等是典型的人造空间手术。

根据手术空间是否需要充气，腔镜手术又可分为充气式腔镜手术和免充气式腔镜手术。

充气式腹腔镜手术采用气体填充来建立手术空间，即人工气腹。二氧化碳（CO_2）气腹是目前腔镜手术中建立气腹最常用的气体。但研究表明，CO_2 气腹弥散性高，术中会对患者的心肺功能、血流动力学、肾功能等方面产生不良影响，造成高碳酸血症；术后可能导致恶心、呕吐、静脉血栓、肩疼痛、皮下气肿、气体栓塞、气胸等，对高龄或心肺基础较差的患者可能增加围手术期并发症的发生风险。此外，气腹所引起的"烟囱效应"是否会导致肿瘤微转移仍存在争议。为改善 CO_2 气腹的这些缺陷，也有学者探索了其他气体媒介的方式，如用氦气、一氧化二氮、氙气等气体替代 CO_2，但由于研究时间较短、样本量偏少，一些研究尚停留在动物实验阶段，因此还需要长时间、大样本的研究，才能最终判断它们是否能取代 CO_2 作为标准充气式腹腔镜手术的媒介。

免充气式腹腔镜手术（又称免气腹腹腔镜手术）作为改良腔镜技术之一，利用悬吊系统代替气腹建立手术空间，能够有效避免气腹所带来的并发症，从而在一定程度上弥补了充气式腹腔镜手术的不足。但目前免气腹装置及器械仍存在整体性欠佳、术野暴露空间局限、对肥胖或有腹部手术史患者不适用等问题。已有许多学者研制出不同类型的免气腹悬吊装置，但大批量投入使用的可行性及安全性还需更多临床研究的支持。悬吊器械的优化及应用是免气腹腹腔镜手术领域的研究热点。

从操作孔道上，腔镜手术又延伸出了单孔腹腔镜手术，近年来机器人辅助的腔镜手术也逐渐走进大家的视野。随着腔镜技术的发展和器械的进步，探索更安全、更微创、更便捷的手术方式是手术医生的目标。

第二节　常用腔镜设备仪器构造与用途

一、内窥镜摄像系统的发展历程

目视（单眼观测）—照相机—单晶片、三晶片（模拟信号，光学放大或电子放大）—全高清（数字信号）—3D/4K/NIR/VITOM3D/VITOMNIR……图1-1列举了几种。

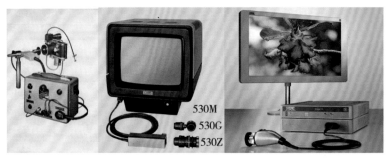

图1-1　内窥镜摄像系统

二、摄像系统的成像原理

（1）冷光源提供照明经导光束、内窥镜传递到患者体内。

（2）经内窥镜—摄像头—摄像主机信号处理，在监视器上显示出来（见图1-2）。

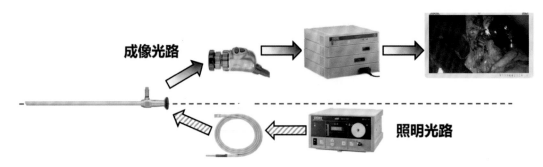

图1-2　摄像系统的成像原理

三、腔镜系统的组成

摄像系统是在微创手术中，实现光学影像采集、传输、处理及最终显示的一整套设备的合称（见图1-3）。在腔镜系统中，一般包含冷光源、摄像头、摄像主机和监视器四个设备：冷光源提供照明，摄像头完成光学影像采集及光电信号的转换，摄像主机则负责信号处理与还原，并最终在监视器上进行影像重现。可以说摄像系统是整个内窥镜系统最核心的部分。

摄像系统给术者提供镜下画面，是术者眼睛的延伸。术者可以通过人体自然腔道或人工制造的细小腔道将内窥镜置入患者体内，再通过内窥镜摄像系统采集镜下画面并在医用监视器上呈现，从而观察病灶并进行一系列外科手术操作。

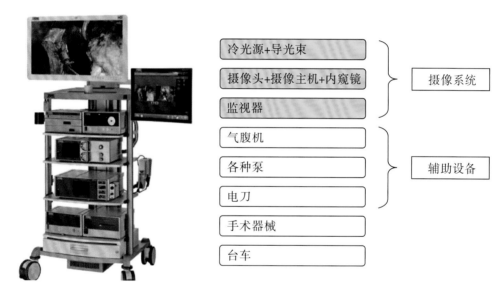

图1-3 摄像系统和辅助设备

（一）监视器

完整影像链呈现的最后环节就是监视器（见图1-4）。各类监视器因为硬件参数不同，所以具体应用场景不同。比如，FHD3D监视器配合3D眼镜可用于3D画面的呈现，同时3D监视器也支持2D影像的呈现，但反过来，2D监视器则无法用于3D画面的呈现。

连接监视器时，要注意接口是输入（Input）还是输出（Output），部分监视器可通过视频线向其他显示设备输出信号（环进环出功能），故监视器上也会存在输出接口。

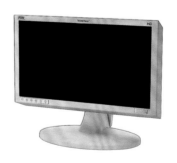

图1-4 监视器

亮度（cd/m²）是指发光体光强与光源面积之比，表示色彩的明暗程度，单位是坎德拉（Candela，cd）/平方米。对于一个漫散射面，其各个方向的亮度都是相等的，监视器的屏幕就近似于这样的漫散射面，所以在可视角度内观看图像，都有相同的亮度感。

对比度指的是屏幕上同一点最亮时（白色）与最暗时（黑色）的亮度的比值，不过通常产品的对比度指标是就整个屏幕而言的，例如一个屏幕在全白屏状态时亮度为500cd/m²，全黑屏状态时亮度为0.5cd/m²，那么这个屏幕的对比度就是1 000∶1。对比度对视觉效果的影响非常关键，一般来说对比度越大，图像越清晰醒目，色彩也越鲜明艳丽；而对比度小，则会让整个画面都灰蒙蒙的。对比度对于动态视频显示效果影响要更大一些，由于动态图像中明暗转换比较快，对比度越高，人的眼睛越容易分辨出这样的转换过程。

IP（Ingress Protection）防护等级由两个数字组成，第1个数字表示电器防尘、防止外物侵入的等级，第2个数字表示电器防湿气、防水浸入的密闭程度，数字越大则防护等级越高。若电器仅做了其中一项试验，则未做试验的一项等级数字写作"X"，如某款监视器仅做了防水试验，且防水等级为2级，IP防护等级则为"IPX2"。

1. 监视器的类型特点

（1）CRT监视器（见图1-5）。

优点：价格低廉、亮度高、视角宽、使用寿命较长。

缺点：体积大、散热大、电磁辐射大。

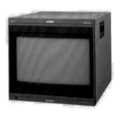

图1-5 CRT监视器

（2）LCD监视器（见图1-6）。

优点：体积小、重量轻、图像无闪动、无辐射。

缺点：造价高、视角窄、使用寿命短。

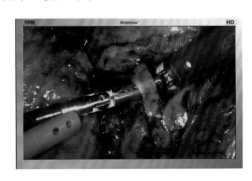

图1-6 LCD监视器

（3）LED 监视器（见图 1 - 7）。

优点：低功耗、低发热量、亮度高、寿命长。

缺点：造价高。

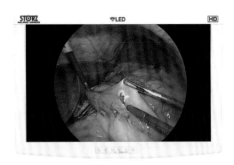

图 1 - 7　LED 监视器

2. 医用监视器和普通监视器差异

医用监视器色彩显示精准，图像真实还原，视频接口齐全，抗干扰能力强，稳定性高，符合医疗电气安全标准；普通监视器色彩艳丽，图像失真，视频接口较少，抗干扰能力较弱，稳定性一般，不符合医疗电气安全标准。

切勿为了降低成本，以普通监视器替代医用监视器，否则成像质量大打折扣，还会留下安全隐患。

3. 医用监视器常见视频接口（见图 1 - 8）及屏幕选择

模拟信号接口

 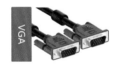

数字信号接口

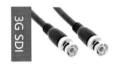 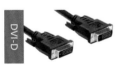 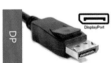 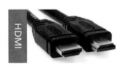

图 1 - 8　医用监视器常见视频接口

日常我们用大屏幕手术或交流主要有三种场景。①手术室内挂墙安装：如 55 寸监视器，除术者与助手外，其他手术参与人员（如麻醉医生、手术室护士）及进修医生等都可以观察；②示教室转播：如 100 寸屏幕，供进修医生或科内学习交流；③大型会议转播：如 200 寸或以上屏幕可用于大型学术会议手术转播等，效果震撼，更能凸显 4K 图像清晰度之高、分辨率之强。

需要注意的是，大屏幕不宜作为主刀屏幕使用，也不宜在小镜种手术中使用，因为近距离观看大屏容易视觉疲劳且容易遮挡。

监视器安装方式有很多种。对于 Endo 用户，小尺寸监视器通常采用的安装方式为监视器底座安装或影像台车安装；大尺寸监视器考虑到承重和转运安全性，常采用落地支架方式安装；对于 OR1 用户，监视器常采用吊臂或内嵌墙壁方法安装。

（二）冷光源

对腔内进行照明是腔镜手术必备条件之一。除了整合冷光源的电子镜、可搭配便携式充电光源使用的急救及麻醉内窥镜产品外，在施行腔镜手术时都需要台式冷光源提供腔内环境的照明。

1. 照明技术的发展历史

自然光线—蜡烛—煤油灯（松油灯，见图 1 - 9）—铂丝环—白炽灯—卤素灯—氙气灯—LED 灯（见图 1 - 10）。

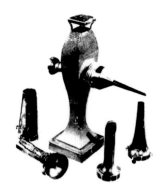
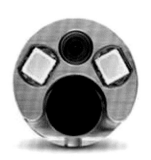

图 1 - 9　煤油灯　　　　　　　　图 1 - 10　LED 光源

2. 冷光源的特点

在光源灯泡前安装一片红外滤波片，过滤可见光中产生热量的红外光，这时输出的光称为冷光，其光源称为冷光源（见图 1 - 11）。医用冷光源的"冷"是相对的，虽然滤除了绝大部分产生热量的红外线，仍然能产生"热量"。

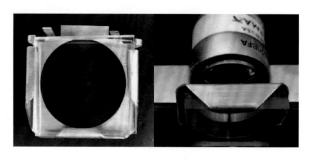

图 1 - 11　冷光源

3. 医用冷光源的分类

（1）卤素灯（通过改变电压调节亮度，见图1-12）。

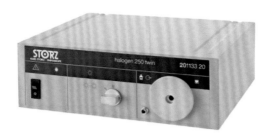

图1-12　卤素灯

（2）氙气灯（通过改变光栅位置调节亮度，见图1-13）。

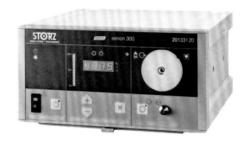

图1-13　氙气灯

（3）LED灯（通过改变电压调节亮度，见图1-14）。

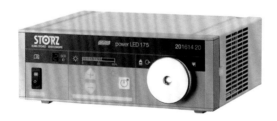

图1-14　LED灯

　　LED灯相对于氙气灯使用寿命更长。理论上产品生命周期内无须更换LED光源，客户售后维护成本更低。LED光源的使用寿命超过30 000小时（正常使用下，寿命可达10~12年），是氙气灯光源500小时使用寿命的60倍，在临床上无须频繁更换灯泡，手术室运营成本大大降低。

　　LED光源工作时产热更少、散热噪声更小，更有利于手术室环境维护。LED光源产生的热量少，使用安全性更高，结合智能冷却系统，可有效减少散热风扇的使用，运行噪声非常小。对于用户而言，不受外界噪声的影响，可以更专注于手术操作。

　　LED光源发出相同亮度照明光所需的功率更低，更加节能。

4. 光源的色温

自然白光色温是 5 500 ~ 6 000K，常规氙气灯光源色温：6 000K。常见的光源色温见图 1 - 15。

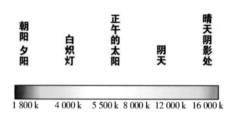

图 1 - 15　光源的亮度参数

（三）摄像系统

1. 摄像系统的防护等级

CF（Cardiac Floating，心脏绝缘）型医疗设备在电气安全等级中是最严格的一类，用于可能与心脏发生直接接触的应用，ITU - TF. 780. 1[①] 中，强调了 CF 级防护对心脏周围手术的重要性。

当摄像系统均为 CF 级防护，且在手术中可兼容除颤器的使用，会大大提高手术安全性和抢救效率。如果摄像系统为 BF（Body Floating，身体绝缘）型，不建议执行心胸外科和食管外科术式以及房颤与佩戴心脏起搏器患者的手术。

2. 摄像头的工作原理（见图 1 - 16）

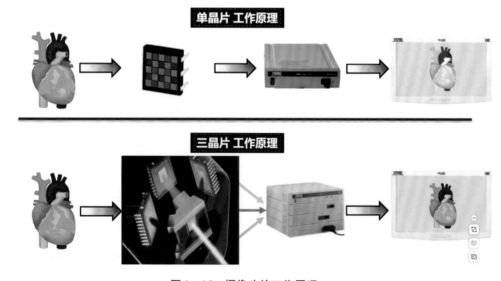

图 1 - 16　摄像头的工作原理

---

① ITU - TF. 780. 1 即国际电信联盟（International Telecommunication Union，ITU）在 2022 年新发布的关于镜下医疗系统的框架性文件。

　　单晶片指通过一枚光电传感器进行图像的光信号采集，并转化为电信号，然后经过图像处理芯片输出到监视器。三晶片首先使用分光棱镜，将可见光线色散为红、绿、蓝三原色，然后使用三枚光电传感器，分别对光的三原色进行采集，并转化为电信号。最后通过图像处理芯片将三原色图像进行结合，再输出给监视器。

　　因为对光的三原色进行单独处理，大幅减少了混色及色彩的相互干扰，这样就保证了色彩的真实性，使画面更接近于自然。

　　3. 光学变焦与电子变焦

　　（1）光学变焦（见图 1 - 17）：通过移动摄像头内部透镜的位置来实现，图像无失真。

　　（2）电子变焦（见图 1 - 18）：通过主机软件实现，图像有失真。

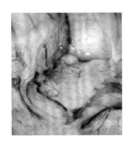 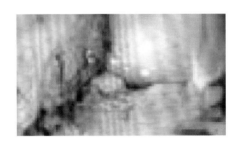

图 1 - 17　光学变焦　　　　　　　　图 1 - 18　电子变焦

　　4. 光学变焦在手术中的应用

　　摄像头光圈不同会造成不同的显示效果（见图 1 - 19、图 1 - 20）。

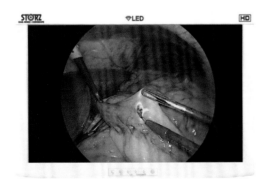 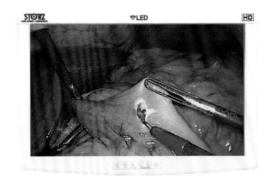

图 1 - 19　光圈为 31mm 显示状态　　　　　图 1 - 20　光圈为 15mm 显示状态

　　5. 摄像头光学变焦功能的临床价值

　　（1）图像大小调全屏，观看更舒适。

　　（2）局部图像无损放大的同时仍保留足够的操作空间，避免能量器械损伤镜子。

　　（3）让内窥镜物镜端远离组织，降低脏污概率。

　　6. 白平衡

　　（1）通俗来说，白平衡就是让摄像系统记住什么才是标准白色，这样才能真实还原画面色彩。

（2）正确的白平衡操作方法（见图1-21）：

①调节冷光源输出亮度在1/3～2/3范围内。注意在满足手术要求的前提下，光源的输出亮度应尽量调低。

②使用内镜观察纯白纱布，使白色覆盖整个视野，并保持图像清晰。

③按下摄像主机面板上的白平衡按键。

④在监视器下方将出现"白平衡成功"字样，表示白平衡校正完成。

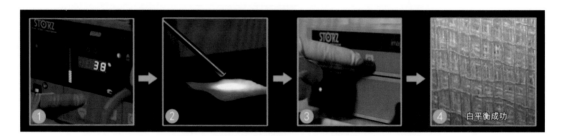

图1-21　正确的白平衡操作方法

7. 摄像头的结构与操作（见图1-22）

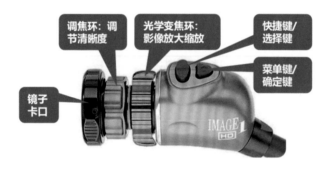

图1-22　摄像头的结构与操作

（四）3D摄像系统

1. 3D成像原理

3D技术的应用可让术者实施更高清、更真实、更精准的手术，缩短手术时间，缩短学习曲线。

3D技术在日常生活中的应用极其广泛。提到3D技术，大家首先想到的可能是3D电影。3D电影相比于2D电影给观众最直观的体验就是立体感和距离感，这种身临其境的感受是2D电影无法给予的。另外，在观看3D电影时，观众要全程佩戴3D眼镜，否则看不到3D电影的立体效果。

人的双眼看到的世界是"立体的"，左眼、右眼在观察物体时，分别看到了该物体不同角度的平面画面，大脑将两种画面合成就得到了立体效果。立体感可以帮助我们观察判断物体的相对距离，让我们拥有"远、近"的概念，而不是单纯的"大、小"的概念。比如，你可以闭上一只眼睛，仅用另一只眼睛尝试准确、快速地触摸到距离你稍远的物品，这肯定比张开双眼去做要难得多。传统腔镜手术也是这个道理。术者注视 2D 监视器做手术，需要额外训练 2D 向 3D 视野的转换能力。

为了帮助术者在术中建立"立体"视觉、降低解剖结构分辨难度、提高辨别和操作精度、减少误操作、缩短手术时间和术者的学习曲线，研发人员在腔镜的前端装上两个镜头，模仿人的左、右眼分别采集两路图像信号，经摄像主机处理传到监视器上，医生戴上特制的眼镜就能看到立体画面。3D 影像技术的原理是"双眼视差"理论：腔镜内置双图像传感器，分别对左右眼画面进行采集，通过主机处理和监视器呈现，再通过大脑合成形成立体视觉。

接下来，需要让术者看到 3D 影像。3D 影像的成像方式有很多种，我们从最基础的偏光式 3D 技术说起。光通过"波"的形式传播，但传播时，光肯定不在同一个方向上"波动"。科学家正是利用这一点，将腔镜捕捉的"左、右眼"内容同时在屏幕上播放然后在监视器侧对光进行"过滤"，保证横向"波动"的光传播的都是"左眼"画面，纵向"波动"的光传播的都是"右眼"画面。利用同样的原理，波动方向不同的光投照到左右镜片具有不同角度"栅栏"的眼镜上，保证左眼只能接收传播"左眼"画面的光，右眼只能接收传播"右眼"画面的光，二者经过术者大脑处理，就获得了立体视野。

此原理下，光在一个平面上发生振动，其矢量端点的轨迹为直线，因此这一偏光式 3D 技术称为"线偏振 3D 技术"。但若将"线偏振 3D 技术"应用于临床，当 3D 眼镜上的"栅栏"与监视器上的栅栏不平行（比如 3D 眼镜佩戴者的头稍微左右倾），那佩戴者就部分或完全丢失了视野。基于此，"圆偏振 3D 技术"诞生了。线偏振光可以简单理解为：光在一个平面上发生振动，其光线发出起点的轨迹在一线段上来回移动，那么圆偏振光可以简单理解为：光在立体空间上发生振动，其光线发出起点的轨迹为一个圈（复杂一点可以理解为，光线发出起点的轨迹在水平和垂直两个矢量方向上来回移动），这样，光就有了在立体空间上"向左螺旋旋转传播"和"向右螺旋旋转传播"两种传播类型。因此在 3D 影像成像设备上增加圆偏振片，保证从监视器发出的左眼和右眼画面光线旋转方向不同。同时，与线偏振技术类似，在基于圆偏振 3D 技术的 3D 眼镜上也有圆偏振光滤光片，保证射入左右眼的光线（图像）为对应旋转方向的光线（图像）。

3D 影像技术是外科手术朝着外科微创化、手术精准化方向不断发展后的必然产物。3D 技术由于可提供充分的立体视野，对促进镜下解剖的正确理解和操作、脏器间距离的正确把握，以及镜下缝合等细致操作的实现均有优势，从而可在一定程度上缩短手术时间、减少术中失误等。

腔镜手术的难点之一就在于将开放手术的 3D 视野转换为 2D 视野，需要从事腔镜手术的医生重新适应 2D 视野下的手眼协调能力以及对距离、空间感的判断，这对希望从事腔镜手术，或从开放手术转向腔镜手术的医生设置了较高的门槛。而 3D 影像技术的出现便解决了这个问题，通过 3D 技术为医生还原腔内的空间感、距离感，降低了腔镜手术的难度。3D 影像技术相比于传统 2D 影像，对层次结构复杂、解剖结构微小、操作纵深改变大的手术及神经血管重建手术有很大帮助。

  相比于 2D 腔镜手术，3D 腔镜手术在临床应用上的优势，总结起来就是"全""高""易"。"全"指的是"安全"，3D 影像具有立体视野，可帮助医生精准判断解剖位置，减少误操作，降低医疗风险。"高"指的是"高效"，在精准判断解剖位置的基础上，术者可进一步实现精细分离、精准缝合，从而缩短手术时间，提高手术效率。"易"指的是"容易"，立体视野帮助医生更容易辨认组织结构，从而降低复杂手术难度，相较于以往开放手术医生需要逐步适应 2D 视野下的手眼协调能力，3D 影像可使他们直接建立立体视野下的手眼协调能力，从而更易于掌握腔镜术式，缩短学习曲线，提高术者信心。

  可视角度指的是在水平、垂直范围内可以清楚看到监视器内容时，视线与监视器显示面板所成的最大钝角。一般 3D 监视器提供的可视角度参数适用于观看 2D 影像。对于观看 3D 影像，有效可视角度范围会变小。

  3D 图像视差调节功能是部分 3D 监视器特有的选项，指通过监视器可调节形成 3D 画面的两幅 2D 画面的相对位差，水平位差越大则立体感越强，反之则越小。对于初用 3D 影像技术或者 3D 眩晕的术者，可以将视差值调低些，待适应后再阶段性调高，从而获得更好的 3D 手术体验。

  3D 成像原理图解详见图 1 - 23。

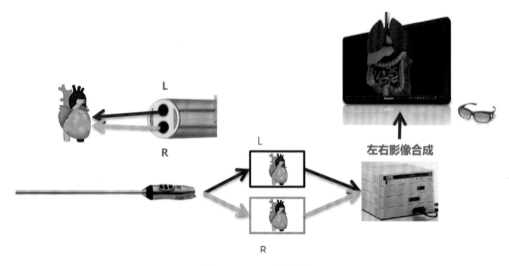

图 1 - 23 3D 成像原理

 2. 3D 信号格式

  常见的 3D 视频格式有"逐行（Line by Line）""左右（Side by Side）"和"上下（Top and Buttom）"三种格式（见图 1 - 24），通过 3D 监视器呈现 3D 影像时，要确保 3D 输出源信号与监视器设定的相同。KARLSTORZ 影像主机输出的 3D 视频信号为"逐行"格式。"左右"和"上下"格式通常为 3D 影像的存储格式。使用 PC 端 3D 播放器（如 Potplayer）在 3D 监视器上播放 3D 影像时，要注意 3D 视频源的格式、左右眼画面的设置和 3D 监视器的设置相匹配。

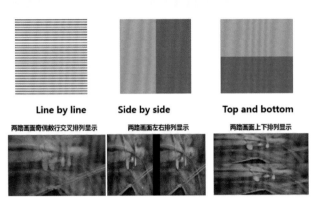

图 1 - 24 3D 信号格式

（五）4K 摄像系统

- **更高的分辨率**
  - 4K UHD：3840*2160/16:9

- **更广的色域**
  - BT.709 （FHD 摄像系统）
  - BT.2020 （4 K 摄像系统）
- **更多的数字信号**
  - DP
  - 12G-SDI
  - 4*3G-SDI
  - HDMI

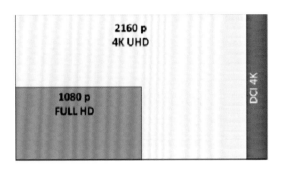

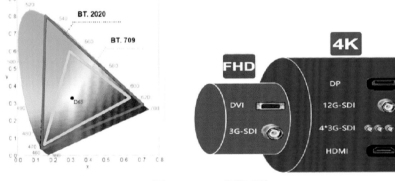

图 1 - 25 4K 摄像系统

更高的显像分辨率、更真实的立体呈像，均是未来影像系统的发展方向，但二者带来的临床收益不同。4K 腹腔镜系统（见图 1 - 25）可提供更好的分辨率、视角操作协调度、视觉敏感度、颜色分辨能力；3D 腹腔镜系统可提供更好的纵深感及术中操作感，与传统系统比较，均可为手术医师带来更好的手术视野。

4K 高清显像视野对神经、血管、系膜、淋巴与脂肪组织等的辨识度增加，在此基础上的精细解剖游离可减少术中出血、保护重要神经功能、精确淋巴结清扫范围与界限等。

因此 4K 影像系统较传统高清影像系统辨识度更高，发生操作错误概率更低，可协助手术医师轻易辨认重要解剖结构与周围组织关系。

狭义上，"4K"指的是具有 3 840×2 160（或 4 096×2 160）像素的显像设备。在广义定义层面，"4K"指的是 UHDTV（超高清电视）制与显像技术标准。"4K"是"4KUHD"的简要表述，也见表述为"UHD"或"超高清"。国际电信联盟（International Telecommunication Union，ITU）颁布的超高清 UHD（Ultra–High Definition）视频制作与显示系统标准（ITU–RBT.2020）指出，UHD 的发展具有 4K 和 8K 两个阶段，其中 4K 的物理分辨率为 3 840×2 160（4KUHD），8K 为 7 680×4 320（8KUHD）。

制定 4K 标准的组织或协会有很多，业内普遍采用的是国际电信联盟下属无线电通信部门（ITU–R）制定的 UHDBT.2020 标准。ITU 是联合国下辖的一个重要机构，主管信息通信技术事务，负责分配和管理全球无线电频谱与卫星轨道资源，制定全球电信标准，向发展中国家提供电信援助，促进全球电信发展，因此该机构颁布的标准更具权威性。

市场上也会遇到画面显示比例为 17:9 的 4K，即分辨率为 4 096×2 160。这一标准来自数字电影倡导联盟（Digital Cinema Initiative，DCI），为 4K 数字电影的行业标准。DCI 是由迪士尼、21 世纪福克斯、派拉蒙、索尼电影、华纳兄弟等七大电影公司组成的，旨在规范电影行业的影像标准。如今，UHD 显示设备主流厂家采用的都是 16:9，即 ITU 的 UHD 标准，电影行业的本质是娱乐行业，如果将娱乐行业的显示标准用在医疗领域则较为不适用。

色域（Color Gamut 或 Color Space）是色彩的显示范围，指系统能够产生的颜色的总和。4K 采用的 BT.2020 色域比 FHD 采用的 BT.709 色域可以更真实地实现色彩还原，更接近人眼识别范围。

4K 相比 FHD 可以提供更广阔的色域，颜色的表现也更为细腻，可以协助外科医生识别组织边界与精细组织构造的细节，如血管、神经、淋巴、脂肪组织等。

在各厂牌影像系统中，4KUHD 超高清视频信号传输常见的接口包括 DP（Display Port）、HDMI（High Definition Multimedia Interface，高清多媒体接口）、SDI（Serial Digital Interface，数字分量串行接口，12G–SDI/4x3G–SDI）等。

DP 是一个由 PC 及芯片制造商联盟开发、视频电子标准协会（VESA）标准化的数字式视频接口标准。设计上，DP 插头顶面具有 2 个槽，防止传输中线缆意外脱落，在医疗领域有重要安全价值。在拆卸时也要注意，勿暴力拆拔。1.2 及以上版本 DP 支持 4KUHD60Hz 超高清信号传输，DP 线缆规格也做好了匹配。

HDMI 组织的发起者包括各大消费电子产品制造商，如日立制作所、松下电器 Quasar、飞利浦、索尼、汤姆生 RCA、东芝、Silicon Image。此外，HDMI 也受到各主要电影制作公司如 20 世纪福克斯、华纳兄弟、迪士尼，包括三星电子在内的各大消费电子产品制造商以及多家有线电视系统业者的支持。HDMI 要在 2.0 及以上版本的接口中才能传输 50Hz 以上的 4K 信号。在医疗设备设计中，不建议采用 HDMI 作为视频传输连线，尤其是摄像系统和监视器之间的连线。ITU 在 2022 年 3 月新发布的关于镜下医疗系统框架性文件 ITU–TF.780.1 中指出，HDMI 主要用于消费市场，若在手术室中使用，接口必须锁死，以防术中脱落带来安全风险。在某些国产品牌和进口品牌腔镜产品中，常采用 HDMI 作为视频信号的输出接口，HDMI 线缆和接口之间可以直接插拔，容易脱落，导致摄像主机和医用监视器之间信号中断，造成手术风险，危及患者安全。

SDI 传输标准由移动图像和电视工程师协会（SMPTE）制定。12G－SDI 定义的是 12Gbits/s 的传输速率，其带宽是普通 HD－SDI 的 8 倍，能够支持 60Hz 下的 4KUHD 超高清视频信号传输。12G－SDI 有三种连接方式，包括单链路 12G－SDI、双链路 6G－SDI 和四链路 3G－SDI。相对来讲，12G－SDI 将 4 根传输 3G－SDI 信号的线缆整合为一根，用于传输的线缆数量减少，架构更加简单，画质更加稳定，安装也更容易（多链路 SDI 线路需点对点安装，以保证信号拆分和重建逻辑对应）。因此，单链路 12G－SDI 要优于四链路 3G－SDI 传输模式。12G－SDI 线缆传输数据承载量是 3GSDI 的 4 倍，勿将二者混装。SDI 均采用 BNC（Bayonet Nut Connector，刺刀螺母连接器）接头连接，传输标准可向下兼容。其自锁扣设计更加稳定可靠，不易脱落。SDI 特别适合于长距离通信。

（六）荧光摄像系统

荧光显影原理详见图 1－26、图 1－27。

荧光显现的三个条件：
☐ 药剂：吲哚菁绿
☐ 激发光：近红外光
☐ 现象设备：NIR影像系统。

ICG　　　／　　　NIR（IR）

Indocyanine Green　　　Near-Infrared

吲哚菁绿　　　近红外光
（荧光染剂）　　　（入射光）

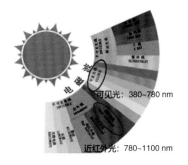

可见光：380~780 nm

近红外光：780~1100 nm

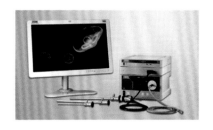

图 1－26　荧光显影技术原理（1）

NIR（IR）　／　ICG

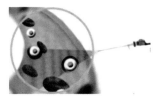

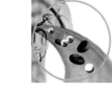

第一步：注射ICG
ICG通过外周静脉或黏膜下注射进入体内，与血浆蛋白或组织液蛋白进行结合。

第二步：激发荧光
近红外光照射与蛋白结合的ICG，激发出荧光。

第三步：采集荧光
腹腔镜与摄像头采集近红外光信号并由主机进行处理，最终呈现在监视器上。

图 1－27　荧光显影技术原理（2）

荧光，生活中我们对它的理解通常是微弱的光。但是，在物理学中，对它的定义较为精确。所谓的"荧光"（fluorescence）是指物质吸收光后释放光的现象即"光致发光"。例如，纸币上的紫外线防伪标记就是一种特殊的荧光物质，在紫外线灯的照射下会发出肉眼可见的荧光。请注意，并非所有荧光都肉眼可见。

当特定波长的光线（被称为入射光）照射某种物质时，该物质的原子或分子会吸收光能，进入激发态；很快，该物质又会退出激发态，并发射出能量弱于入射光、波长较入射光长的出射光，即荧光。大多数的荧光物质一旦停止接受入射光照射，发光现象也随之停止。

人们利用荧光的特性，向人体中注入某种特定物质（或者针对某种人体天然存在的物质），以特定的入射光照射人体，从而看到发出荧光的组织结构，这一技术即为荧光影像技术。目前的荧光影像技术主要包括三种，分别为光动力学诊断（PDD，photo dynamic diagnosis）影像技术、自体荧光（AF，auto fluorescence）影像技术和近红外光（NIR，near infra-red）荧光影像技术。

人们将阳光中人眼可以感知的一部分光称为可见光，阳光中波长低于可见光的称为紫外光（紫外线），波长高于可见光的则为红外光。

由于个体差异的存在，可见光的光谱并没有精确的范围，许多资料中给出的数据也存在差异。依据 Cecie Starr、Christine A. Evers、Lisa Starr 所著的 *Biology：Concepts and Applications*，可见光的波长范围在 380nm 到 740nm 之间；而国内说法较多，有资料说为 400～760nm，也有资料说为 380～780nm。在近红外光（NIR）影像技术中，入射光和荧光均为近红外光，所谓的近红外光，是指波长较短的红外光，其精确的波长范围同样存在争议。通常认为，近红外光的最小波长范围为 780～800nm，而最大波长范围各方说法差异较大，从 1 000～2 500nm 都有；因此既可以查到近红外光为 780～2 500nm 的说法，也能查到 700～900nm 的说法。这和不同研究者的观点有关。

不同的光透过人体时，会被不同的物质吸收。紫外光容易被 DNA 和蛋白质吸收，可见光容易被血红蛋白吸收，红外光则容易被水吸收。但是，近红外光则不会被血红蛋白或水明显吸收，并且不像紫外线或可见光那样在组织中容易散射，因此它能够穿透更厚的人体组织。通过特定仪器对近红外光进行分析，就能获取更多人体内部的信息。目前，近红外光的相关医学技术已越来越常见。

吲哚菁绿（indocyanine green，以下简称为 ICG）是一种有着特殊的荧光特性和生理生化特性的物质，被广泛用于近红外光荧光影像技术中。临床多见的制剂为干粉剂，为深绿色。

ICG 作为一种荧光物质，对 600～900nm 波长的光线有较强的吸收度，前文已述，这类波长的光线（红光、近红外光，尤其是后者）对组织有着较强的穿透性。当 ICG 被调制成稀释的水溶液时，其入射光吸收峰在 780nm 处，而发射光（荧光）的峰值（即放射峰）在 830nm 处。这些数值会受到溶液浓度、成分等多种因素的影响，例如当 ICG 水溶液浓度上升时，吸收峰可至 695nm 处；当 ICG 进入血浆或血液后，吸收峰和放射峰也会发生改变。参考 PDR（*Prescribers' Digital Reference*，《处方医生电子用药参考手册》），血浆及淋巴液中的 ICG 吸收峰在 806nm，放射峰在 830nm。而参考 Drugs. com 的数据，全血中 ICG 的浓度为 0.05mg/mL 时，其吸收峰为 805nm，放射峰为 835nm。

溶液性质、浓度除了会影响 ICG 的吸收峰、放射峰，也会影响 ICG 的荧光强度。例如，血浆中 ICG 浓度达到 0.1mg/mL 时，产生的荧光强度最大。而在血液中，ICG 浓度为 0.05mg/mL 时荧光强度最大。由于这一特性，在不同的手术中，为取得最佳的荧光效果，ICG 的用法、用量可能有所不同。

ICG 分子不仅有着优秀的荧光特性，还具有合理剂量下几乎无毒、排泄快速等优秀的特性。ICG 进入人体后，会立刻与血浆中的蛋白（主要是血浆白蛋白）结合，随循环迅速分布到全身血管中，随后抵达肝脏，被肝细胞摄取，和白蛋白分离，被排入胆汁中，最后随粪便排出体外。ICG 这一"周游"全身的过程，构成了其临床应用的基础。要理解 ICG 荧光影像技术的临床应用，需要对 ICG 在人体中结合、排泄的过程有清晰的认识。

以红外光照射注入人体中的 ICG，使之产生荧光，随后用荧光影像设备捕捉荧光信号，转换成肉眼可见的颜色显示在监视器上，这一技术被称为 NIR 影像技术（后文简称为 ICG 荧光影像技术或 ICG 技术）。ICG 通过静脉注入体内后，能立刻与血浆蛋白结合，随之迅速抵达全身；若通过组织间或黏膜下注射 ICG，ICG 分子则会与淋巴液中的蛋白质结合，随着淋巴液，途径淋巴管、淋巴结，最终进入静脉。若组织器官中存在肿瘤，ICG 分子则会被肿瘤细胞高摄取，并在其中滞留较长时间。然后，用特制的近红外光光源照射所需观察的组织器官，便可激发荧光。再通过能感知红外光的摄像头捕捉内镜传递来的荧光，由摄像主机处理信号，以特定的色彩标记荧光，最终就能使监视器上呈现出肉眼可见的"荧光"部位。

选择不同的注射途径、注射部位、注射时间和剂量，术者就能观察到目标组织发出的荧光，从而提升手术的效率、精确性与安全性。

第三节 常用设备参数设置及调节

一、概述

外科腔镜设备是一种带有微型摄像头，将现代电子、光学与器械融为一体的精密手术仪器设备。常用设备主要包括摄像监视系统、二氧化碳气腹机系统、操作器械系统。

二、常用设备组成

（一）摄像监视系统

摄像监视系统由内镜摄像主机（见图 1-28）、内镜冷光源主机（见图 1-29）、摄像镜头（见图 1-30）组成。

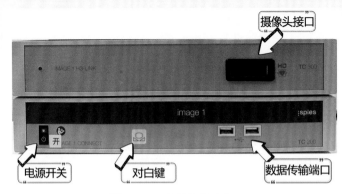

图 1 – 28　内镜摄像主机

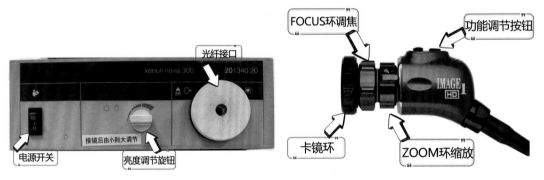

图 1 – 29　内镜冷光源主机

图 1 – 30　摄像镜头

（二）二氧化碳气腹机系统

二氧化碳气腹机系统由内镜二氧化碳气腹主机（见图 1 –31）、气腹连接管（见图 1 –32）组成。

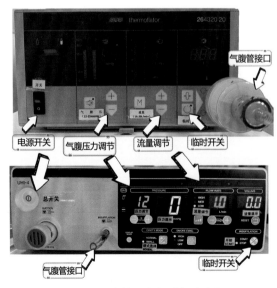

图 1 – 31　内镜二氧化碳气腹主机

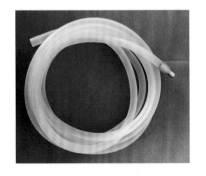

图 1 – 32　气腹连接管

（三）操作器械系统

操作器械系统包括一系列电外科设备（见图1-33）。普通的单双极能量平台，工作原理是利用热能进行分离止血；超声刀能量平台的工作原理是利用超声振动机械能进行分离止血；电外科工作站是普通单双极能量平台的升级，能对功率、作用时间等实现更精准的控制，取得更优异的工作效果。

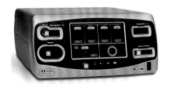 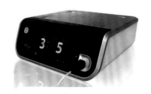 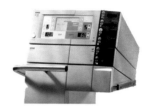

单双极能量平台　　　　　　超声刀能量平台　　　　　　电外科工作站

图1-33　电外科设备

三、常用设备参数设置及调节

（一）内镜摄像系统

1. 摄像主机参数及配置

（1）输出分辨率不小于1 920×1 080P，逐行扫描，全数字化信号传输。

（2）图像色域范围BT.2020、BT.709。

（3）图文工作站功能可术中记录1 920×1 080P全高清录像及3 840×2 160P超高清图片。有至少3个USB接口和SD卡高速数据传输端口，可实现拍照、视频录制、视频回放、手术档案存储等。

（4）主机可同时处理两路图像信号，支持标准画面与增强画面同屏对比显示。

（5）可实现单平台双镜联合，支持两幅不同内镜图像在同一监视器分屏显示。

（6）自动曝光：自动1/60~1/10 000s，可根据手术需要，动态调节画面亮度，对暗处增亮，并降低反光。

（7）支持至少2种腔镜光谱分析处理模式，可提高对血管的辨识度。

（8）可通过画中画功能实现至少4种同屏显示模式。

（9）支持术野画面至少5级亮度可调。

（10）支持术野画面至少3倍电子放大功能，7级可调，具备自适应缩放功能。

（11）至少2种纤维镜图像优化功能。

（12）术野画面可实现上下、左右及180°翻转功能。

（13）通过摄像头可操控手术设备，如气腹机，电子调光冷光源，并可实现与一体化手术室无缝连接。

（14）可预设功能至少包括调节白平衡、亮度、色彩、拍照、术野录像等。

（15）分辨率不小于1 920×1 080P，具有高清数字双DVI输入接口和模拟信号接口。

2．摄像主机调节

（1）将摄像头接入图像处理器。

（2）开启主机电源，启动机器。

（3）待检测完成后，将镜头对着纯白色表面（如白色敷料），扶镜医生或巡回护士按对白键（见图1-34）。

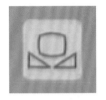

（4）显示屏出现白平衡调节中提示，待出现"调节成功"后，方可移动镜头。

（5）通过镜头调焦环、齐焦调节环、控制按钮等对画面清晰度进行调节。

图1-34　调节白平衡键图标

（二）内镜用冷光源

1．冷光源主机参数及配置

（1）色温6 000K。

（2）LED灯泡，寿命≥30 000h。

（3）具有SCB集总控制功能，可实现光源亮度自动调节。

（4）具有待机键，可一键开启或关闭照明。

（5）安全等级：CF级，对电击防护程度高，对漏电流控制严格，可用于心脏相关内窥镜手术。

2．冷光源主机调节

（1）将光纤接入冷光源主机。

（2）开启主机电源，启动机器。

（3）待检测完成后，将光源亮度调节旋钮从小到大调节，一般建议采用50%光亮度。

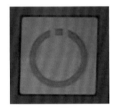

（4）调节好光亮度，按临时开关键（见图1-35）。

图1-35　临时开关键图标

（三）内镜二氧化碳气腹主机

1．二氧化碳气腹主机参数及配置

（1）45L/min的强大流速和高流量气源。

（2）腹腔压力精度±3mmHg。

（3）噪声<40dB（A）。

（4）具备自动减压和自动报警功能。

（5）流速设置有3种模式（高、中、低）。

（6）可实时动态监测气腹流速、气腹压力及气体流量。

（7）应包含气体过滤器，过滤部分对0.5μm及以上微粒的滤除率应不小于90%。

（8）供气要求，钢瓶供气为高压供气：7~70bar，中央供气为低压供气：3.3~7bar。

（9）气腹压力：成人：12~14mmHg（<15mmHg）；儿童：7~9mmHg；新生儿：6~7mmHg；腔镜乳腺、甲状腺患者：6mmHg。注意：避免腹压长时间>20mmHg；结合患者情况选择压力，采用满足手术需要的最小压力。

（10）气体流量：开始充气时，气体流量设定为低流量（0.5~1L/min），使二氧化碳缓慢进入腹腔，防止腹压骤然升高，影响心肺功能；腹压达到3mmHg时，可调整为中高流量（3~10mmHg），直至达到设定的腹腔压力并维持该水平。

2. 二氧化碳主机调节

（1）将二氧化碳主机连接气源，打开气源开关，检查有无漏气。

（2）开启主机电源，启动机器。

（3）根据手术需要，调节好参数，参数设定可参考表1-1。

（4）打开临时开关（注气键）。

表1-1 二氧化碳参数设定参考值

应用范围		压力/mmHg	流速/（L/min）
腹腔镜手术	小儿	6	1
	成人	12	15
胸科手术		6	2
直肠手术		14	8
结肠手术		14	3
静脉剥离术		10	3
心外科手术		6	5

（四）操作器械系统

1. 电外科设备系统参数及配置

（1）彩色液晶屏，集中显示输出参数，中文界面，触摸按键调控参数，屏幕亮度、音量可调。

（2）具备单极电凝、单极电切、双极电凝、双极电切、大血管闭合、双极等离子功能，满足所有外科的各种开放、腔镜手术要求。

（3）具有功率峰值调节系统及切割控制系统，可检测阻抗，实时调整输出，保证输出功率随阻抗变化而自动调控。

（4）单极：自动电切、高能电切、无血电切，切割效果最大8级可调，最大功率≥300W，1W步进可调。柔和电凝、强力电凝、喷射电凝、经典电凝，凝血效果最大8级可调，最大功率≥200W，1W步进可调。

（5）双极：双极柔和电凝，效果最大8级可调，最大功率≥120W，并可实现自动启动功能。双极电切，效果最大8级可调，最大功率≥100W，可实现组织精细分离功能。

（6）大血管闭合功能。

①可以直接闭合7mm以下的血管，保证闭合的安全。

②具有闭合智能化自动提示功能。

③器械均为可高温、高压消毒重复使用配件。

（7）等离子双极功能。

①在盐水介质中实现切割和电凝，可减少水中毒的风险。

②具有 8 档效果调节，功率自动调节功能。

（8）具有中性电极智能监测报警系统，可实时显示接触电阻，当电流超过 300mA，主机自动切断输出，避免因电流过大造成烫伤。

（9）可自由命名存储至少 50 组手术程序，且可通过脚踏自由切换程序，实现无菌操作。

（10）具备脚踏控制及手控功能，单极、双极、多功能模式可共用同一个脚踏接口。

（11）主机频率＜360kHz，可大大降低对周围设备的干扰。

2．电外科设备系统调节

（1）"MONOPOLAR""Std Mono"为单极模块。切割模式（Cut）和凝血模式（Coag）。纯切（Pure），电灼（Fulg），凝血（Blend），喷洒（Spray）。

（2）"BIPOLAR"为双极模块，包含精准双极（Low Bipolar）、标准双极（Standard Bipolar）、宏双极（Micro Bipolar）。

第四节　腔镜设备常见故障预防及处理

微创腔镜手术对腔镜设备具有高度的依赖性，设备的正常运行是腔镜手术顺利进行的先决条件。且腔镜设备多为进口配套装置，价格昂贵，维修难度大、费用高，日常正确使用与维护能有效预防、减少设备故障的发生。

（一）监视器常见故障的预防与处理

1．黑屏

（1）监视器电源连接与开关异常，不导电。

处理方法：检查或更换电源插座、电源线，确认监视器开关处于"开"状态。

（2）摄像系统没打开。

预防处理方法：确认摄像机开关处于"开"状态，清洁摄像头黄金接头，将接头与摄像机连接好。

（3）视频信号连接异常：视频输入（模式：Y/C、RGB、复合、DVI 等）通道连接错误、与输出模式不匹配、连线损坏或虚接。

预防处理方法：正确连接视频接口，选择匹配的传输通道，正确连接或更换连线（见图 1 - 36、图 1 - 37）。

（4）光源未正常启动。

处理方法：确认光源机已开启并调节亮度，确认灯泡、导光束没损坏，否则更换灯泡、导光束。

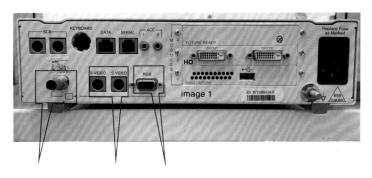

VIDEO 接口　S-VIDEO 接口　VGA 接口

图 1 - 36　视频接口

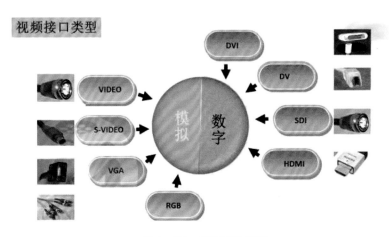

图 1 - 37　视频接口类型

2. 彩条屏

屏幕显示红、绿、蓝色彩屏。

（1）摄像头黄金接头与摄像机虚接。

处理方法：将摄像头黄金接头与摄像机重新连接好。

（2）摄像机到监视器的信号输出故障。

处理方法：重新连接摄像机到监视器的信号输出线或更换信号线。

（3）监视器的显示模式异常。

处理方法：调节为 RGB 模式。

（二）摄像系统常见故障的预防与处理

1. 无图像

（1）摄像机电源连接与开关异常，不导电。

处理方法：检查或更换电源插座、电源线，确认监视器开关处于"开"状态。

（2）摄像头与摄像机未连接。

处理方法：将摄像头黄金接头与摄像机重新连接好。

2. 图像模糊不清

（1）焦距不恰当。

处理方法：调节好焦距。

（2）摄像头不干净、刮花或损坏。

预防处理方法：摄像头连接目镜前清洁干净、检查有无损坏（如有，需更换）。

（3）目镜损坏、成像不清。

预防处理方法：目镜与硬物隔离，防碰撞、弯曲导致内部光学晶体碎裂，使用前清洗、灭菌，检查目镜是否完好。

3. 图像颜色失真

（1）白平衡没调整或调整不当。

处理方法：正确调整白平衡。

（2）信号连接错误。

处理方法：选择正确的信号通道连接。

（3）摄像机到监视器的信号连线虚接或接触不良。

处理方法：检查并正确连接信号连线。

4. 图像出现雪花、噪点

（1）高频连线与摄像头线缆固定在一起，导致电干扰。

处理方法：两条连线分别固定。

（2）视频连线虚接、损坏。

预防处理方法：检查视频连线的功能完好（或更换）并正确连接，摄像头连线不要经常扭曲，应正确握持。

（3）摄像头黄金接头损坏。

处理方法：检查摄像头黄金接头是否完好或更换摄像头。

5. 图像黑暗

原因：摄像机曝光调节不当。

处理方法：正确调节摄像机曝光度（见图 1-38）。

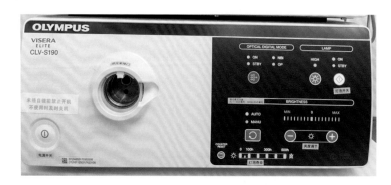

图 1-38　调节摄像机曝光度

（三）气腹系统常见故障的预防与处理

1. 无法正确建立气腹

（1）设置气腹压力过低或未预设气腹压力。

处理方法：检查气腹机显示的预设气腹压力是否正常并调节正常预设压力。

（2）气源不足。

处理方法：①检查气腹机气源，显示气供不足则重新连接好气源连接管（中心供气）；②若是瓶装气源则查看 CO_2 压力表显示气量，气量不足则更换气瓶。

（3）出气管道受压或堵塞。

处理方法：①检查气腹压力是否已达到预设压力，解除气腹机出气管道受压；②检查气腹针出气口是否被针鞘遮挡、弯曲堵塞，如是则解除。

（4）气腹针不在腹腔内。

处理方法：重新穿刺，确保气腹针进入腹腔。

（5）充气流量过小。

处理方法：调节为适当的充气流量。

（6）腹肌紧张。

原因：麻醉肌肉松弛不充分。

预防处理方法：与麻醉医生沟通，保证腹肌充分松弛。

2. 气腹压力过高

（1）设置气腹压力过高，大于 15mmHg。

处理方法：调节预设适当的气腹压力。

（2）腹部受压。

原因：器械或人为外力施加于腹部。

预防处理方法：避免器械或人为外力压迫腹部。

3. 气腹压力过低

（1）进气管路漏气（穿刺器密封帽破损、出气开关打开）。

处理方法：更换穿刺器密封帽、关闭出气开关。

（2）腹腔内气体快速排出。

预防处理方法：①掌握吸引方法（间断吸）及控制吸引器吸力；②控制排烟阀门。

（四）导光系统常见故障的预防与处理

1. 冷光源机灯泡不亮

（1）灯泡使用寿命结束。

预防处理方法：灯泡使用寿命到时（超过 500h）及时更换灯泡，不用时及时关闭灯泡，延长其使用寿命。

（2）机器处于备用状态，没开启使用状态。

处理方法：开启使用状态。

（3）机器电路故障。

预防处理方法：①日常注意维护（清洁、散热良好）；②更换或维修机器。

（4）机器光源亮度未调节，处于最低亮度。

处理方法：调节适当的输出亮度。

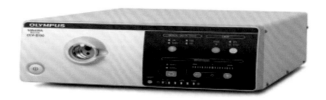

图1-39　导光系统

2. 导光束导光不良

（1）导光束金属接头玻璃面损坏。

预防处理方法：避免甩动碰撞硬物，损坏后维修或更换导光束。

（2）导光束金属接头玻璃面积有污渍、烧坏（见图1-40）。

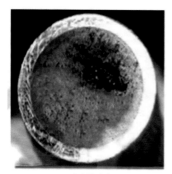　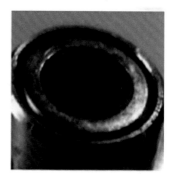

水垢污渍　　　　　　　　　　烧毁

图1-40　导光束导光不良

预防处理方法：使用前用棉签蘸无水酒精擦拭光纤两端的表面，防止消毒后的残留化学药剂留在表面，引起燃烧。

（3）光导纤维折断损坏（见图1-41）。

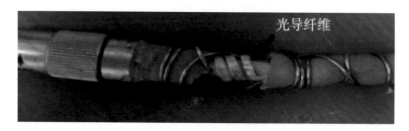

图1-41　光导纤维折断

预防处理方法：使用、清洗、储存、灭菌时导光束勿折成角，光导纤维损坏超过1/3应更换导光束（见图1-42）。

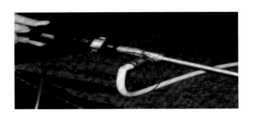

图1-42 光导纤维折断

3. 目镜导光不良

（1）目镜导光束接口面积有污渍、烧坏（见图1-43）。

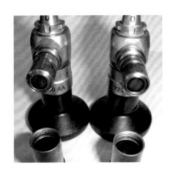

图1-43 目镜导光束接口有污渍或烧坏

预防处理方法：清洗保养时，导光接头处需要拆卸清洗干净，减小出光，使用前检查并清洁光纤表面污物。必要时更换目镜。

（2）目镜过度弯曲、折断（见图1-44）。

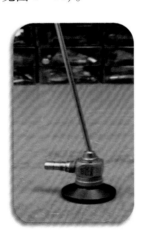

图1-44 目镜过度弯曲、折断

预防处理方法：使用时严禁暴力旋转，防摔。更换目镜使用。

（五）电外科设备常见故障预防与处理

高频电刀机器不能工作是比较常见的问题。

（1）电回路异常，负极板报警。

可能原因：①负极板放置不适当；②极板电缆插头未插入机器；③极板电缆断线或脱落；④极板插座簧片接触不良；⑤粘贴式极板未夹紧极板柄导体。

预防处理：检查并连接好负极板线路各连接处接头。

（2）无功率输出。

可能原因：①电极线连接错误或接头松脱；②输出功率未调节；③脚踏连接错误（没连接对应接口）；④脚踏开关失灵；⑤腔镜器械（电钩、钳）金属接头松脱或与电极线连接接触不良（见图1-45、1-46）。

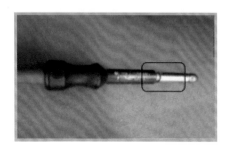 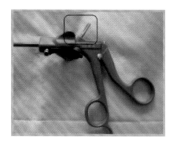

图1-45　电极线接头松脱　　　　　　图1-46　电极线连接错误

预防处理方法：①检查并连接好电极线、腔镜器械电极连接处；②调节适当的输出功率；③脚踏开关连接对应工作接口，排除脚踏开关故障。

第五节　外科腔镜常用的切割闭合器及钉仓的选择

一、切割缝合器的发展历程

"订书机"吻合器（见图1-47）—直线型闭合器—切割闭合器（见图1-48）—端端吻合器—内镜切割闭合器—电动智能切割闭合器。

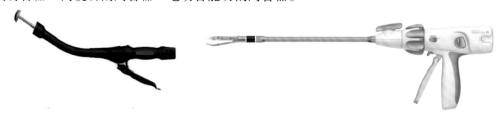

图1-47　吻合器　　　　　　　　　图1-48　切割闭合器

二、切割闭合器的工作原理

切割闭合器的工作原理（见图1－49）类似于订书机，它通过使用钛钉或不锈钢钉对组织进行离断或吻合。在手术过程中，闭合器通过钉子将组织闭合，而正中间的刀片则用于在闭合后将组织离断。

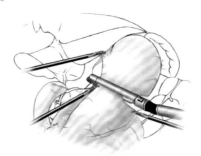

图1－49 切割闭合器的工作原理

三、内镜切割闭合器的构造

内镜切割闭合器分为两种：枪身带刀片的（见图1－50）及钉仓带刀片的（见图1－51）。

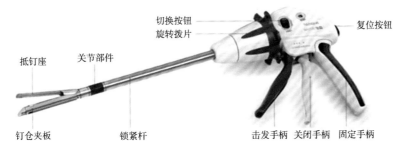

图1－50 枪身带刀片的内镜切割闭合器构造

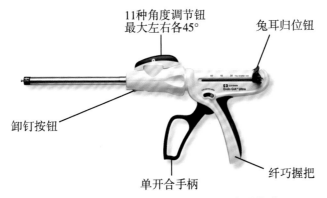

图1－51 钉仓带刀片的内镜切割闭合器构造

四、切割闭合器的分类

（一）按品牌分类

切割闭合器可分为国产切割闭合器和进口切割闭合器。其中国产品牌有法兰克曼、威克、健瑞宝、瑞奇、宁波海泰、康迪、江苏芸众、江西翰良等。进口品牌有柯惠、强生等。

（二）按切割刀片位置分类

切割闭合器又可分为钉仓带刀片切割器和枪身带刀片切割器（见图1-52、图1-53）。

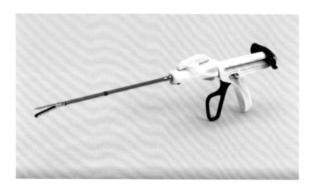

图1-52　钉仓带刀片切割器

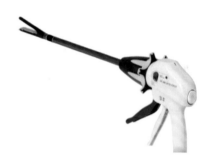

图1-53　枪身带刀片切割器

（三）按钉仓可否旋转分类

切割闭合器还可分为旋转头钉仓或枪身、直头钉仓或枪身。

五、内镜切割闭合器的选择

（1）使用范围：用于消化道、血管、呼吸道腔等的闭合及切割，适用于胸外科、胃肠外科、儿科、妇科等。

（2）品牌的选择：医生按自己的习惯和各品牌切割闭合器的特点选择合适的切割闭合器。

（3）钉仓的选择：根据组织的厚度和韧性选择合适的钉仓。

（4）钉仓长度及适用范围。

30mm钉仓：为灰色、白色或蓝色，用于血管、气管闭合。

45mm钉仓：用于消化道、肺组织、气管等的闭合。

60mm钉仓：用于消化道、肺组织、气管等的闭合。

各种颜色的钉仓均有45mm、60mm两种规格，内镜下使用的切割器枪身均系腔镜用长杆版（见图1-54、1-55）。

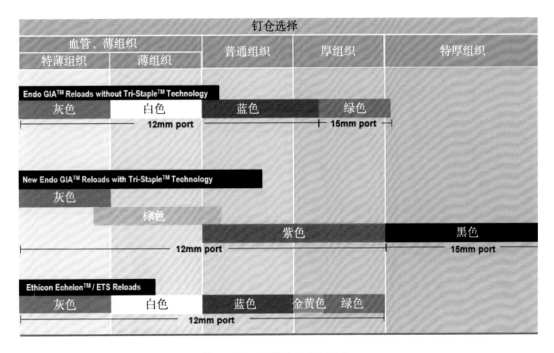

图1-54　钉腿的长度与颜色

		钉腿高度		闭合长度	适用组织	所需穿刺器直径
		击发前	击发后			
灰色		3.0mm 2.0mm	0.75mm	30 mm 45 mm	较薄组织：静脉丛、韧带及相应的血供系统、大网膜、肠系膜等	12mm
白色		3.0mm 2.5mm	1.0mm	30 mm 45 mm 60 mm	薄组织：动静脉血管、小肠等	12mm
蓝色		3.0mm 3.5mm	1.5mm	30 mm 45 mm 60 mm	普通组织：近端胃、小肠、结直肠、叶支气管、肺实质、食道等	12mm
绿色		3.0mm 4.8mm	2.0mm	45 mm 60 mm	厚组织：胃幽门部、远端直肠、主支气管、肺实质等	15mm

图1-55　钉腿的长度、颜色与适应组织

六、内镜切割闭合器的使用

（一）钉仓带刀切割闭合器的使用

1．操作指南 A（置入体腔前）

（1）清枪（见图 1 - 56）。每次装钉前的清枪非常重要，一定要先清枪，再装钉。

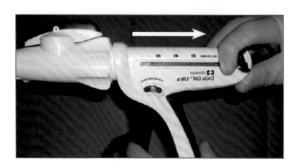

图 1 - 56　清枪

（2）确认（见图 1 - 57）。安装钉仓前确认：①枪身关节角度调节钮处于非旋转状态；②黄色保护楔处于正确装载位。

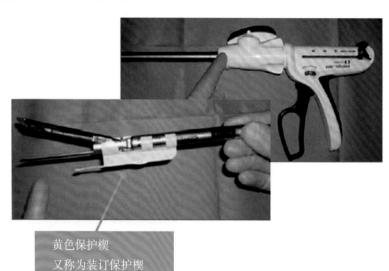

黄色保护楔
又称为装订保护楔

图 1 - 57　确认

（3）装载钉仓（见图 1 - 58）。使钉仓与枪身上标有"LOAD"的白色箭头相对，平行对合，对合好后顺时针旋转，使钉仓装到位。

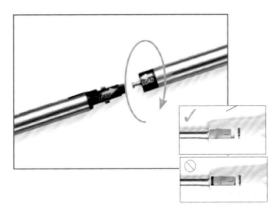

图 1 - 58　装载钉仓

（4）除掉黄色保护楔（见图 1 - 59）。确认钉仓装到位之后，移除黄色保护楔。

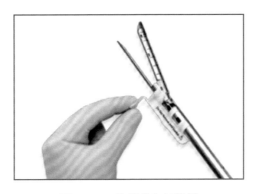

图 1 - 59　除掉黄色保护楔

（5）检查钉仓是否正确安装（见图 1 - 60）。握紧黑色手柄，这时钳口应呈闭合状态，然后再前推黑色手柄，使钉仓开口打开。必须检查钉仓无误后才能确认装钉结束。

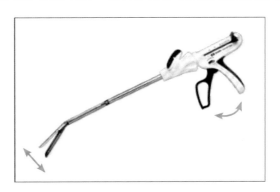

图 1 - 60　检查钉仓是否正确安装

2．操作指南 B（置入体腔内）

（1）置入体腔（见图 1 - 61）。握紧黑色手柄，关闭钉仓开口，通过穿刺器套管将钉仓置入体腔，然后再前推黑色手柄，使钉仓开口打开。

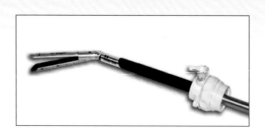

图 1 - 61　置入体腔

（2）夹闭组织（见图 1 - 62）。在组织纳入钉仓开口、准确定位后，握紧黑色手柄使钉仓开口关闭，夹闭组织。可在关闭钳口前扳动关节角度调节钮实现钉仓头部 11 种角度调节。

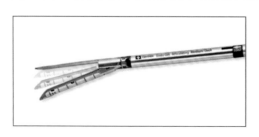

图 1 - 62　夹闭组织

闭合要点提示：

①在钉仓置入体腔，准备打开钉仓开口前，请先检查钉砧侧、旋转关节是否完全伸出；穿刺器套管是否在可视范围内。

②夹闭组织后，若需调整闭合位置，只需前推黑色手柄，即可使钉仓开口打开，以便再次定位。

③使用血管钉时，禁止用一个钉仓同时夹闭钉合两根血管，避免张力对血管造成的撕裂损伤。

④在闭合钉仓开口时，请确认欲夹闭组织上没有其他异物（比如夹子），如果有异物被一并夹闭入钉仓开口，将会影响刀片的完整切割与钉缝的正确成型。

⑤不要使夹闭组织的远端太靠近钉仓的组织中止标志线，因为组织延展超出黑色切割线的部分都不会被切割。

（3）按压保险（见图 1 - 63）。可从器身的任一侧按压绿色保险钮，此时黑色手柄会向前打开到击发位置。

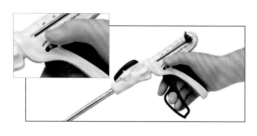

图 1 - 63　按压保险

（4）器械击发（见图1-64）。逐次匀速握紧黑色手柄，采用15秒匀速击发法，全拉全放，每全拉一次前进15mm直到握不动为止。同一把枪可在单个患者身上击发25次。

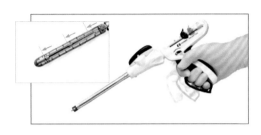

图1-64 器械击发

击发要点提示：

15秒匀速击发法：①钳口闭合后，需保持关闭状态15秒然后击发。②在击发时每次握紧手柄后等待15秒，让组织液充分排出后，再进行下一次握拉。

如果握拉握把时阻力明显增大并发出异常"噼啪"声，说明组织过厚。一旦发生这种情况，请取出器械，考虑下列操作方案：①进一步游离、处理组织；②请遵循15秒匀速击发法，停止并等待，待组织液排出后，再次尝试，并注意缓慢击发；③变换不同角度；④紫色钉仓换黑色钉仓或60mm钉仓换45mm钉仓；⑤选择其他方法进行横断闭合；⑥完成本次击发后，更换枪身。

使用Tri-Staple智喙钉仓。对于有挑战的手术空间的血管处理，可以选择使用Tri-Staple智喙钉仓，用其固定的纤薄钉砧侧通过血管，直到清楚地看到金色的喙状钉砧头端露出，同时要夹闭的血管远端位于钉仓的组织中止标志线以内，即可安全钉合离断血管。

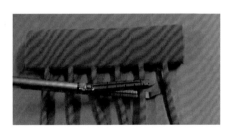

图1-65 钉仓鸟喙状前端穿过血管下方

如果需要配用柔性导引管，遵循以下步骤：①安装；②抓钳抓持导引管头端牵引钉砧通过；③击发。

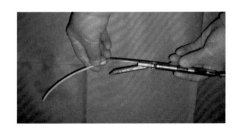

图1-66 钉仓鸟喙状前端套导引管

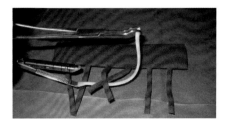

图1-67 导引管引导钉仓穿过血管下方

（5）释放钳口（见图 1 – 68）。确认击发完全后，将黑色兔耳钮向后拉至顶端，释放组织。再次握紧黑色手柄，将钉仓开口关闭，从穿刺器套管中取出。

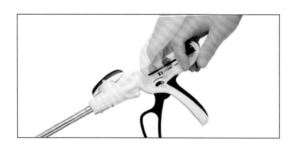

图 1 – 68　释放钳口

3．操作指南 C（切割完毕后）

（1）清枪。每次卸钉前的清枪非常重要，一定要先清枪，确保卸钉前钳口处于打开状态再卸钉。

（2）卸载钉仓。找到标有"Unload"的蓝色卸钉钮，一只手按压蓝色卸钉钮向握把的方向滑动并保持住，同时另一只手握住空钉仓以逆时针方向将其旋出，完成卸载（见图 1 – 69）。

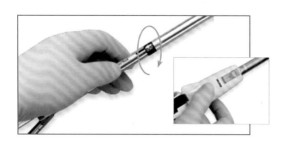

图 1 – 69　卸载钉仓

如果钉仓呈旋转状态，卸钉时以及器械从穿刺器取出前，务必提前将钉仓调节回非旋转状态。

（二）枪身带刀切割闭合器的使用（以电刀切割闭合器为例，见图 1 – 70）

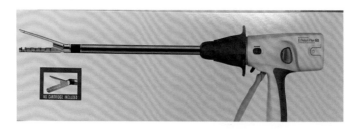

图 1 – 70　电动腔镜直线型切割缝合器枪身

1. 使用方法

（1）安装电池（见图1-71）。

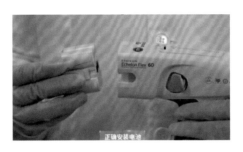

图1-71 安装电池

（2）安装钉仓（见图1-72）。

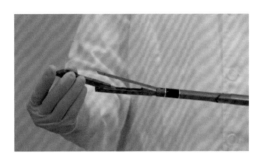

图1-72 将钉仓倾斜45°滑入钉仓槽近端

（3）关闭钳口进入体腔（见图1-73至图1-77）。

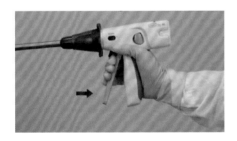

图1-73 关闭杆

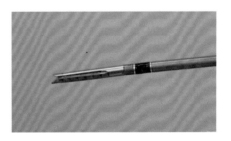

图1-74 关闭钳口

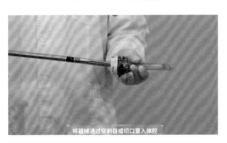

图1-75 进入穿刺孔

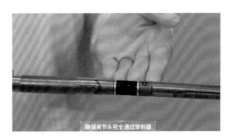

图1-76 调节关节头

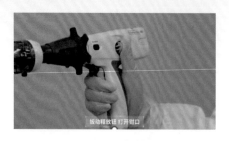

图1-77 释放钳口

（4）调节关节头角度（见图1-78、图1-79）。

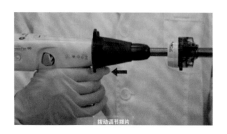

图1-78 后退扳手伸直关节

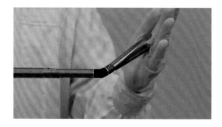

图1-79 调节关节头角度

（5）击发器械。将组织置入钳口，确保钳夹适量的组织，勿将过厚组织夹入钳口过深，关闭把手。如需调整，扳动释放按钮，打开钳口，进行调整，重新钳夹组织（见图1-80）。击发完成后按释放按钮，打开钳口（见图1-81）。

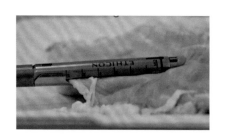

图1-80 钳夹组织

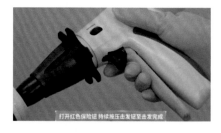

图1-81 打开钳口

（6）移除器械。松开钳口（见图1-82），拨动调节拨片，使钳口伸直，复位关节头，关闭把手，闭拢钳口，将器械从穿刺孔内移除。

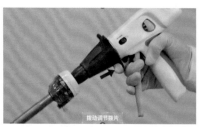

（1）

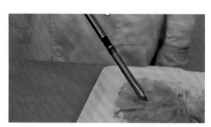

（2）

图1-82 松开钳口

（7）卸钉。用无菌盐水清洗钳口内残钉（见图1-83、图1-84）。

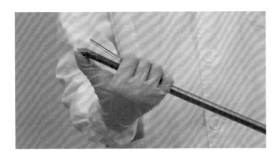

图1-83 卸载钉仓

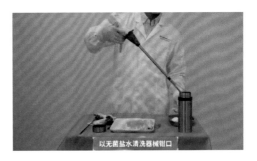

图1-84 清洗残余钉

2. 故障处理方法（见图1-85至图1-87）

若未安装钉仓，或未正确安装钉仓、安装使用过的钉仓，器械都将会自动锁定。当器械锁定时，首先观察走刀指示器的位置，可按"reverse"键退回刀片。走刀指示器位置正确时，若刀片未退回，检查电池安装是否正确。若按"reverse"键和重新安装电池后刀片均未退回，可将枪身背面的黑色片提起，强行退刀。此时枪身将不可再使用。

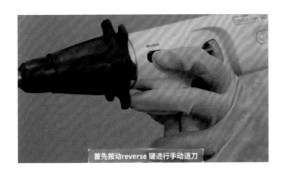

图1-85 手动退刀

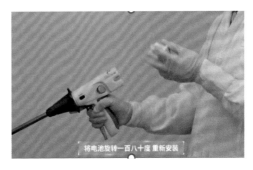

图1-86 重新安装电池

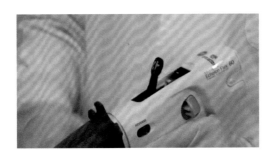

图1-87 强行手动退刀

内镜下切割缝合器的选择由医生决定。护士可以根据枪身和钉仓的特点，了解何种钉仓适用于何种组织，并根据医生的习惯做好相应准备。同时，护士应熟悉钉仓安装和使用的注意事项，正确安装和拆卸钉仓。

第六节　腔镜手术器械转运交接、清洗、灭菌方法

一、腔镜手术器械

（一）概述

随着微创外科技术的发展，腔镜在临床上的应用日益广泛，已成为临床外科的重要检查和治疗手段。腔镜手术的成功在很大程度上有赖于腹腔镜器械正常、有效的工作。如何提高腹腔镜器械的使用率，延长腹腔镜的使用寿命成为临床十分关注的问题。

由于腹腔镜的材质特殊、精密度高、结构复杂，其使用后的处理及消毒灭菌难度大。临床腹腔镜器械清洁消毒灭菌工作不到位，将影响医疗质量和患者的医疗安全，导致患者发生医院感染。

（二）常用腔镜手术器械种类

（1）基础腔镜手术器械（见图1-88）：各类操作器械，导光束、电极连接线等。

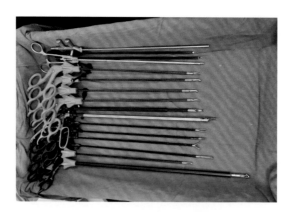

图1-88　基础腔镜手术器械

（2）硬式内镜系统（见图1-89、图1-90）：光学目镜，摄像头。

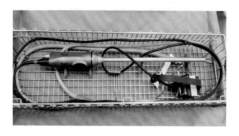

图1-89　硬式内镜系统

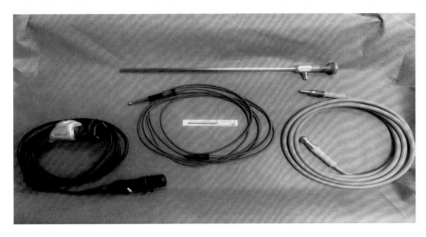

图1-90 硬式内镜系统

（3）软式内镜系统（见图1-91）：胃肠镜、胆道镜、输尿管镜等。

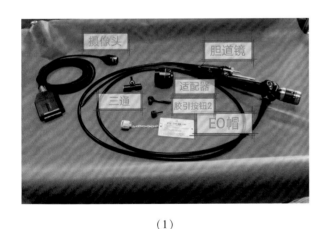

（1）

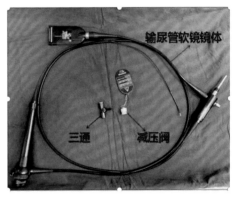

（2）

图1-91 软式内镜系统

（三）目前国内应用的清洗、灭菌的标准和指南

（1）中华人民共和国卫生行业标准：软式内镜清洗消毒技术规范（WS 507-2016）。

（2）中华人民共和国卫生行业标准：医院消毒供应中心第1部分：管理规范（WS 310.1-2016）。

（3）中华人民共和国卫生行业标准：医院消毒供应中心第2部分：清洗消毒及灭菌技术规范（WS 310.2-2016）。

（4）中华人民共和国卫生行业标准：医院消毒供应中心第3部分：清洗消毒及灭菌效果监测标准（WS 310.3-2016）。

（5）中华人民共和国卫生行业标准：医疗机构消毒技术规范（WS/T367-2012）。

二、腔镜手术器械初步处理

（一）腔镜手术器械初步处理：回收

（1）清点：术毕按规范清点手术器械、保持器械表面清洁、数目齐全完整、质量完好。

（2）分类放置：摄像头、镜头、导光束与器械分开放置；特殊器械与普通器械分开放置。

（3）运输：将腔镜手术器械及物品放置于封闭的容器中，精密器械采用保护措施，由供应消毒中心集中回收；如有被朊病毒、气性坏疽或突发不明原因的传染病污染的腔镜手术器械和物品，应用双层封闭包装并标明感染性疾病名称，并由消毒供应中心单独回收处理。

（二）腔镜手术器械回收后检查、分类

（1）应在消毒供应中心的去污区进行腔镜手术器械的清点和核查。

（2）根据腔镜手术器械的材质及精密程度等进行分类处理。

三、腔镜手术器械的清洗

（一）清洗要求

（1）清洗方法包括机械清洗、手工清洗，具体过程见图 1 – 92 至图 1 – 97。

（2）机械清洗适用于大部分常规器械的清洗。手工清洗适用于精密、复杂器械的清洗和有机物污染较重器械的初步处理。

（3）清洗步骤包括冲洗、洗涤、漂洗、终末漂洗。

（4）精密器械的清洗应遵循生产厂家提供的使用说明或指导手册。

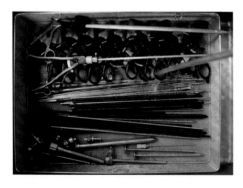

图 1 – 92　流动水下手工清洗

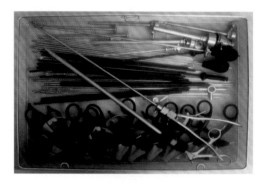

图 1 – 93　在多酶溶液中浸泡 5 ~ 10min

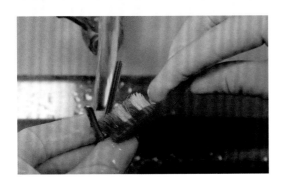

图1-94 在流动水下冲洗表面污渍

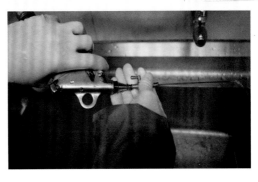

图1-95 高压水枪冲洗至水为透明干净水

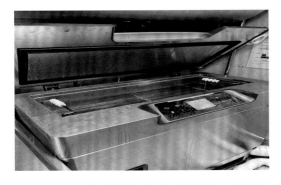

图1-96 将部件拆分至最小单位后超声机清洗

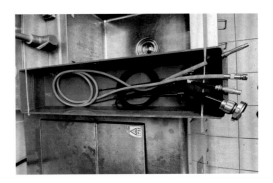

图1-97 影视与光纤连接面不能以酶液浸泡

（二）清洗的注意事项

（1）光学目镜、摄像系统连接线、导光束宜采用手工清洗，不应超声清洗。

（2）器械可拆卸部分必须拆开至最小单位。

（3）手工清洗时，每清洗一套内镜应更换医用清洗剂溶液。

（4）器械清洗后，应放置在清洁台或清洁区内，避免二次污染。

（5）清洗槽、清洗工具每天使用后应进行消毒处理，可选用500～1 000mg/L含氯消毒液。

（6）光学目镜应手工单独清洗，轻拿轻放，注意保护目镜镜面防止划伤。

（7）应准备不同的直径和长度的手工清洗刷子以满足特定的需要；刷子应区分硬毛刷和软毛刷。刷子属于一次性物品；如有重复使用则必须清洗去污后每天至少一次进行杀菌。

（8）使用少绒或无绒的擦布；擦布应定期更换；使用一种擦布、毛巾之前，应先检查它是否会影响所使用的清洗剂的效力。

（9）海绵可以用来清洁盆、容器和托盘；海绵建议每天更换。

四、腔镜手术器械消毒与干燥

(一) 消毒

(1) 清洗后的腔镜手术器械应进行消毒处理（见图1-98）。首选机械湿热消毒，也可采用75%乙醇、酸性氧化电位水或其他消毒剂进行消毒。

(2) 腔镜手术器械及装载器械的硬质容器清洗后进行消毒剂喷洒。

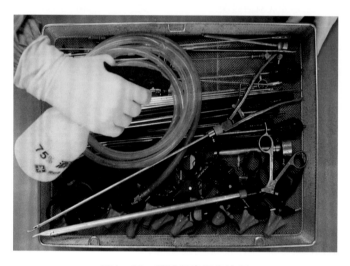

图1-98　器械消毒操作流程

(二) 干燥

(1) 宜首选干燥设备进行干燥处理（见图1-99）。根据器械的材质选择适宜的干燥温度，金属类干燥温度为70℃~90℃，塑料类干燥温度为65℃~75℃；使用烘干箱时温度不宜超过70℃。

(2) 不耐热的器械可使用经消毒的低纤维絮的抹布、压力气枪或≥95%乙醇进行干燥处理。

(3) 管腔器械内的残留水迹，可使用压力气枪等进行干燥处理。

(4) 不应使用自然干燥方法进行干燥。

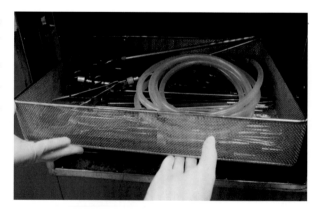

图1-99　器械干燥操作

（三）检查与保养

（1）应采用目测或使用带光源放大镜对干燥后的器械进行检查（见图1-100）。器械表面及其关节、齿牙处应光洁，无血渍、污渍及水垢等残留物质及锈斑；功能完好，无损毁。

（2）清洗质量不合格的，应重新处理；器械功能损毁或锈蚀严重，应及时维修或报废。

（3）带电源器械应进行绝缘性能等安全性检查。

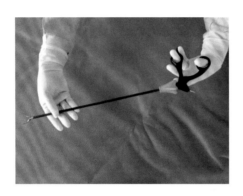

图1-100 器械安全性检测操作

（4）应使用医用润滑剂进行器械保养（见图1-101）。不宜使用液状石蜡等非水溶性的产品作为润滑剂。

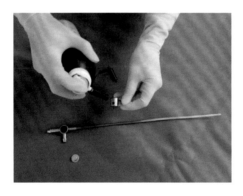

图1-101 使用医用润滑剂保养器械

五、腔镜手术器械装配与灭菌

（一）装配与包装

（1）包装包括装配、包装、封包、注明标识等步骤。

（2）包装前应依据器械装配的技术规程或图示，核对器械的种类、规格数量。

（3）有盖的器皿应开盖，摆放的器皿间应用吸湿布、纱布或医用吸水纸隔开，包内容器开口朝向一致；管腔类物品应盘绕放置，保持管腔通畅；精细器械、锐器等应采取保护措施。

（4）硬质容器盒底部垫上硅胶垫，穿刺器放置在垫上，操作钳摆放在器械架固定保护好，气腹管盘绕内径 >10cm，胶粒用密闭盒装好，放置包内化学指示物（见图1–102）。

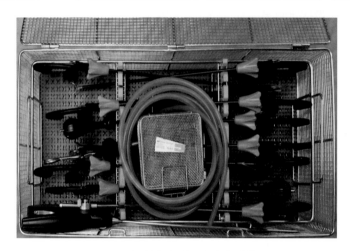

图1–102　器械包内放置包内化学指示物

（5）腔镜操作器械包装前双人核对（见图1–103）：器械组合完毕，进行双人核对，确保器械完好、齐全。

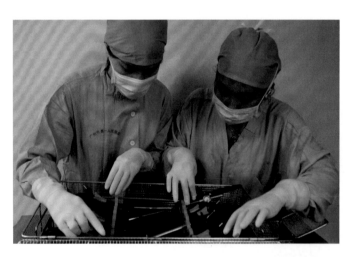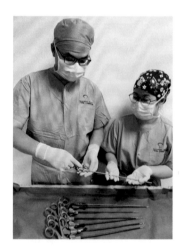

图1–103　双人核查器械功能

（6）若腔镜手器械采用闭合式包装方法，可用两层 100×100cm 的无纺布包装，包装完好，高压指示胶带"井"字形固定。贴上器械包相关资料：器械名称、数量、灭菌日期、失效日期、组合签名、核对签名等。

（7）光学目镜等器械应置于专用器械盒内进行单独包装。

（8）导光束及摄像连接线应以正确大弧度盘绕，直径应大于10cm，无锐角。

（9）按照器械的使用顺序摆放器械，不要交叉或重叠放置内镜及器械等。

（二）封包与标识要求

（1）包内外应放置灭菌化学指示物；如果透过包装材料可直接观察包内灭菌化学指示物的颜色变化，则不必放置包外灭菌化学指示物。

（2）封包应严密，保持闭合性良好。

（3）纸塑袋、纸袋等密封宽度应≥6mm，包内器械距包装袋封口≥2.5cm。

（4）医用热封机在每日使用前应检查参数的准确性和闭合完好性。

（5）灭菌物品包装的标识应注明物品名称、包装者等内容。灭菌前注明灭菌器编号、灭菌批次、灭菌日期和失效日期等相关信息。标识应具有可追溯性。

（三）灭菌

（1）根据材质耐受性和使用要求选择灭菌方法。

（2）根据器械厂家提供的使用指导要求选择灭菌方法。

（3）严格遵守灭菌设备的使用和操作规程。

（4）硬式内镜不可随意更换灭菌方式。

第七节 腔镜微创手术烟雾危害及防护管理

一、概念

手术烟雾是指在手术过程中使用外科能量设备（如高频电刀、激光刀、超声刀、动力系统等）进行组织分离等操作时，组织蛋白或脂肪受到破坏所产生的气溶胶副产物。

二、手术烟雾的成分及危害

手术烟雾95%的成分是水蒸气，剩余的5%成分可分为颗粒物、有害化学物质和生物活性物质三大类。腹腔镜手术期间，通过腹腔穿刺器（trocar）泄漏的 CO_2 也是手术烟雾的一部分。

（一）颗粒物

手术烟雾中粒子的大小及数量是其影响危害的重要因素，有研究显示腹腔镜手术产生的烟雾颗粒中，有77%的直径小于1.1μm，可进入肺泡且难以清除，被认为是肺损伤性颗粒。

（二）有害化学物质

手术烟雾不仅具有明显的刺鼻气味，还含有多种有害化学成分，主要包括多环芳烃（苯并芘、苯并蒽等）、挥发的化学物（一氧化碳、七氟烷、氟化氢等）及挥发的有机化合物（苯类、腈类、酚类等）。这些成分已被证明具有细胞毒性，有致突变、致癌和致畸效应。

（三）生物活性物质

多项研究已经从手术烟雾中分离出活性病毒（如乙型肝炎病毒、人乳头瘤病毒、人类免疫缺陷病毒）、活性细胞及血源性传播病原体，但这些活性成分是否会对人体产生确切影响，仍需进一步研究证实。

有学者采集了腹腔镜胆囊切除术的手术间空气样本进行分析，发现样本中含有600多种致畸、致癌和致突变的化学物质。有研究显示医护人员长期暴露于手术烟雾中会引起头晕、嗜睡、呼吸道症状（咳嗽、打喷嚏、喉部炎症）、鼻炎、眼睛不适、流泪、头痛、恶心、呕吐、哮喘、慢性支气管炎以及全身虚弱等不同程度的临床不适感和相关症状。

三、手术烟雾的防护管理

（一）创建无烟环境

手术烟雾的浓度与切割组织的类型有关，而烟雾颗粒大小取决于手术能量设备类型，因此在手术中应尽量选择产生较少烟雾的能量设备开展手术。有研究显示，涂有聚四氟乙烯涂层的电外科设备在工作时产生的手术烟雾更少。同时应根据手术类型选择能量工具的工作模式，尽可能减少周围组织的热坏死；洗手护士在配合手术时，应关注电外科器械工作头端的污染物和焦化物，用湿盐水纱布及时清理，减少手术烟雾的产生。

（二）排烟和过滤

充分的手术室通风和烟雾疏散措施是防止手术烟雾危害的第一道防线，手术室必须进行充分通风换气以减少烟雾堆积，一般情况下不得少于每小时20次；超高效过滤器能有效清除手术烟雾，而活性炭过滤器则可吸附手术烟雾中的气味和气体，因此有条件时应选择使用带有超高效过滤器和活性炭过滤器的排烟设备，使用时将排烟设备和过滤器尽可能地靠近手术部位，最大限度吸取手术烟雾；腔镜微创可使用内置过滤器套管针来清除手术烟雾，在取出套管针前，使用机械排气或被动过滤的方法过滤烟雾，防止烟雾扩散。

（三）个人防护

正确佩戴合适的呼吸保护装置是对残余手术烟雾的二级预防。现有研究显示，临床常用的外科口罩虽具有抗流体性，可防止大液滴、喷雾和飞溅体液通过，但不能有效过滤手术烟雾中的挥发性有机物，而外科 N95 口罩在手术烟雾的防护方面具有明显优势。《手术烟雾安全指南》推荐手术人员选择合适尺寸的 N95 口罩作为呼吸保护装置，并使用防护眼镜、手套和隔离衣进行全面个人防护。

（四）健康教育

研究显示，国内外手术室医护人员对手术烟雾相关知识的掌握情况均不容乐观，防护行为及防护意识较为薄弱，使手术人员长期处于职业暴露状态。加强对医护人员的手术烟雾培训教育，使其充分认识到手术烟雾的危害，及时采取正确的防护措施，是降低手术烟雾职业暴露风险的重要手段。

参考文献

［1］世界华人医师协会妇产科专业组. 妇科经阴道自然腔道内镜手术专家共识［J］. 中国微创外科杂志，2023，23（7）：481 – 490.

［2］MOUFAWAD G，ALBAINI O，FARAH S，et al. Natural orifice transluminal endoscopic surgery in gynecology：what do we know till now？［J］. Gynecology and obstetrics clinical medicine，2021，1（2）：62 – 67.

［3］WEYL A，CHANTALAT E，DANIEL G，et al. Transvaginal minimally invasive approach：an update on safety from an anatomical，anatomopathological and clinical point of view［J］. Journal of gynecology obstetrics and human reproduction，2021，50（1）：101941.

［4］罗双灵，康亮. 经肛内镜手术入路在直肠全系膜切除术以外的应用［J］. 中国普外基础与临床杂志，2023，30（12）：1 – 6.

［5］AUBERT M，MEGE D，PANIS Y. Total mesorectal excision for low and middle rectal cancer：laparoscopic versus transanal approach：a meta-analysis［J］. Surgical endoscopy，2020，34（9）：3908 – 3919.

［6］GARDNER I H，KELLEY K A，ABDELMOATY W F，et al. Transanal total mesorectal excision outcomes for advanced rectal cancer in a complex surgical population［J］. Surgical endoscopy，2022，36（1）：167 – 175.

［7］施茹. 经阴道自然腔道内镜手术在妇科良性疾病的应用研究［D］. 大理：大理大学，2022.

［8］KIM M K，HWANG J H，KIM J H，et al. Gasless total laparoscopic hysrectomy with new abdominal-wall retraction system［J］. JSLS，2020，24（1）：e2019.00061.

［9］崔建新，崔昊，郜洪庆，等. 免气腹腹腔镜胃癌根治术的手术操作规范（2021 版）［J］. 腹腔镜外科杂志，2022，27（1）：1 – 6.

［10］崔建新，刘庆，闻巍，等. 新型免气腹腔镜技术在高龄胃癌患者 D2 根治术的应用价值研究［J］. 中国现代普通外科进展，2020，23（6）：439 – 442，447.

［11］ VORTMAN R，MCPHERSON S，CECILIA W M. State of the science：A concept analysis of surgical smoke ［J］. AORN journal，2021，113（1）：41 - 51.

［12］ CROKE L. Guideline for surgical smoke safety ［J］. AORN journal，2021，114（4）：4 - 6.

［13］ 陈欣，颜林志，朱雪琼. 腹腔镜手术烟雾的危害及其相关影响因素 ［J］. 浙江医学，2023，45（9）：986 - 992.

［14］ KATOCH S，MYSORE V. Surgical smoke in dermatology：its hazards and management ［J］. Journal of cutaneous and aesthetic surgery，2019，12（1）：1 - 7.

［15］ 段青鸾，洪彬芳，林珂，等.《手术烟雾安全指南（2022 版）》解读 ［J］. 循证护理，2024，10（5）：761 - 764.

［16］ CANICOBA A R B，POVEDA V B. Surgical smoke and biological symptoms in healthcare professionals and patients：a systematic review ［J］. Journal of perianesthesia Nursing，2022，37（1）：130 - 136.

［17］ AORN. Guideline essential key takeaways surgical smoke ［J］. AORN journal，2021，86（1）：1 - 5.

［18］ 段青鸾，洪彬芳，林珂，等. 医护人员手术烟雾防范措施的证据总结 ［J］. 中国护理管理，2023，23（9）：1339 - 1343.

［19］ 丁雪梅，程月娥，叶志霞，等. 不同电外科器械在肝脏离断中产生烟雾成分的对比及防护对策 ［J］. 海军医学杂志，2019，40（5）：455 - 458.

［20］ PASQUIER J，VILLALTA O，SARRI A L，et al. Are smoke and aerosols generated during laparoscopic surgery a biohazard? A systematic evidence-based review ［J］. Surgical innovation，2021，28（4）：485 - 495.

［21］ 范一纯，王之风，周现锋，等. 手术烟雾中颗粒物去除效率评价研究 ［J］. 中国卫生检验杂志，2021，31（23）：2860 - 2864.

［22］ 孙育红，张颖，支慧，等. 手术室护理人员手术烟雾知识与防护行为的调查 ［J］. 中国护理管理，2022，22（4）：529 - 533.

第二章 手术体位

第一节 头低脚高斜坡位

一、定义

患者仰卧于手术台上，通过调节手术床角度抬高患者下肢，降低头部；利用重力因素让下腹部内的脏器向头侧移动，暴露出手术区域从而有利于下腹部手术术野的显露。

二、适用手术

头低脚高斜坡位（见图 2 – 1）适用于下腹部的腔镜手术，如普外科腔镜下直肠、乙状结肠、降结肠等部位手术；妇科腔镜下子宫及附件等部位手术；泌尿外科腔镜下膀胱、前列腺等部位手术。

三、用物准备

头枕、肩挡、下肢约束带、膝枕、足跟垫，根据手术需要准备肩垫、骶尾部体位垫。

四、摆放方法

（1）嘱患者仰卧于手术床上，平卧至合适位置（如果进行妇科腔镜下子宫、卵巢手术，臀部需超出床沿 5 ~ 10cm）；头部置于头枕并处于中立位置，头枕高度适宜。头和颈部处于水平中立位置。

（2）根据需要，可在患者骨隆突处（如头枕部、肩胛处、骶尾部、双侧足跟等）放置保护垫，以防局部组织过度受压。

（3）双上肢自然放于身体两侧，手术中单固定肘关节部位，松紧度适宜；或根据手术需要将上肢外展，外展不超过 90°，以免损伤臂丛神经，手掌朝上，远端关节高于近端关节。

（4）双下肢伸直，双膝下垫膝枕，以免双下肢伸直时间过长引起神经损伤；如需摆"人"字体位，应先固定患者双腿，再分开手术床腿板；并且双腿分开角度应小于 90°

（见图 2 - 2）。固定的位置为距离膝关节上下 5cm 处，用约束带固定，松紧适宜，以容纳一指为宜，防止腓总神经损伤。

（5）肩部用肩挡固定，防止躯体下滑，引起坠床；在肩挡板与患者肩部之间垫保护垫，减轻局部压力；肩挡板距离颈侧以能侧向放入一手为宜，避免损伤臂丛神经。

（6）根据手术需要调节手术床至适宜的角度，一般头低不超过 30°，从小角度开始调节，满足手术需要即可。

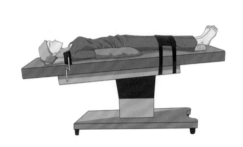 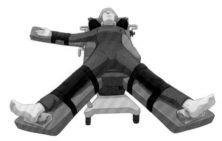

图 2 - 1　头低脚高斜坡位　　　　　　　图 2 - 2　头低脚高分腿卧位

五、注意事项

（1）术前充分评估患者的病史，检查心肺脏器功能情况。

（2）如需摆"人"字分腿体位，安置体位前应评估患者双侧髋关节的功能状态，了解患者有无髋关节手术史，并且双腿分开角度小于 90°，避免过度牵拉。

（3）手术床头低脚高角度一般不超过 30°；防止眼部水肿、眼压过高及影响呼吸、循环功能。

（4）肩挡距离颈侧以能侧向放入一手为宜，避免损伤臂丛神经。

第二节　头高脚低斜坡卧位

一、定义

患者仰卧，骶尾部置于手术床背板与腿板折叠处合适位置，双上肢置于身体两侧或自然伸开，双下肢功能位放置或外展分开（不超过 90°）伸直，调节手术床适宜角度，使患者头高脚低（角度一般为 15°～30°）的一种体位。

二、适用手术

（1）头高脚低斜坡仰卧位（见图 2 - 3）适用于胆囊、胆总管手术。

（2）头高脚低斜坡分腿仰卧位（见图2-4）适用手术：腔镜下食管、胃、升结肠、横结肠、降结肠、肝脏、脾脏、胰腺手术，经剑突下入路胸腔手术。

三、用物准备

（1）头高脚低斜坡仰卧位用物准备：头枕、上下肢约束带、脚挡板。根据患者评估情况另备膝枕、足跟垫、"L"形护手板。

（2）头高脚低斜坡分腿仰卧位用物准备：头枕、上下肢约束带、脚挡板。根据患者评估情况另备足跟垫、"L"形护手板，手术床铺分腿位。

四、摆放方法

（一）头高脚低斜坡仰卧位摆放方法

（1）头部置于头枕并处于中立位置，头枕高度适宜，头和颈椎处于水平中立位置。

（2）内收一侧上肢，掌心向身体侧，以免损伤桡神经与尺神经，肘部微屈，用垫于胸腰部下的布单包裹固定或用"L"形侧挡板保护。

（3）外展另一侧上肢置于托手板上，远端关节略高于近端关节，肩关节外展不超过90°，以免损伤臂丛神经，约束带适当固定上肢。

（4）膝下垫软枕，足下垫足跟垫。膝关节上、下5cm处用约束带固定双下肢，松紧适宜，以能容纳一指为宜，防止损伤腓总神经。

（5）手术床腿板两侧安置挡脚板，根据患者双足位置调节脚挡板上、下、高、低适宜位置，并固定好脚挡板。

（6）调节手术床头高脚低倾斜15°~30°，至合适位置。

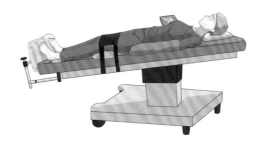

图2-3 头高脚低斜坡仰卧位

（二）头高脚低斜坡分腿仰卧位摆放方法

（1）头部置于头枕并处于中立位置，头枕高度适宜，头和颈椎处于水平中立位置。

（2）内收一侧上肢，掌心朝向身体侧，以免损伤桡神经与尺神经，肘部微屈用垫于胸腰部下的布单包裹固定或用"L"形侧挡板保护。

（3）外展另一侧上肢置于托手板上，远端关节略高于近端关节，肩关节外展不超过90°，以免损伤臂丛神经，约束带适当固定上肢。

（4）患者骶尾部与手术床背板下缘（与腿板连接处）平齐。

（5）双下肢各安置于相应的腿板上，足下垫足跟垫。

（6）膝关节上、下5cm处约束带分别固定下肢，松紧适宜，以能容纳一指为宜，防止损伤腓总神经。

（7）分别调节腿板固定旋钮，双侧腿板适当向外展开，使上下肢分开。

（8）手术床腿板两侧安置挡脚板，根据患者双足位置调节脚挡板上、下、高、低适宜位置，并固定好脚挡板。

（9）调节手术床头高脚低（倾斜15°~30°）至适当位置。

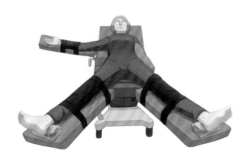

图2-4　头高脚低斜坡分腿仰卧位

五、注意事项

（1）妥善固定患者，防止坠床。

（2）调节手术床头高脚低时，注意观察头面部气管插管管道长度是否足够，防止脱管。

（3）调节手术床头高脚低时不能超过30°，防止下肢静脉回流障碍，形成血栓。

（4）术前充分评估患者双侧髋关节外展活动情况及功能状态。

（5）调节手术床分腿位时，双下肢分开不超过90°，避免过度牵拉会阴部组织。

（6）观察手术床下肢腿板关节是否松脱，防止移位。

（7）手术床腿板外展、内收及归位时防止夹伤手指。

第三节　颈仰卧位加"大"字体位

一、定义

患者平卧在手术床上，肩下置肩垫（平肩峰），颈部置颈垫，使头后仰，头枕部置合适头圈，充分显露手术部位，调节腿板，双下肢分开不超过90度，一侧上肢置于托手板，另一侧上肢伸直平放于身体旁（见图2-5）。

二、适用手术

适用于腔镜甲状腺胸乳入路手术。

三、用物准备

肩垫、头圈、颈垫、头枕、减压垫、万向托手板。

四、摆放方法

（1）体位安置需手术医生、麻醉医生、巡回护士三人共同完成。

（2）麻醉医生负责抬头，保护气管插管通道，防止脱管。

（3）患者在未麻醉前清醒状态下，平躺于铺好的肩垫及头枕上。

①患者一侧上肢安置于万向托手板上，托手板调高与肩平齐。

②麻醉前让患者移至合适的位置，手术医生调节腿板，使双下肢分开，分别用约束带固定。

③用约束带固定好一侧上肢，另一则上肢中单包裹于躯干旁，足跟部垫足跟啫喱垫。

④患者麻醉后，由麻醉医生托起头部，巡回护士在颈部放置颈垫，根据患者颈部长短，头枕部放置合适头圈，使头后仰，充分暴露手术部位。

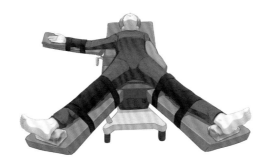

图2-5 颈仰卧位加"大"字体位

五、注意事项

（1）安置体位前，充分评估患者体型，准备合适的体位垫。

（2）防止颈部过伸，引起甲状腺手术体位综合征。

（3）有颈椎病的患者，应该在患者能承受的限度之内摆放体位。

（4）评估患者双侧髋关节的功能状态，了解患者是否实施过髋关节手术；防止腿板折叠处夹伤患者；两腿分开不超过90°，以站立一人为宜，避免过度牵拉会阴部组织。

（5）注意患者眼睛的保护，使用眼贴保护眼睛。

第四节　改良截石卧位

一、定义

患者平卧在床上，双腿放置于腿架上，使患者大腿与腹部保持在同一水平面上，屈膝，大小腿间约呈120°，足部尽量外展以防止腓骨小头与腿托接触紧密，腘窝处悬空，两腿间分开角度约为85°。臀部移至床边（见图2-6）。

肩下放置甲状腺斜坡垫，防止手术过程中身体下滑，术中调整头低脚高角度为20°~30°，腹腔脏器因重力作用自然上移，从而显露盆腔利于操作。

二、适用手术

会阴部手术、腹腔镜下盆腔脏器手术、腹会阴联合手术。

三、用物准备

截石位脚架、啫喱垫、约束带等。

四、摆放方法

（1）患者取仰卧位，在近髋关节平面放置截石位腿架。

（2）指导患者臀部移至手术床背板下缘，按手术需要臀部可略超出背板下缘8~10cm。

（3）协助患者脱去裤子，双腿分别用棉腿套或中单包裹。

（4）小腿腓肠肌中上段置在托腿架，两腿屈髋，腿与腿架之间各垫一啫喱垫。

（5）约束带轻轻缠绕固定小腿，松紧适宜，询问患者舒适程度。

①两腿高度以患者腘窝的自然弯曲下垂为准，双下肢外展小于90°，大腿前屈的角度应根据手术需要而改变，两腿宽度为生理跨度45°。

②取下或摇下床尾，以利于手术的操作，臀部下方垫一防水中单，以防冲洗液或者消毒液浸湿手术床。

③摆放经阴道子宫切除手术的截石位时，臀部超出床沿5~10cm，经肛直肠手术的截石位则臀部超出床沿8~10cm。

④在臀部垫上小方枕或啫喱垫，以减轻局部压迫，将手术床后仰15°，同时臀部也得到相应抬高，便于操作（头低臀高位）。

⑤患者一侧手臂置于身旁，中单包裹固定于床垫下或双手固定在床边的中单下；在手术床的另一侧手臂可固定于托手板上供静脉输液用，便于观察静脉通道情况。

⑥保证患者舒适、固定牢靠，注意保暖和保护静脉通路。

⑦当需要取头低脚高位时，可加用肩托，以防止患者向头端滑动。

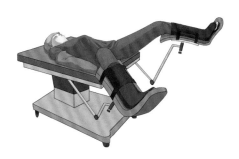

图 2 - 6 改良截石卧位

五、注意事项

（1）安置体位前，充分评估患者体型，腿架托住小腿及膝部，托腿架与腘窝间要放置体位垫，膝关节摆正以免压迫腓总神经，同时可防止皮肤压力性损伤，上臂外展小于90°，远端关节高于近端关节。

（2）近髋关节平面放置截石位腿架，高度位患者大腿长度 2/3，遵循 K-T-O 原则：足尖、膝、对侧肩部在一条直线上。

（3）大腿之间的角度小于 90°，勿使髋关节过度外展，以免发生脱位或骨折等意外。

（4）手术中防止重力压迫膝部。

（5）保持患者臀部背部床单位平整、干燥，臀部垫一胶单，防止皮肤受潮形成压疮。

（6）术毕，在恢复正常体位前，应先帮助患者被动活动下肢后，再将下肢逐一轻轻平放。

（7）注意观察患者体位，一旦发生变化，要及时纠正，提醒助手不要将双手或身体压在患者的腿上，术毕下肢放平时，提醒麻醉医生量血压。

（8）术毕，检查患者受压皮肤完整性，术后回访患者，关注腘窝血管、神经及腓肠肌有无损失。

第五节 斜仰截石卧位

一、定义

斜仰截石卧位（见图 2 - 7）即斜仰卧位联合截石位。先将患者摆置成患侧向上侧卧90°体位，使其身体尽量靠近患侧床沿，臀部对齐床与腿板下折处，身躯前后利用沙袋卷塞固定成侧卧 45°的角度，患侧下肢延伸稍外展，倾斜脚架 25°，小腿呈稍内收状态放置于脚架上，大腿抬高与身躯呈 130°~135°，腘窝悬空；健侧下肢曲髋，呈外展后收状态，身体纵轴与大腿呈约 70°，小腿放置脚架上，腓肠肌着力，避免压迫腓总神经，两腿一高一低形成 45°~60°的夹角；双上肢外展小于 90°，环抱状分别放置在托手架上，头下枕头圈，头颈高度与脊柱保持同一水平线；拆除腿板。斜跨位标准体位是患侧身体外沿、患侧沙袋外沿、床沿均在与地板垂直的平面上。

二、适用手术

经皮肾镜下肾结石碎石联合输尿管镜或者输尿管软镜碎石取石，输尿管上段狭窄上下联合探查、经皮肾镜下放置覆膜支架。

三、用物准备

沙袋、托脚架、托手架、悬空手臂架、后顶、啫喱头圈、啫喱垫、上肢约束带、棉垫。

四、摆放方法

（1）核对手术侧无误后，将患者患侧向上侧身 90°，臀部距离床沿（床与腿板下折处）5~10cm，背部尽量靠近床沿，留出一沙袋位置，腋下距肩峰 10cm 处垫柱状形啫喱垫，防止臂丛神经受压。

（2）固定胸背两侧，背部沙袋利用胶单往下内卷至贴紧背部，沙袋往臀部方向放置，避开遮挡患侧肾区位置；腹侧沙袋固定，患者后仰 45°~60°，沙袋固定在胸腹部。

（3）双上肢外展小于 90°放于高低托手架上，患侧上肢高度平肩宽，远端关节稍低于近端关节，健侧上肢自然外展，远端关节稍高于近端关节。用棉垫保护，做好约束。

（4）患侧腿：患侧脚架低、内收，与患侧腋中线一致，健侧腿屈膝置于外展脚架上，膝关节呈功能弯曲，小腿着力，约束带固定。

（5）健侧腿：健侧脚架抬高，大腿与身体纵轴约 70°，小腿着力，避免压迫腓骨小头，腘窝悬空。两腿一高一低，改良截石位，拆除腿板，便于经尿道部分的操作。

（6）用后顶固定患者肩胛部，防止患者坠床，啫喱垫保护受压部位。

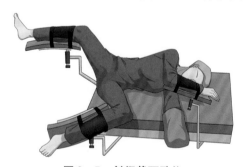

图 2-7　斜仰截石卧位

五、注意事项

（1）预防腓总神经、胫神经损伤，大腿肌肉拉伤。注意保持身体的轴线及下肢关节功能位，不可扭曲或过度牵拉，脚的受力点始终在小腿，并使用抗压软垫置于脚架起保护作用。

（2）预防压疮的发生。保持床单平整、干燥，头部用啫喱中空头圈，高度适中，保持耳廓、眼睛不受压。固定躯干的沙袋牢固、紧密（特别是健侧沙袋），避免留空隙，以免躯干移动导致床单不平整增加压疮发生的风险。

（3）避免发生低体温。减少暴露，注意隐私，保持手术间温度21℃～25℃，避免患者受冷，采用36℃～37℃加温冲洗液，术中持续监测鼻温，注意患者体温的变化。

（4）安置体位时，动作轻柔，避免拽拉造成皮肤、肌肉、关节的意外损伤。

（5）注意术中观察患者受压部位：面部耳廓、腋窝、腘窝、肩胛部等。

第六节 手臂悬吊斜仰卧位

一、定义

患者平卧在床上，右侧胸部垫高25°～30°，右上肢架起屈肘，左上肢伸直平放于身体旁（见图2-8）。

二、适用手术

胸腔镜二尖瓣置换/成形手术、胸腔镜三尖瓣置换/成形手术、胸腔镜房间隔缺损修补手术、胸腔镜心房肿物摘除手术、胸腔镜房颤射频消融手术。

三、用物准备

"U"形啫喱垫、头圈、减压垫、万向托手架、夹头。

四、摆放方法

（1）体位安置需手术医生、麻醉医生、巡回护士三人合作。

（2）麻醉医生负责抬头，保护气管通道，避免脱管。

（3）手术医生站在患者右侧，抬起患者上半身，巡回护士在患者左侧将啫喱垫布卷横向垫至患者双肩胛下。

（4）手术医生将患者右侧肩胛至右髂前上棘侧翻15°抬高，巡回护士将啫喱垫布卷纵向垫在患者右肩胛至右髂前上棘，横向放置的啫喱垫右端搭在纵向放置的啫喱垫上，抬高右侧胸部30°。

（5）手术床左侧平齐患者肩部水平，安置万向托手架，托手架垫减压垫，高度等同患者右上臂长度。

（6）患者右侧上肢抬起，前臂搭于托手架上，调整托手架的拖手板位于颌面部上方并固定，使肩关节向头端旋转120°左右，右肋间肌肉伸展拉开。

（7）头部垫头圈、双腘窝垫啫喱垫、足跟部垫"U"形啫喱垫。

（8）右上肢、双下肢约束带固定，左上肢中单包裹在躯干旁边。

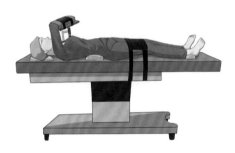

图2-8　手臂悬吊斜仰卧位

五、注意事项

（1）安置体位前，充分评估患者体型、右上肢关节、肢体功能。患者肘关节畸形、关节置换术后、乳腺癌术后、动静脉内瘘避免安置右手悬吊体位。

（2）托手架上加减压软垫，以防压伤；肘关节部位贴防压疮敷贴等，以减小剪切力。

（3）右手悬吊后，确认托手架高度是否与患者上臂长度相符，保持手掌、手指处于功能位，避免过度牵引损伤尺桡神经。

（4）右侧胸部肋间充分暴露，右肩部避免悬空。

（5）确保患者头部、脊柱在同一直线，避免躯体歪曲，影响暴露术野。

（6）理顺各种管道，受压部位予软垫保护，避免患者皮肤受压，杜绝医源性皮肤损伤。

（7）术毕，检查患者受压皮肤完整性，术后回访患者，关注右手臂丛神经、尺桡神经有无损伤。

第七节　侧卧牵引体位

一、定义

患者侧卧在床上，用骨盆固定架支撑骶骨和耻骨，患侧手臂用牵引架悬吊，用3kg的牵引保持患者肩关节外展70°、前屈20°，健侧正常外展（见图2-9）。

二、适用手术

肩关节镜手术。

三、用物准备

头圈、减压垫、侧卧位啫喱垫、足跟垫、骨盆固定架、肩关节牵引架、手臂牵引套、减压敷料。

四、摆放方法

（1）体位安置需手术医生、麻醉医生、巡回护士三方合作。

（2）麻醉医生医生负责抬头，保护气管通道，避免脱管。

（3）手术医生站在患者患侧，两人合作，一人托肩，一人托髂骨，使患者侧卧；巡回护士负责固定患者。

（4）摆放步骤。

①佩戴并固定手臂牵引套。

②安装肩关节牵引架。

③将患者侧卧，患侧手臂连接牵引架并安装骨盆固定架，侧卧位固定及调节牵引力度和外展角度。

④完成体位摆放。

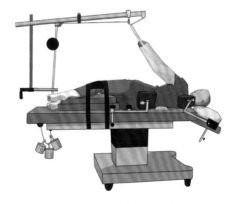

图 2-9 侧卧牵引体位

五、注意事项

（1）摆放时合理安排人力：麻醉医生一名、巡回护士一名、手术医生两名，保证患者体位摆放安全。

（2）使用手臂牵引套时注意观察患者末梢血运，防止压力过大影响末梢血运循环。

（3）安置体位后，注意患者耳廓、健侧髂部、健侧膝关节、健侧踝关节受压点，避免压力性损伤。

（4）评估脊椎是否在一条水平线上，下侧肢体及腋窝处是否悬空。颈枕是否呈中立位。

（5）下肢固定带应在膝关节上5cm，避免损伤腓总神经。

（6）术毕后拆除固定架时妥善固定患者，防止坠床。

第八节 沙滩椅位

一、定义

沙滩椅位（见图2-10）是临床中患者上半身高于手术台台面的一种仰卧体位，最早记录在国际内固定研究学会发表的文章中，在医学领域交流中被广泛应用。该体位应用于骨科肩部手术中能够充分暴露术野，且便于关节复位、医学监护仪器导联的连接，提升了医务人员监测患者生命体征的方便性，具有术野暴露充分，可减少并发症等优点。

二、适用手术

肩关节镜（肱骨近段和肩峰部位）手术、肱骨外科颈骨折的切开复位内固定术、肱骨干骨折的复位顺行髓内钉内固定或钢板内固定术、全肩关节假体置换术、锁骨骨折切开复位内固定术。

三、用物准备

（1）多功能手术床：沙滩椅头套、沙滩椅背、摇把、侧挡板、上臂支臂板。

（2）沙滩椅体位组件：手臂定位装置、连接附件（肩部连接杆、背负连接器）、肩部固定套件（铺单、弹性绷带、泡沫把手、手箍带、臂箍带），其中连接杆和背负连接器需灭菌。

（3）一次性约束带（长180cm，宽35cm）、约束带固定板、软枕、啫喱垫、40cm×50cm棉垫、侧挡板、流体垫2块。

四、摆放方法

（1）指导患者取仰卧位，将患者头颈部纳入头托中，股骨大转子对准沙滩椅背板下缘。成功麻醉后由麻醉医生、手术医生、巡回护士三方沟通配合完成体位安置。麻醉医生负责头部，保护气管通道，避免脱管。手术医生站在患者患侧，巡回护士站健侧。

（2）三方将患者肩膀移至平床沿（如患者颈部短粗可将患者肩膀移至床沿外5～

10cm），调整头托位置，使患者耳朵处于头托中央位置；头部固定，保证舒适安全，移动时注意保护患者头颈部。

（3）大、小腿下方放置大流体垫和大枕，避免坐骨神经、腓总神经及血管受压。

（4）用遥控器摇床，先头低脚高10°左右；再手摇背板，背板与地面成角60°~70°，髋部保持90°~110°角度。整体后倾10°~15°，确保腿板下压，使膝关节屈曲20°~30°。

（5）将健侧手臂固定于上层托手架，托手架螺丝应为万能螺丝。

（6）头部轻微偏向健侧，避免过度旋转颈部牵拉臂丛神经，先用棉垫保护额部和眼睛并用头部固定带粘贴固定头部，后用棉垫托住下颌部并用一次性约束带固定，保证患者眼睛无受压。

（7）用大棉垫和一次性约束带固定胸腹部和下肢。

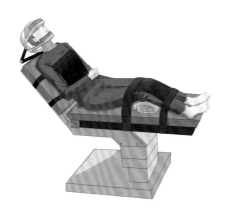

图 2 - 10　沙滩椅位

五、注意事项

（1）摆放时合理安排人力：麻醉医生一名、巡回护士一名、手术医生两名，保证患者体位摆放安全。重视手术医生、巡回护士、麻醉医生三方的有效配合，在体位的安置过程中保持良好的沟通。

（2）注意患者的安全及保暖，麻醉诱导完成后使用眼贴闭合患者眼睑，注意避免闭合不全或眼球受压。

（3）手术实施过程中，患者臀部处于体位最低处，需使用约束带或垫子进行支撑和固定，同时适当在骶尾部使用皮肤保护工具，如液体敷料、泡沫敷料等。

（4）腘窝和腹股沟等部位存在大量的血管和神经干，可在腘窝下垫上垫子使髋关节和膝盖适当弯曲，缓解对血管及神经造成的压力。

（5）手术中，尽可能缩短手术操作时间。由护理人员对患者各个部位提供保护，并给予对应指导，适当进行下肢活动和按摩，根据医师操作需求对应调整体位。

（6）全麻患者侧重保护受压部位，固定体位的同时使用垫子对各个屈曲部位进行干预，适当按摩以促进血液循环，从而减少局部受压过度及坏死等并发症发生。

（7）术毕缓慢恢复至正常体位，注意各种管道的保护，固定妥当。

参考文献

[1] 郭莉. 手术室护理实践指南（2022 年版）［M］. 北京：人民卫生出版社，2022.

[2] 高兴莲. 手术体位护理学［M］. 北京：科学出版社，2022.

[3] 沈富毅，宋玉洁，赵青松，等. 头低截石位与 Trendelenburg 位对妇科腹腔镜手术患者心排血量影响的比较［J］. 复旦学报（医学版），2020，47（2）：263－270.

下编　各论

第三章　普通外科手术护理常规

第一节　腹腔镜阑尾切除手术护理常规

一、概述

　　阑尾炎是一种常见的外科疾病，是阑尾腔阻塞和细菌侵入引起的炎性反应，具有发病快、病情复杂等特点，若不及时治疗，可能会威胁患者生命安全。急性阑尾炎患者病发时，会出现明显腹痛表现，早期疼痛定位不准确，一般为上腹疼痛或脐周围疼痛，逐渐向右下腹部转移。部分患者存在发热表现，说明阑尾已出现化脓、穿孔情况。早发现，早手术，早清除腹腔脓液能有效地降低患者的并发症发生率。随着微创外科的发展，腹腔镜手术已应用到阑尾切除术，腹腔镜阑尾切除术可获得较好的疗效，减少患者创伤，减轻患者痛苦，缩短住院时间。

二、手术操作图

　　腹腔镜阑尾切除手术操作图见图 3 - 1。

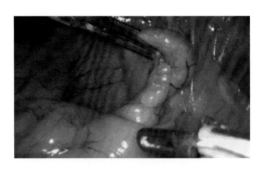

图 3 - 1　腹腔镜阑尾切除手术操作图

三、手术适应证

　　（1）急性阑尾炎，包括单纯性、化脓性及阑尾头体部坏疽性阑尾炎。

（2）右下腹急腹症怀疑为急性阑尾炎，尤其是绝经前妇女，需排除其他疾病。

（3）慢性阑尾炎和慢性右下腹痛的患者。慢性右下腹痛的病因包括慢性阑尾炎、慢性盆腔炎、慢性附件炎、子宫内膜异位症、肠憩室炎、克罗恩病、肠结核等。在术前，慢性右下腹痛的病因很难明确，通过腹腔镜可全面地观察阑尾、盆腔、附件和腹腔其他脏器的情况，防止不必要的阑尾切除。

（4）阑尾炎穿孔，不是该手术的绝对禁忌证。

（5）腹腔镜阑尾切除手术同样适用于儿童患者。为保证手术的安全，需配备特殊的儿科腹腔镜器械。

（6）患有急性阑尾炎的妊娠期前六个月妇女。

（7）腹腔镜阑尾切除手术同样适用于肥胖患者及老年患者。

四、特殊仪器设备

（1）摄像系统（监视器、摄像主机、摄像头、冷光源、导光束）、30°镜头。

（2）超声刀系统或电刀止血系统。

（3）吸引系统；气腹机含 CO_2。

五、特殊手术器械

腹腔镜阑尾切除手术特殊手术器械见图 3－2。

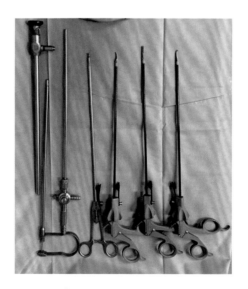

图 3－2　腹腔镜阑尾切除手术特殊手术器械

六、术前准备

（1）麻醉方式：全身麻醉。

（2）手术体位：仰卧位；术中调整体位：头低脚高向左倾15°。

（3）手术间布局：主刀医生于患者左侧操作，助手站在术者上方操作，摄像系统放置在患者右侧，电刀主机、超声刀主机放置在患者右侧，麻醉机放在患者头侧。

七、手术方法与配合技术

腹腔镜阑尾切除手术方法与配合技术见表3-1。

表3-1 腹腔镜阑尾切除手术方法与配合技术

手术方法	配合技术
1. 安置仰卧位	将患者上衣去除，贴好负极板
2. 消毒铺巾	递治疗巾取下上面的粘贴带，前三条治疗巾的散边对着医生传递，第四条治疗巾的散边对着自身传递，铺两条无菌手术巾，先上后下，铺大孔巾
3. 连接每根导线及管道	递光纤、气腹管、吸引管、单极线，分类固定放置
4. 镜头连接成像系统	递纱布块，调节白平衡
5. 建立气腹和操作孔	递尖刀于脐部上或下缘做弧形切口1cm，用两把布巾钳提起切口皮肤，用气腹针穿刺确认在腹腔后注入 CO_2 气体，置入10mm穿刺器，建立气腹，压力12mmHg；置入腹腔镜探查穿刺口下方是否有组织、器官损伤，在腹腔镜引导下，在主、副操作孔分别置入5mm穿刺器
6. 探查腹腔	将床摆置头低脚高向左侧倾斜15°，仔细检查回盲部、盆腔、大小肠和腹腔内其他部位，以排除腹腔内其他急腹症，明确阑尾炎症及范围
7. 显露出回盲部游离阑尾	吸净腹水积脓，用无损伤钳自主操作孔进入拨开右下腹网膜及肠管
8. 处理阑尾系膜结扎根部	在副操作孔置入弯钳提起阑尾头部和系膜，用电钩或超声刀分离阑尾系膜及动脉至根部。于根部用圈套器结扎或用7#丝线双重绑扎。切断阑尾，用电凝烧灼残端黏膜
9. 取标本	递标本袋取出阑尾，温盐水冲洗腹腔
10. 探查止血	递腔镜纱吸附血液，检查出血状况；必要时冲洗术腔（以50mL注射器抽吸温盐水于吸引器注入腹腔）；视情况放置引流管（外科引流管放置于盆腔，中角针穿7#丝线固定引流管）
11. 伤口包扎	清点器械物品，用吸引器吸出腹腔内 CO_2 气体后拔除穿刺器。用可吸收线2-0或肥仔针7#丝线缝合各穿刺孔，贴小敷料贴

八、护理评估

（1）健康史评估：了解患者有无心血管疾病史，糖尿病史，高血压史，传染病史等，术前重点了解是否有慢性病、心肺疾病等无法耐受全身麻醉的情况，有无腹部手术史或患有其他疾病导致腹腔严重粘连；女性是否妊娠，明确是否存在过敏史和手术禁忌证。

（2）身心状况评估：完善各项术前检查，查患者凝血功能是否完好，患者生命体征、对手术的认知程度、心理支持情况；术前禁食禁饮情况；营养情况、皮肤及外周静脉血管情况。

（3）手术相关需求评估：术野皮肤的准备；脐孔清洁干净，腹部备皮；手术仪器设备、器械、用物准备充分。

（4）疼痛评估：患者发热、疼痛、焦虑情况；是否能积极配合麻醉手术，是否为急性面容、强迫体位等。

九、护理措施

1. 术前健康宣教

（1）做好心理护理，与患者解释手术的麻醉方式、手术过程，告知患者麻醉前会听到仪器的声音及手术过程，消除患者紧张心理，缓解患者术前焦虑情况，获得理解与配合。

（2）做好疼痛护理，指导患者深呼吸，转移患者注意力。

（3）注意保护患者隐私与做好保暖措施。

2. 手术体位安全管理

（1）患者气管内插管全身麻醉后，将患者摆置仰卧位，术前与麻醉医生、手术医生配合摆置头低脚高体位，向左侧倾斜15°。

（2）上肢外展不超过90°，以免损伤臂丛神经。上肢远端关节略高于近端关节，有利于上肢肌肉韧带放松和静脉回流。

（3）膝关节下垫膝枕，足部垫足跟垫。距离膝关节上5cm处用约束带固定下肢，松紧适宜，以能容纳一手为宜，防止膝关节过度伸直及下肢受压影响血液回流。

3. 术中体温管理

（1）术前调节手术间室温至25℃，术中可降至23℃。

（2）手术中行腋温监测，根据患者体温采取保暖措施。

（3）术中使用37℃温盐水冲洗液。

4. 手术管道安全管理

（1）术前于患者右上肢建立静脉通道，术前摆放手术体位和术毕搬运患者时，巡回护士要做好输液管道的管理。

（2）术中调整手术体位时应提前告知麻醉医生，避免气管导管移位或脱管。

5. 手术切口感染的预防

（1）术前30min按医嘱给予预防性静脉滴注抗生素。

（2）术中严格执行手术隔离技术，注意器械、敷料隔离区域；污染器械及时更换。

（3）取出阑尾标本时保证标本的完整性，避免体腔内的积液渗漏污染手术切口。

6. 手术完毕转运

（1）采用"四人搬运法"将患者转移至转运床，将静脉通道和引流管等管道妥善固定与放置，避免意外拔管。

（2）完善相关记录，粘贴管道标识；巡回护士与麻醉医生、手术医生护送患者入麻醉恢复室，巡回护士与麻醉恢复室护士交接病情。

十、护理评价

（1）术前健康宣教有成效，患者情绪稳定，表示理解配合。

（2）手术用物准备齐全，手术间布局合理，手术进程顺利完成。

（3）术前及术毕体位管理安全，未见皮肤完整性损伤、肢体神经的损伤。

（4）患者生命体征平稳，未出现手术并发症。

（5）患者疼痛缓解，体温正常，未发生伤口感染。

（6）手术物品清点清楚，仪器设备运作良好，患者转运过程安全顺利。

第二节　腹腔镜腹股沟疝修补手术护理常规

一、概述

腹股沟疝是指发生在腹股沟区域的腹外疝，即在腹股沟区域腹壁存在缺损，有突向体表的疝囊结构，腹腔内的器官或组织，如大网膜、小肠等，可通过先天或后天形成的腹壁缺损进入疝囊，典型的腹股沟疝具有疝环、疝囊、疝内容物和疝被盖等结构。腹股沟疝按解剖结构可分为腹股沟直疝、腹股沟斜疝、股疝和复合疝；按疝内容物进入疝囊的状况可分为易复性疝、难复性疝、嵌顿性疝和绞窄性疝。无症状的腹股沟疝，可随诊观察，也可择期手术治疗，有症状的腹股沟疝应行择期手术，嵌顿性及绞窄性疝应行急诊手术。腹股沟疝常见于腹壁薄弱或腹压增高的人群，如老年人、慢性咳嗽患者、慢性便秘患者等。与传统的开放手术相比，腹腔镜腹股沟疝修补手术利用腹腔镜系统，放大图像，在直视下操作，解剖标志清晰，降低了血管、神经损伤的概率，同时利用腹腔镜器械操作，腹膜前间隙的分离更为方便，补片更容易展平，治疗双侧疝时无须增加手术切口，具有切口小且美观、术后疼痛轻、恢复快等优势。

二、手术操作图

腹腔镜腹股沟疝修补手术操作图见图3-3。

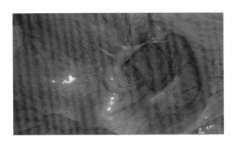

图3-3 腹腔镜腹股沟疝修补手术操作图

三、手术适应证

（1）患者能耐受全麻和气腹，所患腹股沟疝类型包括：斜疝、直疝、股疝、复合疝、双侧疝。

（2）难复性疝（包括滑动疝）。

（3）复发疝。

四、特殊仪器设备

（1）摄像系统（监视器、摄像主机、摄像头、冷光源、导光束）。

（2）高频电刀。

（3）气腹机。

五、特殊手术器械

腹腔镜腹股沟疝修补手术特殊手术器械见图3-4。

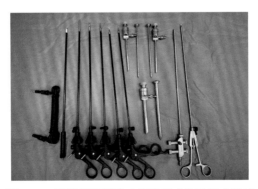

图3-4 腹腔镜腹股沟疝修补手术特殊手术器械

六、术前准备

（1）麻醉方式：气管内插管全身麻醉。

（2）手术体位：术中取头低脚高 10°～15°平卧位。

（3）手术间布局：主刀医生位于疝的对侧，一助（扶镜医生）位于疝的同侧或患者头侧，器械护士位于患者右下方，腔镜系统置于患者足端，超声刀、高频电刀置于患者右上方。

七、手术方法与配合技术

腹腔镜腹股沟疝修补手术方法与配合技术见表 3－2。

表 3－2　腹腔镜腹股沟疝修补手术方法与配合技术

手术方法	配合技术
1. 安置平卧位，消毒铺巾	递有齿圈钳，消毒皮肤，常规铺巾
2. 贴膜，连接各导线及管道，测试各项手术设备	贴双袋无菌薄膜，连接腔镜系统的导光束、摄像头连接线并正确安装 30°腹腔镜镜头、气腹管，单极线－电钩、吸引管等设备，递小直钳固定，对腔镜系统进行白平衡调节。测试超声刀、电钩功能及吸引装置
3. 于脐上行小切口，以气腹针穿刺进入腹腔，建立气腹。置入 12mm 穿刺器作为观察孔，连接气腹管，维持气腹压力，探查腹腔情况	用 11#刀片切开皮肤，递两把巾钳用于提拉腹壁置入气腹针，建立气腹后递 12mm 穿刺器，观察孔放置完成后，预热并擦拭干净镜头
4. 于脐水平的双侧腹直肌外侧分别置入 5mm 穿刺器，作为操作孔	用 11#刀片切开皮肤，递两个 5mm 穿刺器
5. 进入腹膜前间隙	沿内环口上缘 2～3cm 水平，自脐内侧皱襞至髂前上棘切开腹膜，游离上、下缘腹膜瓣，进入腹膜前间隙。递电钩和胃抓钳
6. 游离疝囊，拓展腹膜前间隙	将疝囊各个面分别游离，将膨出的疝囊往回剥离，并注意保护血管、神经及邻近器官。进一步拓展腹膜前间隙。及时清理电钩上血痂，保证器械设备功能完好，若镜头模糊应协助医生重新预热和擦拭

（续上表）

手术方法	配合技术
7. 选择合适补片或将补片裁剪成合适大小，关闭腹膜	准备无菌操作台，台上放置无菌笔尺及弯剪，主刀医生更换无菌手套，裁剪补片。递胃抓钳从 12mm 穿刺器放入补片，两把胃抓钳在游离好的腹膜前间隙铺平补片进行疝囊修补。清点手术用物。用 3 - 0 可吸收缝线或免打结倒刺线关闭腹膜
8. 吸出腹膜前空间内 CO_2 气体，使腹膜、补片、腹壁紧贴	递吸引器，吸出腹膜前间隙气体
9. 检查腹腔，确认无出血后拔除穿刺器，经确认穿刺孔无出血后缝合穿刺孔	递腔镜纱条擦拭创面。确认无出血后，吸出腹腔内 CO_2 气体，回收腔镜器械，用小直钳稳妥固定腔镜镜头，避免坠落。清点手术用物。递可吸收缝线缝合穿刺孔
10. 消毒擦拭，伤口覆盖敷料贴	清点手术用物，用酒精纱球消毒皮肤；递血垫擦干后，用敷料贴覆盖伤口

注：上述配合请注意区分开放器械和腔镜器械的使用。

八、护理评估

（1）健康史评估：了解患者有无吸烟史、过敏史、传染病史等，有无基础疾病（如高血压、糖尿病、冠心病、慢性肾病等），术前重点了解有无腹部损伤或手术史。

（2）身心状况评估：了解患者生命体征，对疾病和预防腹内压增高相关知识的认知程度，心理状况及社会支持等。术前重点了解患者腹股沟区或外阴部有无隆起的包块；若有，应确认包块的部位、大小、质地，有无压痛，有无腹膜刺激征表现（压痛、反跳痛、腹肌紧张）。另外还要对患者腹股沟区有无毛囊炎等炎症情况进行检查和确认。

（3）手术相关需求评估：相关检验检查是否完善，术野皮肤的准备，手术仪器设备、专科操作器械、手术用物的准备。

（4）特殊情况处理：对于巨大的难复性疝患者，因其腹腔已无足够空间适应大块疝出已久的内脏器官返回，应在手术前一段时间内采取头低脚高位或接受人工气腹术，促使腹腔空间逐渐扩大，适应内脏完全回纳的需要。

九、护理措施

1. 术前健康宣教

（1）告知患者注意休息，避免劳累。避免增加腹压的动作，如抬举重物、仰卧起坐等体育锻炼。巨大疝者应多卧床休息，避免腹腔内容物脱出引起疝嵌顿。嵌顿疝手法复位后必须卧床休息，避免疝块再次突出复位不及时形成绞窄性疝。

（2）告知患者术前一天进行沐浴，保证皮肤清洁，能有效防止术后的切口感染。同时肚脐、会阴、阴囊部位的皮肤更要做好清洁处理，如果患者需要剔除体毛，要尽可能仔细剪除，不可损伤皮肤。

（3）告知患者进入手术室前禁止携带与手术无关的物品，禁止佩戴首饰、手表及金属材质物品，禁止佩戴隐形眼镜，如有人工耳蜗、心脏支架等植入物，应提前告知。

（4）告知患者术前将进行静脉穿刺，麻醉后遵医嘱行导尿术，术后如有不适，切勿拔除尿管。

（5）告知患者手术间的仪器设备会发出声响，消除患者焦虑；麻醉前会用约束带固定身体，防止麻醉、苏醒过程和手术中调节体位发生坠床，取得患者理解和配合。

2．手术体位安全管理

（1）患者取平卧位，约束带于膝关节上方5cm固定双腿，松紧度以容一掌指为宜，避免过松无效固定，过紧造成下肢循环受阻；两侧床单固定双上肢于床沿，平行于手术床，避免双手掉落床沿造成脱臼或神经血管损伤。

（2）肥胖患者，应在固定四肢后加用肩托固定双肩，避免采取头低脚高位时，由于体重过重，滑出床外，导致坠床造成不可预估的伤害。

（3）压力性损伤高危患者应进行相应的皮肤护理，在骶尾部和肩胛骨处给予防压疮材料的护理，足跟处用足跟垫抬高，防止压力性损伤的发生。

3．管道安全管理

（1）术前选择上肢进行静脉穿刺，并妥善固定，术中用床单固定上肢时应避免输液通道堵塞，保持补液通畅。

（2）导尿管应妥善固定，保持引流通畅，防止引流受阻，膀胱膨胀，影响术野，甚至可能误伤膀胱。将引流袋悬挂于床边，避免悬吊在空中，以防止患者尿量多时，引流袋脱落或者尿管意外拔除，或者长时间膀胱三角区受球囊牵扯挤压，对患者造成意外伤害。

4．手术切口感染的预防

（1）未发生嵌顿坏死的疝修补手术属一类切口，应严格遵守无菌原则，严格限制术间配合人员数量。

（2）观察孔开口于脐上，应着重消毒肚脐，避免消毒死角，必要时倒消毒液浸泡肚脐。

（3）准备专用于处理补片的无菌台，在医生完成游离后，更换无菌手套，在无菌台上裁剪补片，避免污染补片。

5．手术完毕转运

（1）采用"四人搬运法"将患者平行搬运至转运床，过床前将静脉通道和引流管道妥善固定与放置，避免意外拔管。

（2）完善相关记录，粘贴管道标识；巡回护士与麻醉医生、手术医生护送患者入麻醉恢复室，巡回护士与麻醉恢复室护士交接。

十、护理评价

（1）术前宣教有成效，患者情绪稳定，对手术室进行的相关操作表示理解并愿意配合。

（2）手术所需仪器设备功能完好，手术用物准备齐全，手术过程顺利。

（3）体位安全管理有效，未见手术切口外的皮肤完整性受损，未发生神经损伤和肢体功能障碍。

（4）患者生命体征平稳，未出现手术并发症。

第三节 腹腔镜胆囊切除手术护理常规

一、概述

胆囊是位于右方肋骨下肝脏后方的梨形囊袋构造（肝的胆囊窝内），有浓缩和储存胆汁之作用。胆囊分底、体、颈、管四部分，颈部连接胆囊管。胆囊壁由黏膜、肌层和外膜三层组成。腹腔镜胆囊切除手术创伤小、术后并发症少、康复快。

二、手术操作图

腹腔镜胆囊切除手术操作图见图 3-5。

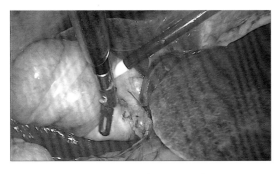

图 3-5 腹腔镜胆囊切除手术操作图

三、手术适应证

（1）有症状的胆囊疾病：胆囊结石、胆囊息肉、慢性胆囊炎、急性胆囊炎早期等。

（2）无症状但有合并症的胆囊疾病：伴有糖尿病、心肺功能障碍疾病稳定期、容易引起胆囊癌变的胆囊疾病。

（3）容易引起胆囊癌变的胆囊疾病：胆囊结石（患者年龄＞60岁）、巨大结石（直径＞2cm）、陶瓷胆囊、单发直径＞1cm的胆囊息肉、增长迅速的胆囊息肉、基底较宽的息肉、胆囊颈部息肉等。

四、特殊仪器设备

（1）摄像系统（监视器、摄像主机、摄像头、冷光源、导光束）、30°内镜。
（2）电刀、气腹机。

五、特殊手术器械

腹腔镜胆囊切除手术特殊手术器械见图3－6。

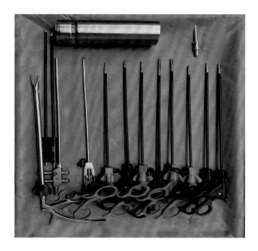

图3－6　腹腔镜胆囊切除手术特殊手术器械

六、术前准备

（1）麻醉方式：气管内插管静脉吸入复合全身麻醉。
（2）手术体位：平卧位。
（3）手术间布局：主刀医生站于患者左侧操作，摄像系统放置在患者右侧上方。

七、手术方法与配合技术

腹腔镜胆囊切除手术方法与配合技术见表3－3。

表 3 – 3　腹腔镜胆囊切除手术方法与配合技术

手术方法	配合技术
1. 安置平卧位完成后，妥善固定患者	设备仪器放置患者右侧上方
2. 消毒铺巾	连接设备，清点器械、敷料完整性
3. 建立气腹	递布巾钳，用11#刀片切皮，递气腹针穿刺进入腹腔后充气
4. 做第一穿刺点：脐孔内下缘或内上缘	递 10mm 穿刺器
5. 做第二穿刺点：上腹正中线剑突下 3cm 处	递 10mm 穿刺器
6. 做第三穿刺点：右锁骨中线肋缘下 2~3cm 处	递 5mm 穿刺器
7. 分离胆囊管及血管，显露胆囊三角；游离胆囊管及胆囊动脉；用钳夹并切断胆囊管、胆囊动脉	递分离钳钳夹胆囊底部，递电凝钩分离、止血，递施夹器钳夹胆囊管、胆囊动脉，递分离剪剪断
8. 逐步分离，切除胆囊，处理胆囊床区	递电凝钩分离胆囊床，递小纱条或吸引器吸血液，电凝止血
9. 取出胆囊标本	递标本袋装胆囊，递胆囊抓钳钳夹胆囊从上腹正中切口取出
10. 彻底检查术野，冲洗腹腔	递冲洗吸引器，予生理盐水清洗术野
11. 清点用物，关闭切口	递 2 – 0 鱼钩针缝合腹膜及上腹 10mm 切口，大角针 1#丝线缝皮肤

八、护理评估

（1）健康史评估：了解患者有无心血管疾病史、糖尿病史、过敏史、传染病史、手术史等。

（2）身心状况评估：患者生命体征、对手术的认知程度、心理支持情况。

（3）手术相关需求评估：术前了解患者所患是结石还是息肉，若是结石，是否有疼痛病史和胰腺炎病史。若是息肉，要了解术前 CT 是否提示癌变风险，是否需要术中冰冻。了解患者是否曾经接受过保胆手术。做好术野皮肤、手术仪器设备、专科操作器械的准备。

九、护理措施

1. 术前健康宣教

（1）告知患者麻醉方式及手术体位：气管内插管全身麻醉后进行手术。

（2）告知患者麻醉前会听到仪器的声音，消除患者紧张心理。解释手术需要脱除上衣，术毕将及时穿上。耐心解释取得患者理解配合，注意保护患者隐私与做好保暖措施。

（3）告知患者如有佩戴隐形眼镜，需要暂时取出；患者需告知医务人员有没有外科植入物在体内。

（4）告知患者术后有留置尿管、气管导管、引流管等管道，切勿自行拔除。

2．手术体位安全管理

（1）患者采用平卧位，双侧上肢置于身体两侧，处于功能位。

（2）术前使用约束带对患者的下肢做好约束，约束带应避开腘窝部，置于膝关节上5cm处，避免术中需要调整手术床时的坠床风险。

（3）术中检查患者眼睛、受压部位情况，检查气管插管的位置，各管道是否通畅。

3．管道安全管理

（1）术前巡回护士选择上肢建立外周静脉通道1条，术中做好输液管道的管理。

（2）患者全身麻醉后留置导尿管，手术完毕切口将放置引流管1条，巡回护士做好管道二次固定及粘贴标识。

（3）妥善固定各类管道，粘贴心电监护电极片的位置应避开平卧位时的受压部位。

4．手术切口出血量多的预防

（1）如患者炎症较重或有坏疽胆囊，术后有可能留置腹腔引流管，要密切关注引流液颜色及量。

（2）胆囊动脉变异及术中较难分离，采用超声刀及双极电凝止血。

（3）准备2L袋装0.9%生理盐水1袋，术中冲洗术野，检查出血点，充分止血。

5．手术切口感染的预防

（1）术前30min遵医嘱使用预防性抗生素，预防手术切口感染。

（2）采用一次性无菌手术巾、手术衣。

（3）使用一次性无菌保护套保护摄像头。

（4）取胆囊标本时，要预防胆汁污染伤口；如果胆汁污染伤口，必须用高效碘涂擦。

6．手术完毕转运

（1）巡回护士做好管道的护理与固定，给患者保暖，做好约束措施，完善所有护理记录。

（2）麻醉医生、手术医生及巡回护士护送患者至麻醉恢复室。巡回护士与麻醉恢复室护士做好交接工作，内容包括手术中输液量、出血量、生命体征、患者皮肤完整性情况及引流管等各个管道管理情况。

十、护理评价

（1）术前健康宣教有成效，患者情绪稳定，表示理解配合。

（2）手术物品准备齐全，手术间布局合理，手术进程顺利完成。

（3）术前及术毕体位管理安全，未见皮肤完整性损伤。

（4）患者生命体征平稳，未出现手术并发症。

第四节　腹腔镜联合胆道镜胆道手术护理常规

一、概述

胆囊与胆总管位于肝的胆囊窝内，可分为底、体、颈三部分，胆囊的动脉血供主要来自肝右动脉的单一的胆囊动脉。胆囊三角是由胆囊管、肝总管、肝脏下缘所构成的三角区，其中胆囊动脉、肝右动脉、副右肝管在此区穿过，是胆道手术极易误伤的区域。胆囊淋巴管位于胆囊管与肝总管汇合夹角的上方，可作为手术寻找胆囊动脉和胆管的重要标志。胆总管由肝总管和胆囊管汇合而成，长7~8cm，直径0.6~0.8cm。由于管壁弹性纤维丰富，故有结石或蛔虫阻塞时可扩张到相当大的程度。腹腔镜联合胆道镜胆道手术治疗效果好，并发症少。

二、手术操作图

腹腔镜联合胆道镜胆道手术操作图见图3-7。

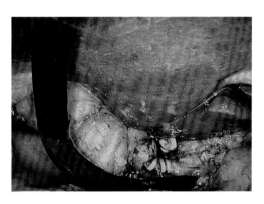

图3-7　腹腔镜联合胆道镜胆道手术操作图

三、手术适应证

（1）胆总管结石。

（2）胆管炎。

（3）胆总管下段梗阻。

（4）梗阻性黄疸。

（5）胆总管扩张，直径达1cm以上。

（6）胆道蛔虫病。

四、特殊仪器设备

（1）摄像系统（监视器、摄像主机、摄像头、冷光源、导光束）、30°内镜。
（2）电子胆道镜、超声刀（备用）、电刀、气腹机。

五、特殊手术器械

腹腔镜联合胆道镜胆道手术特殊手术器械见图 3 - 8。

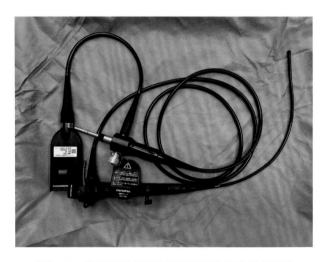

图 3 - 8　腹腔镜联合胆道镜胆道手术特殊手术器械

六、术前准备

（1）麻醉方式：采用气管内插管全身麻醉。
（2）手术体位：采用平卧位。
（3）手术间布局：主刀医生站于患者左侧操作，摄像系统放置在右上腹，电子胆道镜放置在右侧。术前了解患者是否复发胆结石，是否有手术史，是否有疼痛病史和胰腺炎病史。

七、手术方法与配合技术

腹腔镜联合胆道镜胆道手术方法与配合技术见表 3 - 4。

表 3-4 腹腔镜联合胆道镜胆道手术方法与配合技术

手术方法	配合技术
1. 安置平卧位,妥善固定患者	设备仪器放置右上腹
2. 消毒皮肤,铺手术巾,连接设备	清点器械、敷料,检查完整性。检查、连接、调节腹腔镜摄像系统、CO_2 气腹系统及超声刀、电外科设备
3. 建立气腹	递 11# 刀切开,干纱布拭血,递两把布巾钳提起腹壁,递气腹针,连接 CO_2 输出管
4. 做第一穿刺点:脐孔内下缘或内上缘	递 10mm 穿刺器置入
5. 做第二穿刺点:上腹正中线剑突下 3cm 处	递 11# 刀切开,递 10mm 穿刺器,在内镜监视下依次进行第二、三、四点穿刺
6. 做第三穿刺点:右锁骨中线肋缘下 2~3cm 处	递 5mm 穿刺器置入
7. 做第四穿刺点:左腋前线肋缘下	递 5mm 穿刺器置入
8. 分离胆囊管及血管,显露胆囊三角;游离胆囊管及胆囊动脉,钳夹并切断胆囊管、胆囊动脉	递分离钳钳夹胆囊底部,递电凝钩进行分离,止血,递施夹器钳夹胆囊管、胆囊动脉,递分离剪剪断
9. 逐步分离,切除胆囊,处理胆囊床区	递电凝钩分离胆囊床,用小纱条或吸引器吸净术野,电凝止血
10. 探查并切开胆总管	递电凝钩切开胆总管,用吸引器吸净胆汁。用电凝钩切开胆总管前壁,负压吸净溢出的胆汁
11. 取胆总管内结石	递取石钳(胆囊抓钳)取出胆总管切口处结石,递胆道镜置入胆总管内,探查胆管近、远端,递取石网篮或取石钳,将结石取出胆管
12. 放置"T"形引流管并缝合胆总管切口	递"T"形引流管经胆总管切口放入胆总管中,递持针器、3-0 可吸收缝线间断缝合胆总管切口
13. 取出胆囊及结石	递标本袋装胆囊和结石,递胆囊抓钳钳夹胆囊,从上腹正中切口取出
14. 彻底检查术野,止血,冲洗腹腔	递冲洗吸引器,连接生理盐水清洗。放置引流管
15. 清点用物,关闭切口	递 2-0 鱼钩针缝合腹膜及上腹 10mm 切口,大角针 7# 丝线缝合 T 管 2 针固定,大角针 7# 丝线腹腔引流,大角针 1# 丝线缝皮肤

八、护理评估

（1）健康史评估：了解患者有无心血管疾病史、糖尿病史、过敏史、传染病史、手术史等。

（2）身心状况评估：患者生命体征、对手术的认知程度、心理支持情况。

（3）手术相关需求评估：术野皮肤的准备，手术仪器设备、专科操作器械的准备。

九、护理措施

1. 术前健康宣教

（1）告知患者麻醉方式及手术体位：气管内插管全身麻醉。

（2）告知患者麻醉前会听到仪器的声音，消除患者紧张心理。解释手术需要脱除上衣，术毕将及时穿上。耐心解释取得患者理解配合，注意保护患者隐私，做好保暖措施。

（3）告知患者如有佩戴隐形眼镜，需要暂时取出，询问患者有没有外科植入物在体内。

（4）告知患者术后留置的尿管、胃管、气管导管、引流管等管道切勿自行拔除。

2. 手术体位安全管理

（1）患者采用平卧位，双侧上肢平行放置于身体两侧，处于功能位。

（2）术前使用约束带对患者的下肢做好约束，约束带应避开腘窝，置于膝关节上5cm处，避免术中调整手术床时的坠床风险。

（3）术中检查患者眼睛、受压部位情况，检查气管插管的位置，各管道是否通畅。

3. 管道安全管理

（1）术前巡回护士选择上肢建立外周静脉通道1条，术中做好输液管道的管理。

（2）全身麻醉后留置导尿管，手术完毕切口放置普通引流管1条，"T"形引流管1条，巡回护士做好管道二次固定及粘贴标识。

（3）妥善固定各类管道，粘贴心电监护电极片的位置应避开平卧位时的受压部位。

4. 手术切口出血量多的预防

（1）如患者炎症较重，或有坏疽胆囊或复发性胆管结石，术后留置腹腔引流管，关注引流液颜色及量。

（2）复发性胆管结石，胆囊动脉变异及术中较难分离，采用超声刀或双极电凝止血，或用止血材料，可以有效预防出血。

（3）准备2L袋装0.9%生理盐水1袋，术中冲洗术野，检查出血点，充分止血，必要时可使用可吸收止血纱。

5. 手术切口感染的预防

（1）术前30min遵医嘱使用预防性抗生素，预防手术切口感染。

（2）采用一次性无菌手术巾、手术衣。

（3）使用一次性无菌保护套保护摄像头。

（4）取出胆囊标本时，要预防胆汁污染伤口；如胆汁污染伤口，须用高效碘涂擦。

（5）若手术超3h，术中合理追加抗生素。

6. 手术完毕转运

（1）巡回护士做好管道的护理与固定，给患者保暖，做好约束措施，完善所有护理记录。

（2）麻醉医生、手术医生及巡回护士护送患者至麻醉恢复室。巡回护士与麻醉恢复室护士做好交接工作，内容包括术中出入量、生命体征、患者皮肤完整性及各引流管道管理等。

十、护理评价

（1）术前健康宣教有成效，患者情绪稳定，表示理解配合。

（2）手术物品准备齐全，手术间布局合理，手术进程顺利完成。

（3）术前及术毕体位管理安全，未见皮肤完整性损伤。

（4）患者生命体征平稳，未出现手术并发症。

第五节　腔镜甲状腺癌根治手术护理常规

一、概述

甲状腺癌是最常见的甲状腺恶性肿瘤，发病率约占全身恶性肿瘤的1%，包括乳头状癌、滤泡状癌、未分化癌和髓样癌四种病理类型。以恶性度较低、预后较好的乳头状癌最常见，除髓样癌外，绝大部分甲状腺癌起源于滤泡上皮细胞。发病与地区、种族、性别有一定关系。女性发病较多，男女发病比例约为1:3。任何年龄均有发病，但以青壮年多见。绝大多数甲状腺癌发生于一侧甲状腺腺叶，常为单个肿瘤。腔镜甲状腺癌根治手术治疗效果好、创伤少、手术切口小；颈部没有手术切口疤痕，患者容易接受。

二、手术操作图

腔镜甲状腺癌根治手术操作图见图3-9。

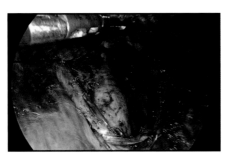

图3-9　腔镜甲状腺癌根治手术操作图

三、手术适应证

（1）有颈部放疗史，多癌灶，尤其是双侧癌灶，有远处转移者，伴有侧颈区淋巴结转移，T（肿瘤大小）3 以上分期（$d > 4cm$，伴有腺外侵犯）。

（2）肿瘤最大直径 1～4cm，伴有甲状腺癌高危因素。

（3）不良的病理亚型：甲状腺乳头状癌的高细胞型、柱状细胞型、弥漫硬化型、实体亚型，滤泡性腺癌的广泛浸润型。

（4）合并对侧甲状腺结节—相对适应证。

四、特殊仪器设备

（1）摄像系统（监视器、摄像主机、摄像头、冷光源、导光束）、镜头。

（2）手术使用超声刀仪器。

（3）甲状腺神经监测仪。

五、特殊手术器械

腔镜甲状腺癌根治手术特殊手术器械见图 3－10。

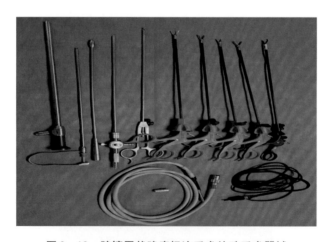

图 3－10　腔镜甲状腺癌根治手术特殊手术器械

六、术前准备

（1）麻醉方式：气管内插管全身麻醉。

（2）手术体位：采用"大"字体位。

（3）手术间布局：主刀医生于患者两腿之间操作，监视器放置在患者头侧上方。

七、手术方法与配合技术

腔镜甲状腺癌根治手术方法与配合技术见表3-5。

表3-5　腔镜甲状腺癌根治手术方法与配合技术

手术方法	配合技术
1. 安置"大"字体位，消毒铺巾	按颈部手术消毒范围消毒，按甲状腺手术体位及"大"字体位铺巾，固定器械暂存袋
2. 连接仪器导线及各管道，完成仪器设备的使用前测试	连接导光纤维，摄像头、超声刀手柄、气腹管、吸引管等分类固定放置，开启仪器设备并调节好参数
3. 切口选择	选择乳晕边缘切口，注射0.9%氯化钠500mL+盐酸肾上腺素1mg溶液约2mL。用11#刀片切开皮肤，在皮下打通操作隧道，防止隧道进入乳腺组织
4. 制作穿刺器隧道	气腹针注射0.9%氯化钠500mL+盐酸肾上腺素1mg溶液约10mL，作皮下膨胀并于胸骨柄前方向颈前注入空气。弯钳分离切口，甲状腺分离棒在深筋膜浅层做皮下隧道行胸前初步分离，置入穿刺器和镜头并建立CO_2气体通道，CO_2压力维持在6mmHg
5. 分离颈前皮瓣	调整手术体位，取头高脚低位15°~20°，分离颈前皮瓣，上至甲状软骨水平，左右至胸锁乳突肌缘，空间制造完成
6. 切除甲状腺	切开颈白线，悬吊双侧颈前肌，注射纳米碳，分离一侧甲状腺测量V1、R1信号，分离甲状腺峡部，切除锥状叶及喉前淋巴结，分离环甲间隙，分离并保留甲状旁腺，分离并保护喉返神经，探测喉上神经，凝断上极血管后支，凝断上极血管前支，切除甲状腺取出标本并送检
7. 清扫中央区淋巴结（术中快速冰冻结果提示甲状腺癌后）	仔细探查游离中央区淋巴结，清扫范围上至舌骨水平、下至胸骨切迹、内至对侧气管前、外至颈总动脉鞘内侧
8. 检查止血、冲洗、放置引流管、缝合	检查术野情况，清点器械敷料，递3-0缝线缝合颈前肌，4-0缝合穿刺孔，涂抹皮肤黏合剂，保护皮肤切口

八、护理评估

（1）健康史评估：了解患者有无心血管疾病史、代谢性疾病史、过敏史、传染史、胃肠道疾病史等，术前重点了解颈部情况。

（2）身心状况的评估：患者生命体征、心肺功能，患者对手术的认知程度，心理承受能力等。

（3）手术相关需求评估：患者体型、颈部、脊柱及关节情况，外周血管情况，皮肤情况，沟通能力及配合程度，手术设备及用物等。

九、护理措施

1. 术前健康宣教

（1）告知患者麻醉方式、手术体位及留置静脉输液的必要性，取得患者的理解和配合。

（2）告知患者麻醉前会听到仪器的声音，消除患者紧张心理。告知手术需要消毒的范围，解释术中需要脱除上衣，术毕将及时穿上。耐心解释取得患者理解配合，注意保护患者隐私及做好保暖措施。

（3）重点讲解术后复苏时需要配合的注意事项：拔除气管导管前用鼻呼吸，不要拉扯管道；气管导管拔除后积极和工作人员沟通，及时告知疼痛或呼吸困难等不适症状。

（4）告知患者手术后有留置管道，切勿自行拔除。

（5）告知患者术后有发音困难、喉咙及颈部轻微疼痛是正常现象，拔除气管导管后头颈部不要过度摆动。

2. 体位管理

（1）手术床：选用腿部可分开的手术床。

（2）麻醉前体位：患者取平卧位。

（3）手术体位：采用右侧上肢外展、颈仰分腿"大"字体位，患者臀缘与手术床背板下缘平齐。

（4）肢体防坠约束：患者头部使用啫喱头圈减压及固定，四肢使用约束绑带固定，下肢约束带应避开腘窝，置于膝盖关节上5cm处。

3. 管道安全管理

（1）输液通道管理：术前巡回护士选择上肢建立外周静脉通道，术前摆置手术体位和术毕移置转运床时，做好输液通道管理，预防固定敷料松脱。

（2）气管插管的管理：手术体位变换，术中手术床调整前后，应检查气管插管插入长度，避免管道移位或脱落。

（3）术后引流管管理：二次固定防止牵拉脱落，保持通畅。

4. 眼部、颈部及腰椎保护

（1）麻醉后轻柔地将患者眼睑闭合，再粘贴眼贴膜，避免角膜受损。

（2）安置甲状腺体位后，检查患者颈部是否过仰，颈椎、腰椎是否悬空。若有，及时使用体位垫及软布调整。

5. 下肢深静脉血栓形成（deep venous thrombosis，DVT）的预防

（1）了解术前深静脉血栓风险评估结果，根据风险分级采取相应预防措施。

（2）术后主动和被动的下肢运动：患者麻醉苏醒后鼓励其在医务人员协助下主动过床，尽早行双下肢主动运动，术后管床护士及时指导患者家属协助患者行被动双下肢运动，预防 DVT 的发生。

6. 术后甲状腺手术体位综合征的预防

（1）指导患者进行术前体位训练，提高配合度。训练方法为：取仰卧位，双肩下垫厚度 20～30cm 的软枕，使颈部尽量后伸，呈垂头状，充分暴露颈前部，训练时间均在饭后 1～2h，每天 3～4 次，每次 10～15min。

（2）术中体位摆放，颈部后仰 15°～30°为宜，颈部过度后仰会增高甲状腺手术体位综合征发生率。

（3）控制手术时间，手术时间过长，术后甲状腺手术体位综合征发生率会增高。

7. 手术器械管理

（1）普通器械与腔镜器械分区放置，根据手术进程动态管理，便于术中配合。

（2）器械暂存袋的使用：器械暂存袋应固定于主刀医生右手侧，方便超声刀等器械暂存，便于术中器械管理。

（3）接触过肿瘤体的器械，放置于肿瘤隔离区。

8. 标本安全留置

（1）留置标本时由巡回护士、手术护士、手术医生共同核对病理标签信息后方可装标本。

（2）石蜡切片病理标本离体后应在 30min 内浸泡于 10% 福尔马林标本溶液中固定。

十、护理评价

（1）术前健康宣教有成效，患者情绪稳定，对注意事项表示理解并能积极配合。

（2）手术物品准备齐全，配合流畅，患者手术进程顺利安全。

（3）体位安置措施落实得当，手术全过程患者无坠床、无跌倒。

（4）管道管理妥当，未发生管道移位、脱落现象。

（5）患者眼部无受损，皮肤未发生损伤。

（6）患者下肢动脉搏动正常，皮肤温度正常。

（7）患者术后未发生甲状腺手术体位综合征。

第六节　腔镜乳腺癌皮下腺体切除联合胸肌前假体补片 I 期乳房重建手术护理常规

一、概述

乳腺癌是我国女性发病率最高的癌症，发病率与死亡率分别占全部恶性肿瘤的 12.2% 和 9.6%，且发病年龄呈年轻化趋势，这使得患者对术后乳房外形的完整性、美观度有了更高的要求。因此，乳房重建术便成为一种重要的手术方式，它不仅可以改善术后乳房形态，重塑女性身体曲线，还可以减轻术后心理创伤，增强乳腺癌患者的自信心。但是传统的乳房重建术创伤大、并发症多、术后乳房上遗留有明显瘢痕等，影响美观及患者满意度。腔镜技术是乳腺微创和功能治疗的关键技术，通过隐蔽切口行乳腺癌组织皮下全切，并利用自体组织或假体重建乳房，不仅可以为乳腺癌患者提供更好的美容效果，还能真正做到"no touch"手术，减少术后相关并发症发生率，从而使患者满意度更高。

二、手术操作图

腔镜乳腺癌皮下腺体切除联合胸肌前假体补片Ⅰ期乳房重建手术操作图见图3-11。

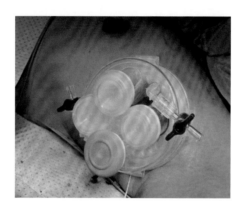

图3-11　腔镜乳腺癌皮下腺体切除联合胸肌前假体补片Ⅰ期乳房重建手术操作图

三、手术适应证

（1）不适宜保留乳房的早期乳腺癌。
（2）证实腋窝淋巴结转移。

四、特殊仪器设备

（1）腔镜摄像系统、冷光源系统、30°镜头。
（2）CO_2 气腹机。
（3）超声刀。

五、特殊手术器械

腔镜乳腺癌皮下腺体切除联合胸肌前假体补片I期乳房重建手术特殊手术器械见图3-12。

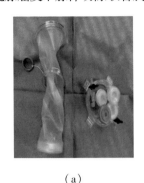

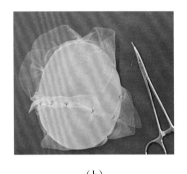

(a) (b)

图 3-12 腔镜乳腺癌皮下腺体切除联合胸肌前假体补片I期乳房重建手术特殊手术器械

六、术前准备

(1) 麻醉方式：气管内插管全身麻醉。

(2) 体位准备：仰卧位，患侧腋下垫一小枕，患侧上肢外展<90°。

(3) 房间布局：腔镜监视器置于健侧位置，即主刀医生对面，电刀、超声刀置于主刀医生同侧。

七、手术方法与配合技术

腔镜乳腺癌皮下腺体切除联合胸肌前假体补片I期乳房重建手术方法与配合技术见表3-6。

表3-6 腔镜乳腺癌皮下腺体切除联合胸肌前假体补片I期乳房重建手术方法与配合技术

手术方法	配合技术
1. 常规消毒铺巾	消毒范围为患侧至腋后线，包括上臂和腋窝部，对侧达腋前线，上界从颈根部平面开始，下界达脐平面；铺中单于患侧腋后线及患肢托手板上，其上铺无菌手术巾，托手板铺无菌手术巾，双层小治疗巾包患侧上肢前臂，绷带包绕固定，铺治疗巾4块，中单、大单铺切口
2. 术前手术切口及注射亚甲蓝染色示踪剂	仔细评估所需假体型号、体积及术中需要游离的假体腔范围。画出两侧乳房下皱襞、内侧及外侧实性轮廓标记线，在腋窝顶胸大肌后缘沿腋窝皮肤横纹皱褶画5~6cm横弧形切口线。为了保证患者上臂自然下垂时可以完全遮住切口瘢痕，腋窝切口前缘不可超出腋前线。于左乳乳晕或者肿块表面皮下注射1:1稀释的亚甲蓝并按摩乳房5~10min，以示踪前哨淋巴结

（续上表）

手术方法	配合技术
3. 前哨淋巴结切取	在预设切口画线上切开 3 ~ 5cm 口，电刀自胸大肌外缘平行切开脂肪结缔组织，循蓝染淋巴管向腋窝解剖至"第一站"淋巴结，开冷光源拉钩提高视野清晰度，必要时递钛夹夹闭血管，寻得蓝染前哨淋巴结，弯盘接淋巴结送快速冰冻病理检查。如结果为阳性则做腋窝淋巴结清扫术
4. 亚甲蓝定位及肾上腺素盐水皮下注射溶脂法游离皮下脂肪层	在患乳轮廓标记线处用 1mL 针头注射 1 ∶ 1 稀释的亚甲蓝注射液；将 0.9% 氯化钠溶液 250mL + 0.1% 肾上腺素 0.5mL 配成注射液，用长针头的 10mL 注射器吸取，将注射液均匀注射在手术部位的皮下脂肪层，注射量根据术野大小或乳房大小决定。注射后 10min，皮下组织游离，即可锐性剪开皮下脂肪层，注射时间过短或者过程过长均不利于术野分离
5. 建立腔镜手术入路	于腋窝取淋巴结切口继续延长至 6cm，使用光源拉钩拉起乳腺与胸大肌间隙，使用电刀分离胸大肌前间隙，将间隙分离彻底，使用长薄剪，分离皮下间隙，创建术腔，置入多通道单孔腔镜手术穿刺器，以三角形布局穿刺三个套管针，一个是观察孔，另外两个为操作孔。连接摄像线及镜头、光源机，镜头用Ⅲ型安尔碘擦拭，在白色纱布上调节好白平衡，调节好焦距，连接好气腹机，充入 CO_2，设置压力为 10mmHg（1mmHg = 0.133kPa，建议 6 ~ 12mmHg）、流量为 20 ~ 40L/min，形成气腔
6. 腔镜下乳腺皮下腺体切除	更换一次性电钩及吸管，经腔镜用电钩/超声刀游离乳房后间隙中纤维组织（注意须完整切除胸大肌筋膜），上至锁骨下、内至胸骨旁、下至乳房下皱襞、外至乳房腺体外侧缘。乳房内侧胸骨旁有胸廓内动脉的肋间穿支，一旦损伤出血易导致术野不清，及时擦拭电钩/超声刀焦痂，保持其性能良好，血管处采用超声刀凝闭并离断，必要时使用钛夹夹闭切断。游离部分内上、外下腺体表面，并逐步达乳头深面，紧贴乳晕真皮游离中央区腺体，电切离断乳头后方腺体，分离剩余腺体浅面皮瓣，并向上离断头侧的锁骨下韧带，向内离断胸骨旁韧带，向下离断脚侧的三角集束韧带和水平韧带，完成腺体切除。撤去多通道单孔腔镜穿刺器，递冷光源深拉钩，组织剪取乳头后方组织、乳腺肿物上方组织送快速冰冻病理活检
7. 扩张囊测试	准备合适型号的扩张囊，用 50mL 注射器 + 粗针头抽空乳房皮肤扩张囊内空气，注入与乳房体积大小同等的生理盐水，放于小碗中用Ⅲ型安尔碘浸泡待用。同时测量切除的肿物及腺体的体积，将扩张囊放入胸大肌前腔内，将床调高 45° ~ 60° 使患者坐起，对比两侧乳房位置，见双侧乳房对称，将扩张囊取出，确定相应假体型号，选取两块乳腺软组织加强补片

（续上表）

手术方法	配合技术
8. 引流管放置及冲洗	予38℃~42℃灭菌蒸馏水冲洗，在左胸壁下皱襞边缘放置引流管1条，从腋窝引出，固定引流管，予500mL呋喃西林溶液冲洗，38℃~42℃灭菌蒸馏水冲洗，最后予100mL抗生素盐水冲洗，冲洗完毕全体手术人员更换手套。手术切口周围加盖无菌铺巾，重新建立无菌区域。更换手术器械方可进行下一步手术
9. 补片缝合及假体植入	植入假体前准备：建立无菌缝合区，预留未使用的器械、缝合装置，协助主刀医生更换手术衣、手套，核对无误后开启假体和补片，主刀医生用3-0可吸收线以包裹法或降落伞缝合法，使补片包裹假体，将两者缝合在一起，缝合完毕将包裹补片的假体浸泡于抗生素生理盐水中10min备用。植入方法：①胸肌后假体植入：由胸大肌外缘入路，分离胸大肌后间隙，内侧达胸骨旁、下缘达乳房下皱襞下1~2cm、上缘视植入物尺寸而定。腔隙大小必须适当，过大会导致假体旋转和移位，过小会导致假体皱褶及增加假体破裂的风险。②胸肌前假体植入：体外用补片包裹假体，将补片及假体妥善置入胸肌前腔隙，并固定于预设的位置
10. 缝合切口及包扎	3-0可吸收线间断缝合腋窝切口皮下组织，4-0倒刺线缝合皮肤。术毕腋窝处加以衬垫加压包扎，乳腺假体不可加压包扎，承托维持假体正常位置防止假体移位

八、护理评估

（1）健康史评估：了解患者是否有心血管疾病史、糖尿病史、过敏史、传染病史等，术前重点询问患者有无外伤史，有无肩关节相关疾病史。入院后超声检查、心电图及肺功能检查是否完善。

（2）身心状况评估：心理方面，患者是否因担心疾病、环境陌生、手术因素而存在焦虑等负面情绪。生理上的评估应重点关注三方面：其一为患者是否具备相关健康知识；其二为手术、麻醉、制动是否导致患者生命体征、舒适度、自理能力、睡眠质量的改变；其三为是否有切口感染、术后抵抗力降低导致的潜在并发症。

（3）手术相关需求评估：术野皮肤的准备，手术仪器设备、专科操作器械的准备，俯卧位相关用物的准备。

九、护理措施

1. 术前健康宣教

术前1天，手术室护士到病房探视患者，了解患者心理状态、乳腺癌病情以及家庭、社会背景等，给予患者针对性心理护理。认真倾听患者心声，掌握其心理活动、心理问题及需求等，耐心为其详细讲述手术治疗的重要性，尤其是讲明手术运用哪种方式、操作手术的具体医生等，讲解术后有可能产生的不适症状以及应该注意的事项，做到时刻关注患者、体贴患者，同时及时对其进行心理疏导，降低其紧张、恐惧等负面情绪的影响，让他们对护理人员形成信任感，从而以最好的状态配合手术治疗相关工作的开展。

2. 手术体位安全管理

患者取仰卧位，患侧身体靠近床沿，腋下用一啫喱软垫垫高15°~30°，充分显露腋窝，患侧上肢外展90°，掌心向上放于托手板上，健侧上肢保持中立位内收包裹于身体旁，妥善固定。双下肢用约束带固定妥善，避免术中改变手术床角度导致坠床。

3. 假体植入安全管理

麻醉医生、手术医生、手术护士三方术前必须核查补片和乳房假体是否到位，到位后方可开始麻醉。严格遵循手术植入物管理原则，台上密切配合，保证无菌植入物各环节的无菌状态。巡回护士负责将术中所需要植入物准备好，与主刀医生、器械护士共同对植入物的名称、规格、生产批号、有效期、包装完整性进行核对并记录。器械护士传递补片和假体均用无接触传递法，避免锐器刺破假体，主刀医生戴双层手套接触补片及假体，先于体外确定补片折叠位置，将部分补片平整铺于术腔创面，3－0可吸收线固定，牵开腋窝切口将假体放入腔内，并将假体上端补片与肌肉固定，使得补片展开覆盖胸大肌，并稍固定假体位置，适当缝合外侧补片与前锯肌，以防止假体向外侧移位。

4. 术中无瘤技术管理

坚持肿瘤整块切除原则，切除瘤体时避免挤压、牵拉，以防更多的癌细胞逸出脱落。接触过瘤体和疑被瘤体污染的纱布、器械立即更换，将切除的组织用弯盘接递，不可用手直接接触，及时撤去瘤区的敷料及纱布器械等，连同切除的组织一并放在指定的区域内，不得再次使用。采用2 000mL 38℃~42℃灭菌蒸馏水冲洗术腔，并浸泡5min后再用吸引器吸走水分，反复2~3次，以杀死游离的癌细胞，减少癌细胞的种植。冲洗完毕全体手术人员更换手套。手术切口周围加盖无菌铺巾，重新建立无菌区域。更换手术器械方可进行下一步手术。

5. 术后安全管理

全麻下加压包扎胸部切口时应注意人力充足，分工明确，保护好患者头颈部，避免寰枢关节脱位和气管插管脱管，保护好患者双上肢，预防肩关节脱位。

十、护理评价

（1）术前健康宣教有成效，患者情绪稳定，表示理解配合。

（2）手术物品准备齐全，机器设备运转正常，手术间布局合理，手术进程顺利完成。

（3）术前及术毕体位管理安全，未见皮肤完整性损伤、肢体神经损伤，未发生其他相关不良事件。

（4）患者生命体征平稳，未出现手术相关并发症。

第七节 腹腔镜肝癌切除手术护理常规

一、概述

肝癌即肝脏恶性肿瘤，可分为原发性和继发性两大类。原发性肝脏恶性肿瘤起源于肝脏的上皮或间叶组织，前者称为原发性肝癌，是高发的、危害极大的恶性肿瘤；后者称为肉瘤，与原发性肝癌相比较为少见。继发性或称转移性肝癌系指全身多个器官起源的恶性肿瘤侵犯至肝脏。一般多见于胃、胆道、胰腺、结直肠、卵巢、子宫、肺、乳腺等器官恶性肿瘤的肝转移。腹腔镜肝癌切除手术出血创伤少、术后并发症少、康复快。

二、手术操作图

腹腔镜肝癌切除手术操作图见图 3 – 13。

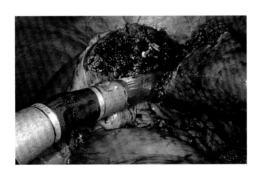

图 3 – 13　腹腔镜肝癌切除手术操作图

三、手术适应证

（1）肿瘤的大小不宜超过 10cm，如果肿瘤过大则难以操作，且肝的切面过大容易造成难以控制的大出血情况。

（2）无肝内的转移以及其他远隔器官的转移情况。

（3）无静脉癌栓，无上腹部的手术史。

（4）心、肺、肾等脏器的功能均正常。

（5）肝脏的储备状态是病例选择的一个重要考虑因素，一般要求肝脏的功能在 A 级以上。

四、特殊仪器设备

（1）摄像系统（监视器、摄像主机、摄像头、冷光源、导光束）、30°镜头。
（2）气腹机、电外科设备（超声刀、能量平台、腔镜百克钳）。
（3）腔镜切割闭合器（肝左外叶切除术）。
（4）标本取出器（80mm 或 130mm）。

五、特殊手术器械

腹腔镜肝癌切除手术特殊手术器械见图 3 - 14。

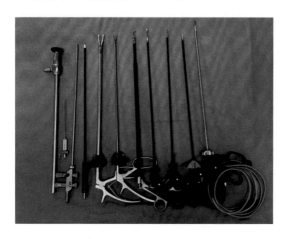

图 3 - 14　腹腔镜肝癌切除手术特殊手术器械

六、术前准备

（1）麻醉方式：气管内插管全身麻醉。
（2）手术体位：左半肝手术取头高脚低仰卧位；右半肝手术取头高脚低仰卧位，右侧后背垫高 30°。
（3）手术间布局：监视器两台，分别放在患者头端左右两侧约 45°；能量平台系统、超声切割止血刀系统以及腔镜百克钳放在患者左侧。主刀医生一般位于患者的左侧，一助位于主刀医生对侧，扶镜医生位于患者左侧。

七、手术方法与配合技术

腹腔镜肝癌切除手术方法与配合技术见表 3 - 7。

表 3 – 7 腹腔镜肝癌切除手术方法与配合技术

手术方法	配合技术
1. 消毒皮肤、铺巾，准备腹腔镜手术用物	消毒腹部皮肤，常规铺巾。连接、检查、调节腹腔镜摄像系统，CO_2 气腹系统。压力：10~14mmHg；流速：20L/min
2. 建立人工气腹和观察孔，置入腹腔镜探查	递弯钳夹，用75%酒精棉球消毒皮肤，递11#刀切开脐上皮肤，血垫1块擦血，用布巾钳两把提起腹壁，递气腹针穿刺至腹腔，连接气腹管建立气腹，递10mm穿刺器置入，递腹腔镜，用热水浸泡擦拭镜头，探查腹腔
3. 建立操作孔：五孔法	术中穿刺器布局：观察孔10mm，位于脐右上，距脐约2cm；右侧主操作孔12mm，位于锁骨中线与右侧肋缘交点下方2cm；右侧辅助孔5mm，位于右侧腋前线与肋缘交点上方肋间隙；左侧主操作孔12mm，位于正中剑突下；左侧辅助孔12mm，位于剑突与肚脐中点
4. 开始手术，暴露术野，切开肝包膜，分离肝组织，切除肿瘤	递超声刀分离肝脏韧带，递电凝钩切开肝包膜，超声刀分离肝组织，双极电凝创面止血，选择合适的血管夹结扎血管。（如需阻断第一肝门，递腔镜小直角钳分离第一肝门，腹壁穿5cm铁穿刺器，将1m长棉绳从铁穿刺器进入，绕过第一肝门后从铁穿刺孔拉出，拔出铁穿刺器，从穿刺孔置入胶吸头，短胶管套在胶吸头腹壁外端，如阻断肝门，则将棉绳拉紧，在短胶管外夹中弯钳固定即可。）内镜切割闭合器使用前装好钉仓，需要时递闭合器闭合血管
5. 创面止血，取出标本，放置引流管，关腹	递标本取出器，将标本装入标本袋后缩紧袋口。创面止血后递酒精消毒腹壁，在脐上开一约6cm小切口，取出标本。递关腹线，逐层关腹。收回手术台上器械敷料，与巡回护士共同清点手术用物，撤腔镜系统和其他仪器设备

八、护理评估

（1）健康史评估：了解患者是否有心血管疾病史、糖尿病史、过敏史、传染病史等，术前重点了解患者的治疗过程和各项检查结果。

（2）身心状况评估：生命体征、患者对手术的认知程度、心理支持情况。

（3）手术相关需求评估：术野皮肤的准备，手术仪器设备、专科操作器械的准备，体位相关用物的准备。

九、护理措施

1. 术前健康宣教

（1）术前1天，与患者进行沟通，介绍此次手术治疗的流程和目的，让患者做好心理准备，介绍成功治疗个案，消除患者紧张、焦虑、恐惧的负面情绪，让患者以积极乐观的心态接受手术。

（2）介绍手术室环境，使患者对手术室环境和工作人员有初步认识，基本了解即将进行的手术，能有效地缓解患者的紧张情绪，使其更好地配合手术。

（3）告知患者术前注意事项，指导患者控制术前饮食。

（4）指导患者术前清洗脐窝，以减少术后感染的可能。

（5）告知患者术前将金属饰物等摘下，佩戴腕带标识，术区备皮。

（6）告知患者手术后有留置胃管、尿管、气管导管、引流管等管道，切勿自行拔除。

2. 手术体位安全管理

（1）患者左半肝手术取头高脚低仰卧位；右半肝手术取头高脚低仰卧位，右侧后背垫高30°。若手术时间较长，必须加强皮肤护理，垫上手术专用的棉垫、水垫或者啫喱垫，通常情况下会在臀部、肩部等承重部位放置水垫或者啫喱垫，腘窝处放置海绵，以防压疮发生。

（2）患者眼睛采用一次性眼贴膜保护，确保双眼眼睑闭合，避免角膜损伤。

（3）术前使用约束带对患者的四肢做好约束，约束带应避开腘窝部，置于膝关节上5cm处，避免术中需要调整手术床时导致坠床。

（4）术中每30min检查患者枕部、肩部等受压部位情况，检查气管插管的位置，各管道是否通畅。

3. 管道安全管理

（1）术前巡回护士选择上肢建立外周静脉通道1条，术前摆置手术体位和术毕转运时，巡回护士要做好输液管道的管理。

（2）全身麻醉后留置导尿管，手术完毕腹腔将放置引流管1条，巡回护士做好管道二次固定及粘贴标识。

（3）妥善固定各类管道，粘贴心电监护电极片的位置应避开卧位时的受压部位。

4. 术中低体温的预防

（1）温、湿度控制：患者入室前调节室温至25℃，消毒铺巾以后调节室温至22℃~24℃。

（2）患者保暖：执行各项技术操作后及时给患者保暖，在肩部、腿部等术中无法有效保暖的非手术区域，用定制保暖毯加以遮盖、包裹。使用温毯仪进行皮肤加温。

（3）液体温度：术前24h将腹腔冲洗的液体放置于37℃恒温箱中，术中随用随取。静脉输注用的液体使用输液加温仪加温。

（4）体温监测：术前即为患者置入鼻咽温探头至食管，妥善固定。术中严密监测体温，根据监测结果随时调整保温措施。

5. 手术切口感染的预防及隔离技术

（1）术前 30min 遵医嘱使用预防性抗生素，预防手术切口感染。

（2）手术单采用一次性无菌手术巾、手术衣，无菌巾如被弄湿时加铺设无菌单。

（3）严格执行肿瘤隔离技术，术中必须遵循无瘤原则。

（4）切除肿瘤时使用的器械要与其他器械分开，避免肿瘤细胞发生种植。

（5）取标本时，将标本装入标本取出器，从腹部切口取出。

（6）在解除气腹时先排尽气体，再拔除套管，避免"烟囱"效应。

（7）腹腔及腹壁切口用 43℃ 蒸馏水冲洗、浸泡，通过这些措施以尽量减少发生切口种植的概率。

（8）手术完毕，巡回护士检查评价患者皮肤情况，清洁患者身体，替患者穿好衣裤，妥善固定好引流管、尿管、输液管、气管导管等，并贴好标识，做好约束措施，完善所有护理记录。由麻醉医生、手术医生及巡回护士护送患者至麻醉恢复室。巡回护士与麻醉恢复室护士做好交接工作，内容包括手术中输液量、出血量；术中生命体征、患者皮肤完整性情况及引流管等各个管道管理情况。

十、护理评价

（1）术前健康宣教有成效，患者情绪稳定，表示理解配合。

（2）手术物品准备齐全，手术间布局合理，手术进程顺利完成。

（3）术前及术毕体位管理安全，未见皮肤完整性损伤、肢体神经损伤。

（4）患者生命体征平稳，未出现手术并发症。

第八节　腹腔镜胃癌根治手术护理常规

一、概述

胃癌，顾名思义是发生在胃部的癌症，最初癌细胞来源于胃的黏膜上皮细胞，最常见的病理类型是腺癌。早期胃癌术后的 5 年生存率可达 90.9% ～100%，然而晚期胃癌仍然缺乏有效的治疗手段，即使积极采取综合治疗，患者 5 年生存率仍然不足 30%。手术是延长胃癌患者生存年限的主要方式，尤其是早期胃癌患者，经积极有效治疗后，预后良好。腹腔镜胃癌根治手术是常用的一种手术方式，具有安全微创、术后疼痛轻、并发症发生率低、术后恢复快的优点，临床应用率比较高。

二、手术操作图

腹腔镜胃癌根治手术操作图见图 3 - 15。

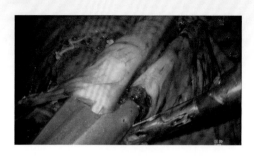

图 3 - 15　腹腔镜胃癌根治手术操作图

三、手术适应证

（1）早期的胃癌，尤其是肿瘤已经侵犯到黏膜层以下，胃镜下行黏膜剥离手术难度过大。

（2）肿瘤没有侵犯胃的浆膜层，胃周淋巴结转移较少。

（3）没有腹膜以及远处脏器转移的胃癌。

四、特殊仪器设备

（1）摄像系统（监视器、摄像主机、摄像头、冷光源、导光束）、30°镜头。

（2）气腹机、电外科设备（超声刀、能量平台）。

（3）腔镜切割闭合器。

（4）切口保护套（80mm）。

五、特殊手术器械

腹腔镜胃癌根治手术特殊手术器械见图 3 - 16。

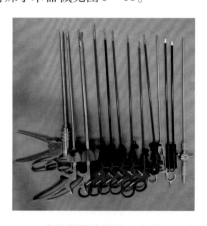

图 3 - 16　腹腔镜胃癌根治手术特殊手术器械

六、术前准备

（1）麻醉方式：采用气管内插管全身麻醉。

（2）手术体位：采用仰卧位加"大"字体位。两腿张开约80°，以两腿与会阴形成的三角位置刚好能站1人为宜。头高脚低倾斜30°。

（3）手术间布局：两台监视器分别放在患者头端左右两侧约45°；能量平台系统、超声切割止血刀系统放在患者右侧。主刀医生一般位于患者的左侧，一助位于主刀医生对侧，扶镜医生位于患者两腿之间。

七、手术方法与配合技术

腹腔镜胃癌根治手术方法与配合技术见表3-8。

表3-8 腹腔镜胃癌根治手术方法与配合技术

手术方法	配合技术
1. 消毒皮肤、铺巾，准备腔镜手术用物	消毒腹部皮肤，常规铺巾。连接、检查、调节腹腔镜摄像系统，CO_2 气腹系统。压力：$10 \sim 14mmHg$；流速：$20L/min$
2. 建立人工气腹和观察孔，置入腹腔镜	递弯钳夹，用75%酒精棉球消毒皮肤，递11#刀切开脐上皮肤，血垫1块擦血，用布巾钳两把提起腹壁，递气腹针穿刺至腹腔，连接气腹管建立气腹，递10mm穿刺器置入，递腹腔镜，用热水浸泡擦拭镜头，探查腹腔
3. 建立操作孔：五孔法	在脐孔处置10mm穿刺器，放入镜头，左肋弓下腋前线置12mm穿刺器作为主操作孔，用于切割吻合器进行胃的切割，左侧脐旁腹部置5mm穿刺器作为主刀医生辅助操作孔，一助于右肋弓下腋前线置入5mm穿刺器、右侧脐旁腹部置入10mm穿刺器作为辅助操作孔
4. 分离大网膜	使用超声刀在胃结肠韧带中间无血管区打开，进入网膜后使用超声刀在网膜血管弓内沿胃壁向幽门离断胃结肠韧带，将大网膜连同胃结肠韧带与横结肠系膜分开
5. 分离胃网膜血管，清扫淋巴结	从根部分离胃网膜右动静脉，清扫第6组淋巴结，用Hem-o-lok夹分别结扎切断胃网膜右静脉及胃网膜右动脉
6. 游离胃周围血管及清扫周围淋巴结	继续向左切断胃结肠韧带，在胃体上部结扎切断胃网膜左动静脉分支。高位切开肝胃韧带，从根部分离胃右动静脉，清扫血管周围淋巴结后切断、结扎血管。切开小网膜至胃体，结扎切断胃左动脉向右侧分支。清扫肝总动脉、肝固有动脉周围淋巴结

（续上表）

手术方法	配合技术
7. 切割胃肿瘤及做一次吻合	直线切割闭合器封闭、切断十二指肠球部，4-0倒刺线连续浆肌层缝合加固十二指肠残端。直线切割闭合器切除远端胃75%，大弯侧做小切口，提起上段空肠，以输入袢对大弯侧，距Treitz韧带20cm做小切口，用直线切割闭合器在胃后壁行侧侧吻合（布朗吻合），4-0倒刺线连续全层缝合关闭共同开口，外加浆肌层缝合加固。再将输入袢与输出袢靠近，拟行侧侧吻合，用3-0抗菌薇乔线浆肌层缝合输入袢和输出袢，一针固定
8. 取出标本及体外做二次吻合	将标本装入标本袋，取上腹部正中做长约5cm小切口，逐层切开入腹，放置80#切口保护套，取出标本。再拖出输入袢与输出袢行布朗吻合，3-0丝线间断缝合后壁浆肌层，分别切开肠壁约1.5cm，3-0抗菌薇乔线连续交锁全层缝合后壁，再连续缝合前壁，3-0丝线间断缝合前壁浆肌层加固，检查吻合口通畅，将肠管放入腹腔
9. 冲洗、放置引流管及缝合	关闭切口，重建气腹，冲洗腹腔，创面止血，检查有无活动性出血，留置腹腔引流管一条于十二指肠残端附近，清点器械、纱块无误，撤气腹，关闭穿刺孔，用敷料覆盖手术切口

八、护理评估

（1）健康史评估：了解患者是否有心血管疾病史、糖尿病史、过敏史、传染病史等，术前重点了解患者的治疗过程和各项检查结果。

（2）身心状况评估：生命体征、患者对手术的认知程度、心理支持情况。

（3）手术相关需求评估：术野皮肤的准备，手术仪器设备、专科操作器械的准备，卧位相关用物的准备。

九、护理措施

1. 术前健康宣教

（1）术前1天，与患者进行沟通，介绍此次手术治疗的流程和目的，让患者做好心理准备，介绍成功治疗个案，消除患者紧张、焦虑、恐惧的负面情绪，鼓励患者以积极乐观的心态接受手术。

（2）介绍手术室环境，使患者对手术室环境和工作人员有初步认识，基本了解即将进行的手术，有效地缓解紧张情绪，更好地配合手术。

（3）告知患者术前注意事项，指导患者控制术前饮食。

（4）指导患者术前清洗脐窝，以减少术后感染的可能。

（5）告知患者术前将金属饰物等摘下，佩戴腕带标识，术区备皮。

（6）告知患者手术后有留置胃管、尿管、气管导管、引流管等管道，切勿自行拔除。

2. 手术体位安全管理

（1）患者采用仰卧位加"大"字体位，两腿张开约80°，右侧上肢向前外展置于手架上，左侧上肢用横单固定于身体侧，头高脚低倾斜30°。若手术时间较长，必须加强皮肤护理，须垫上手术专用的棉垫、水垫或者啫喱垫，通常情况下会在臀部、肩部等承重部位放置水垫或者啫喱垫，腘窝处放置海绵，以防压疮产生。

（2）眼睛采用一次性眼贴膜保护，应确保双眼眼睑闭合，避免角膜损伤。

（3）术前使用约束带对患者的四肢做好约束，约束带应避开腘窝部，置于膝关节上5cm处，避免术中需要调整手术床时导致坠床。

（4）术中每30min检查患者枕部、肩部等受压部位情况，检查气管插管的位置及各管道是否通畅。

3. 管道安全管理

（1）术前巡回护士选择上肢建立外周静脉通道1条，术前摆置手术体位和术毕转运时，巡回护士要做好输液管道的管理。

（2）全身麻醉后留置导尿管，手术中需要调整胃管位置，手术完毕腹腔将放置引流管1条，巡回护士做好管道二次固定及粘贴标识。

（3）妥善固定各类管道，粘贴心电监护电极片的位置应避开卧位时的受压部位。

4. 术中低体温的预防

（1）温、湿度控制：患者入室前调节室温至25℃，消毒铺巾以后调节室温至22℃~24℃。

（2）患者保暖：执行各项技术操作后及时给患者保暖，在肩部、腿部等术中无法有效保暖的非手术区域，用定制保暖毯加以遮盖、包裹。使用温毯仪进行皮肤加温。

（3）液体温度：术前24h将腹腔冲洗的液体放置于37℃恒温箱中，术中随用随取。静脉输注用的液体使用输液加温仪加温。

（4）体温监测：术前即为患者置入鼻咽温探头至食管，妥善固定。术中严密监测体温，根据监测结果随时调节保温措施。

5. 手术切口感染的预防及隔离技术

（1）术前30min遵医嘱使用预防性抗生素，预防手术切口感染。

（2）手术单采用一次性无菌手术巾、手术衣，冲洗液打湿无菌巾时加铺设无菌单。

（3）严格执行肿瘤隔离技术，术中必须遵循无瘤原则，配合时需要随时注意肠管、胃腔与切口的完全隔离技术。

（4）切除肿瘤时使用的器械要与其他器械分开，避免肿瘤细胞发生种植。

（5）取标本时，采用切口保护圈保护腹壁小切口，于圈内牵引出病变胃标本及清扫淋巴结、脂肪组织。

（6）在解除气腹时先排尽气体，再拔除套管，避免"烟囱"效应。

（7）腹腔及腹壁切口用43℃蒸馏水冲洗、浸泡，以尽量减少发生切口种植的概率。

（8）手术完毕，巡回护士检查评价患者皮肤情况，清洁患者身体，替患者穿好衣裤，妥善固定好引流管、尿管、输液管、麻醉置管等，并贴好标识，做好约束措施，完善所有护理记录。由麻醉医生、手术医生及巡回护士护送患者至麻醉恢复室。巡回护士与麻醉恢复室护士做好交接工作，内容包括手术中输液量、出血量；术中生命体征、患者皮肤完整性情况及引流管等各个管道管理情况。

十、护理评价

（1）术前健康宣教有成效，患者情绪稳定，表示理解配合。
（2）手术物品准备齐全，手术间布局合理，手术进程顺利完成。
（3）术前及术毕体位管理安全，未见皮肤完整性损伤、肢体神经损伤。
（4）患者生命体征平稳，未出现手术并发症。

第九节　腹腔镜胰十二指肠切除手术护理常规

一、概述

胰是一个狭长的腺体，横置于腹后壁1—2腰椎体平面，质地柔软，呈灰红色。胰腺可分为胰头、胰颈、胰体、胰尾四部分。胰管位于胰实质内，其走向与胰的长轴一致，从胰尾经胰体走向胰头，沿途连接许多小叶间导管，最后于十二指肠降部的壁内与胆总管汇合成肝胰壶腹，开口于十二指肠大乳头。在胰头上部有时可见一小管，行于胰管上方，称为副胰管，开口于十二指肠小乳头。

胰腺分为外分泌腺和内分泌腺两部分。外分泌腺由腺泡和腺管组成，腺泡分泌胰液，腺管是胰液排出的通道。胰液中含有碳酸氢钠、胰蛋白酶原、脂肪酶、淀粉酶等。胰液通过胰腺管排入十二指肠，有消化蛋白质、脂肪和糖的作用。内分泌腺由大小不同的细胞团——胰岛所组成，胰岛主要由4种细胞组成：A细胞、B细胞、D细胞、PP细胞。A细胞分泌胰高血糖素，升高血糖；B细胞分泌胰岛素，降低血糖；D细胞分泌生长抑素，抑制葡萄糖、甘油三酯的吸收，降低血糖水平；PP细胞分泌胰多肽，抑制胃肠运动、胰液分泌和胆囊收缩。

胰十二指肠切除术是一种复杂且创伤很大的腹部手术，切除范围包括部分胰腺，邻近的十二指肠、胆囊、胆管下端，部分胃及空肠上段，并且须作胆总管、胰管、胃与空肠的吻合。手术方式包括胰头十二指肠切除术、扩大胰头十二指肠切除术、保留幽门的胰十二指肠切除术、全胰腺切除术等。

二、手术操作图

腹腔镜胰十二指肠切除手术操作图见图3-17。

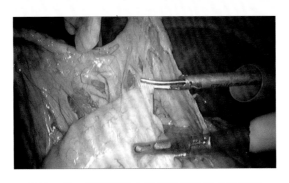

图 3 - 17　腹腔镜胰十二指肠切除手术操作图

三、手术适应证

（1）胰头部肿瘤、壶腹部肿瘤、胆总管下段肿瘤、十二指肠乳头等肿瘤，未发生远处转移，影像或病理学证据提示无法行根治性手术。

（2）慢性胰腺炎、十二指肠和胰腺损伤等。

四、特殊仪器设备

（1）摄像系统（监视器、摄像主机、摄像头、冷光源、导光束）、3D 镜头。

（2）能量平台系统。

（3）超声刀设备。

五、特殊手术器械

腹腔镜胰十二指肠切除手术特殊手术器械见图 3 - 18。

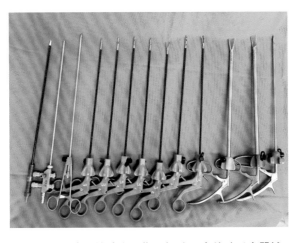

图 3 - 18　腹腔镜胰十二指肠切除手术特殊手术器械

六、术前准备

（1）麻醉方式：气管内插管全身麻醉。

（2）手术体位：仰卧分腿位。

（3）手术间布局：摄像系统分别置于患者头部两侧，以满足主刀医生和一助的手术视野要求。

七、手术方法与配合技术

腹腔镜胰十二指肠切除手术方法与配合技术见表3-9。

表3-9 腹腔镜胰十二指肠切除手术方法与配合技术

手术方法	配合技术
1. 术野皮肤消毒、铺巾	消毒术野皮肤，范围上至两乳头连线，下至大腿内上1/3，两侧至腋中线。铺设无菌手术巾：双下肢分别套腿套；4块布巾分别铺盖切口下缘、对侧、上缘、近侧；切口上缘铺盖中单，铺盖孔巾
2. 布局穿刺器位置，建立气腹	连接电刀、吸引装置、超声刀及镜头等。递两把布巾钳、气腹针，递11#刀在脐孔下缘做12mm穿刺孔为观察孔，右侧腋前线肋缘下及右锁骨中线脐水平上方做穿刺孔为主操作孔，左锁骨中线脐水平上方及左锁骨中线肋缘下外侧做穿刺孔为辅助操作孔
3. 腹腔镜探查	探查腹腔内有无广泛转移及肝脏等远处脏器转移，打开横结肠系膜探查胰腺情况及肿瘤位置，了解胰腺上缘淋巴结肿大的情况。手术体位取头高脚低15°，必要时右侧抬高
4. 悬吊肝脏	递超声刀打开小网膜后，用荷包针穿入并固定于肝圆韧带。准备传递：超声刀、肺叶钳、分离钳、针持、荷包针、结扎夹
5. 裸化胃大、小弯，断胃	递超声刀、百克钳、肺叶钳：直线切割闭合器+蓝钉，备结扎夹，备电铲止血，断胃前巡回护士将胃管退出至食管
6. 胰腺上缘清扫肝总动脉周围淋巴结	递超声刀、肺叶钳、分离钳及大直角钳，7#丝线，备大、中、小结扎夹和电铲止血
7. 分离胰腺下缘，离断胰腺	递超声刀、Ligasure（血管闭合系统）、肺叶钳、分离钳、剪刀；递1#丝线，编带（提吊胰腺，长度15cm左右），结扎夹，备电铲止血，备4-0血管线缝扎。手术床调节头高脚低25°~40°，向右倾斜30°

（续上表）

手术方法	配合技术
8. 右后方入路切口充分游离十二指肠及胰腺钩突，离断空肠	递超声刀、Ligasure、肺叶钳；备电铲止血及普通钛夹，备4－0血管线缝扎、结扎夹、直线切割闭合器＋白钉
9. 分离胰腺钩突及进行相应区域解剖、淋巴结清扫	提吊肠系膜上静脉（SMV），解剖提吊肠系膜上动脉（SMA），沿SMA向根部推进完成相应的淋巴结清扫，清扫腹腔干与SMA根部之间的区域。需用器械及耗材：超声刀、Ligasure、肺叶钳、分离钳、大直角钳及吸机；备电铲止血，备4－0血管线缝扎（剪成15cm左右）、结扎夹、可吸收夹、血管悬吊带（长度8cm左右）
10. 切除胆囊，离断胆管	递超声刀、Ligasure、肺叶钳、分离钳、大直角钳；备电铲止血，结扎夹止血，阻断夹，腹腔镜标本袋装标本，予温无菌蒸馏水冲洗
11. 重建消化道，行胰肠吻合	递肺叶钳、Ligasure、分离钳、针持，换电钩（电凝及电切调整功率至35）；4－0血管缝线；8－10#硅胶管。行胰腺断面与空肠端侧吻合
12. 胆肠吻合	递电钩（电凝及电切功率为35），腔镜阻断钳；用4－0或5－0可吸收线15～20cm行肝总管与空肠端侧吻合，4－0倒刺线，备1#丝线
13. 胃空肠吻合	递4－0 PDS缝线悬吊空肠1针，提吊空肠，电钩切一小口，置入直线切割闭合器行胃空肠吻合，3－0倒刺线连续缝合。备4－0可吸收线、1#丝线、切割闭合器钉1～2个。巡回护士将胃管送至合适深度并做好固定
14. 冲洗，取标本并关腹	检查创面，冲洗腹腔，放置引流管。手术台上完成物品清点。用1－0、2－0可吸收线逐层缝合切口

八、护理评估

（1）健康史评估：了解患者有无心血管疾病史、糖尿病史、过敏史、传染病史等，术前重点了解腹部手术史。

（2）身心状况评估：了解患者肿瘤部位；观察患者全身情况，是否有黄疸、消瘦、贫血或低蛋白血症等营养不良症状。掌握患者生命体征、患者对手术的认知程度、心理支持情况。术前重点了解患者双下肢活动度。

（3）手术相关需求评估：查看患者皮肤情况确认是否有皮肤黄疸和瘙痒痕迹，检查术野皮肤的准备，手术仪器设备、专科操作器械的准备。

九、护理措施

1. 术前健康宣教

（1）告知患者麻醉方式：气管内插管全身麻醉。

（2）心理护理：告知患者麻醉前会听到仪器的声音，缓解患者紧张心理。解释因手术需要，患者需要脱除上衣，术毕将及时穿上。耐心解释取得患者理解配合，注意保护患者隐私与做好保暖措施。

（3）术前告知相关内容：告知患者如有佩戴隐形眼镜，需要暂时取出；告知患者术后有留置尿管、胃管、引流管等管道，切勿自行拔除。

2. 术中低体温的预防

（1）术中使用测温尿管，持续监测体温变化。根据体温状况调节保暖装置的温度。

（2）手术间室温不得低于24℃，湿度维持在40%~60%。

（3）输液、输血均使用加温装置；术腔冲洗使用温蒸馏水。

3. 管道安全管理

（1）管道留置：患者术前常规留置静脉留置针、中心静脉导管、动脉导管、尿管等，术后根据需求放置伤口引流管、胃管、肛管、经皮空肠营养管等。

（2）各种管道必须通畅无阻，否则达不到相应的目的。术中应密切关注管道是否有滑脱、折叠、堵塞、扭曲等，发现异常立即处理，避免发生受压、移位、脱管等问题。

（3）术后应将引流管妥善固定，不同引流管使用不同颜色的标签，并有明确标识。

4. 胃肠吻合钉枪管理

该手术复杂、吻合口多，手术配合时应对各种吻合器的性能及先后使用顺序熟练，使用时与术者核对吻合钉枪的型号，避免使用型号不符，导致并发症的发生。

5. 术中出血的预防

（1）术前做好出血应急预案，胰腺血液供应来自十二指肠动脉和肠系膜上动脉，与肠系膜静脉和门静脉毗邻，显露胰腺过程中有损伤大血管的风险，术前需备好血管吻合器械和血管吻合线、血管结扎夹、止血材料等。

（2）术前准备好手术方式中转开腹手术的器械、手术敷料等。

（3）术中密切关注手术进程，进行血管游离、血管旁淋巴结清扫等出血高风险手术操作时应做好止血的配合准备。

（4）准备蒸馏水，进行腹腔冲洗，保持术野清晰，避免损伤血管。

6. 手术切口感染的预防

（1）术前抗菌药物的使用：术前0.5~1h遵医嘱使用预防性抗生素，预防手术切口感染。

（2）术中无菌技术要求：术中应严格遵循无菌原则和无瘤原则，清洁切口和污染切口器械分开放置。

7. 术毕患者转运

（1）术毕以"四人搬运法"将患者转移至转运床，做好心电、静脉通道、引流管等各种管道的管理。

（2）巡回护士做好管道的管理与固定，给患者穿好上衣，做好约束措施，完善所有护理记录。

（3）患者转运和交接班：由麻醉医生、手术医生及巡回护士护送患者至麻醉恢复室。

巡回护士与麻醉恢复室护士做好交接工作，内容包括手术中输液量、出血量、生命体征、患者皮肤完整性情况及引流管等各个管道管理情况。

十、护理评价

（1）术前健康宣教有成效，患者情绪稳定，表示理解配合。
（2）手术物品准备齐全，手术间布局合理，手术进程顺利完成。
（3）患者生命体征平稳。

第十节　腹腔镜结肠癌根治手术护理常规

一、概述

结肠癌是来源于结肠黏膜上皮的、生长较缓慢的消化道恶性肿瘤，早期常无明显症状，随着肿瘤进展出现腹痛、腹部包块、大便性状及排便习惯改变，晚期可出现肠梗阻以及贫血、消瘦、乏力等全身症状。早期诊断治疗，多数患者可长期生存，外科手术切除是唯一有望治愈结肠癌的治疗方式。腹腔镜结肠癌根治手术是一种微创手术，能够在腔镜系统监视器下完成淋巴结清扫、血管离断、系膜及肠管游离、肿瘤切除及消化道重建等操作，避免了过度游离肠管，可以更好更直观地检查吻合口的张力以及肠管是否扭转，而且只需在耻骨联合上开一小切口或者经自然腔道取出肿瘤标本，较开放手术有减轻组织创伤、减少患者术后疼痛感、降低术后并发症发生率、促进术后康复的优势，目前已经成为结肠癌手术治疗的首选方式。

二、手术操作图

腹腔镜结肠癌根治手术操作图见图 3 – 19。

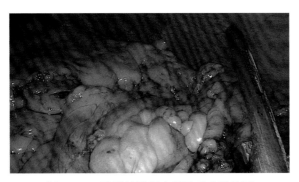

图 3 – 19　腹腔镜结肠癌根治手术操作图

三、手术适应证

（1）全身状态和各脏器功能可耐受腔镜手术。

（2）肿瘤局限于肠壁，或肿瘤侵犯周围脏器但可以整块切除，且区域淋巴结能完整清扫。

（3）已有肝、肺、卵巢等远处转移，但转移灶可全部切除。

四、特殊仪器设备

（1）腔镜系统：监视器、主机、摄像模块、冷光源、CO_2 气腹机、摄像头、导光束、30°镜头。

（2）超声刀：发生器（主机）、能量转换器（手柄线）、手控器械（超声刀头）、脚踏开关。

（3）高频电刀：发生器、负极板、电凝钩、双极电凝钳。

五、特殊手术器械

腹腔镜结肠癌根治手术特殊手术器械见图 3 - 20。

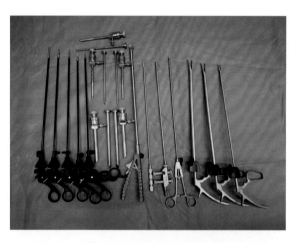

图 3 - 20　腹腔镜结肠癌根治手术特殊手术器械

六、术前准备

（1）麻醉方式：气管内插管全身麻醉。

（2）手术体位：右半结肠癌根治手术采用平卧分腿位；左半结肠癌根治手术和乙状结肠癌根治手术采用改良截石位。

（3）手术间布局：行右半结肠癌根治手术，患者于手术床上取平卧分腿位，主刀医生站于患者左侧，一助站于患者右侧，扶镜医生站于患者两腿之间，器械护士及无菌器械台护士站于患者左下方，腔镜系统、超声刀、高频电刀均置于患者右上方。行左半结肠癌与乙状结肠癌根治手术，患者于手术床上取改良截石位，主刀医生、器械护士及无菌器械台护士均站于患者右下方，一助站于患者左侧，扶镜医生站于患者右上方，腔镜系统置于患者左下方，超声刀、高频电刀均置于患者右上方。

七、手术方法与配合技术

腹腔镜右半结肠癌根治手术方法与配合技术见表3－10。

表3－10　腹腔镜右半结肠癌根治手术方法与配合技术

手术方法	配合技术
1. 安置平卧分腿位，消毒铺巾	清点手术用物。将3块碘伏纱块置于药杯中，递有齿圈钳，消毒皮肤，常规铺巾
2. 贴膜，连接各导线及管道，测试各项手术设备	贴双袋无菌薄膜，连接腔镜系统的导光束、摄像头连接线并正确安装30°镜头、气腹管、超声刀、高频电刀、吸引管等设备，递小直钳固定，对腔镜系统进行白平衡调节。测试超声刀功能及吸引器吸力。放置器械袋，用两把布巾钳固定，将备用设备置于器械袋中防止掉落
3. 于脐下作弧形1cm小切口，以气腹针穿刺进入腹腔，建立气腹至12～15mmHg后拔出气腹针，置入12mm穿刺器作为观察孔，连接气腹管，维持气腹压力	用酒精脱碘消毒皮肤，用11#刀片切开皮肤，递两把布巾钳用于提拉腹壁置入气腹针，建立气腹后递12mm穿刺器，观察孔放置完成后，镜头预热，擦拭干净
4. 腹腔镜直视下再在腹直肌外4个象限做4个操作孔，左上置入12mm穿刺器，左下、右上、右下均置入5mm穿刺器，分别置抓钳和各种器械	用11#刀片切开皮肤，分别递相应型号穿刺器，操作孔安置完毕后，递鸭嘴钳、超声刀给主刀医生，递鸭嘴钳和长肠钳给一助
5. 探查腹腔，依次探查盆腔、左下腹、左上腹、左肝、右肝、右上腹、右下腹，确定肿瘤位置	配合探查
6. 尾侧入路游离右半结肠：助手提起回结肠系膜根部，切开系膜根部，沿Told's间隙将结肠游离至胰腺下缘；游离胃结肠韧带：患者取头高脚低位，将胃结肠韧带离断，横结肠向下翻转、游离至胰腺上缘；游离右半结肠侧腹壁：助手牵拉阑尾向上向内提结肠，游离肾前筋膜，将结肠与侧腹壁分开	递腔镜纱条，必要时递吸引器；镜头若雾化，需重新预热；适时清理超声刀头血痂

（续上表）

手术方法	配合技术
7. 离断血管：助手左手牵拉结肠中动脉，右手牵拉回结肠动脉，沿着肠系膜上动静脉清扫血管旁淋巴结，离断回结肠动脉，游离亨氏干，离断结肠右动脉、静脉，裁剪系膜	配合主刀医生收回超声刀，递结扎夹两个，递超声刀离断血管
8. 取上腹部正中小切口，切口置入保护套，拖出右半结肠，直线切割闭合器行侧侧吻合，3-0缝线加固缝合吻合口	递22#刀片、有齿镊、弯钳，递血垫、切口保护套打开切口，用无齿圈钳取出右半结肠，递血垫包裹肿瘤，递吻合器，离断肿瘤，递弯盘接肿瘤标本
9. 冲洗腹腔、放置引流管：肠管吻合后放回腹腔，套上切口保护套盖子，建立气腹，检查肠管有无扭转，蒸馏水冲洗腹腔。放置引流管，用角针0#丝线固定	递保护套盖子，建立气腹后，递鸭嘴钳和吸引器给主刀医生，递鸭嘴钳和长肠钳给一助，接水管至吸引器，冲洗腹腔。递引流管，递角针0#丝线、中弯钳、剪刀
10. 放尽余气，关切口：打开穿刺器进气口放气，逐层关闭筋膜、皮下组织和皮肤，贴好敷料	清点手术用物，递小直钳固定镜头，超声刀置入器械袋中；递中弯钳、甲状腺拉钩、缝针、剪刀关闭切口，递酒精纱球消毒皮肤，再次清点手术用物，递有齿镊、可吸收缝线缝合皮肤。递敷料贴覆盖伤口

腹腔镜左半结肠、乙状结肠癌根治手术方法与配合技术见表3-11。

表3-11　腹腔镜左半结肠、乙状结肠癌根治手术方法与配合技术

手术方法	配合技术
1. 安置改良截石位，消毒铺巾	清点手术用物。将6块碘伏纱块置于两个药杯中（各3块），递有齿圈钳，第一个药杯消毒腹部皮肤，第二个药杯消毒会阴部皮肤，常规铺巾
2. 贴膜，连接各导线及管道，测试各项手术设备	贴双袋无菌薄膜，连接腔镜系统的导光束、摄像头连接线并正确安装30°镜头、气腹管、超声刀、高频电刀、吸引管等设备，递小直钳固定，对腔镜系统进行白平衡调节。测试超声刀功能及吸引器吸力。放置器械袋，用两把布巾钳固定，将备用设备置于器械袋中防止掉落

（续上表）

手术方法	配合技术
3. 于脐下做弧形 1cm 小切口，以气腹针穿刺进入腹腔，建立气腹至 12~15mmHg 后拔出气腹针，置入 12mm 穿刺器作为观察孔，连接气腹管，维持气腹压力	用酒精脱碘消毒皮肤，用 11#刀片切开皮肤，递两把布巾钳用于提拉腹壁置入气腹针，建立气腹后递 12mm 穿刺器，观察孔放置完成后，镜头预热，擦拭干净
4. 腹腔镜直视下再在中上腹做4个操作孔，右下置入 12mm 穿刺器，左上、左下、右上均置入 5mm 穿刺器，分别置抓钳和各种器械	用 11#刀片切开皮肤，分别递相应型号穿刺器，操作孔安置完毕后，递鸭嘴钳、超声刀给主刀医生，递鸭嘴钳和长肠钳给一助
5. 探查腹腔，依次探查盆腔、左下腹、左上腹、左肝、右肝、右上腹、右下腹，确定肿瘤位置	配合探查
6. 游离 Told's 间隙：沿腹部正中线切开腹主动脉前间隙，游离肠系膜下动脉根部并结扎	必要时递腔镜纱条，结扎血管递血管夹，适时清理超声刀头结痂
7. 游离骶前筋膜：助手将乙状结肠系膜提起，暴露骶前间隙，沿骶前筋膜将乙状结肠游离至骶骨岬以下；游离脾区：患者取头高脚低位，将胃结肠韧带从胃网膜血管弓外侧离断，下拉结肠脾曲，将脾结肠韧带离断，再提起结肠，将肠系膜下静脉夹闭离断，然后将左半结肠系膜和横结肠系膜从胰腺上缘游离	必要时递腔镜纱条，结扎血管递血管夹，完成血管结扎后递超声刀离断；适时清理超声刀头结痂；镜头若雾化，需取出重新预热
8. 离断肠管下端：距离肿瘤远端 10cm 处裸化系膜，离断肠管	递双股 PDS 线绑扎肠管，安装、传递腹腔镜直线切割闭合器，稍向外拔穿刺器，使切割闭合器关节全部进入
9. 取正中或经腹直肌切口，切口置入保护套，拖出结肠，在肿瘤近端 10cm 处用荷包钳、荷包线穿过荷包钳缝合荷包，用肠钳夹闭后离断，取下肿瘤标本，消毒近端肠管，置入管状吻合器抵钉座，荷包打结	递 22#刀片、有齿镊、弯钳，递血垫、切口保护套打开切口，用无齿圈钳取出肿瘤，递血垫包裹肿瘤，递荷包钳、荷包线、肠钳，用 22#刀片离断肿瘤标本，递弯盘接标本；递无损伤组织钳打开肠管，用黏膜碘纱球消毒肠管，递管状吻合器抵钉座，用荷包线收紧固定，打结后递剪刀
10. 圆形吻合器端端吻合：将肠管近段放回腹腔，套上切口保护套盖子，建立气腹；肛门局部冲洗后，充分扩肛，肛门挤入液体石蜡，管状吻合器涂抹液体石蜡后经肛伸入，抵住直肠残端并旋出撞针，将撞针与抵钉座连接后，确认系膜无扭转，旋紧后保持 30s，激发，松开后逆时针旋转 2 圈半，退出管状吻合器。肠钳压住肠管后用灌注器经肛注入空气，测试漏气情况	递保护套盖子，建立气腹后，递鸭嘴钳和抵钉座把持器给主刀医生，递鸭嘴钳和长肠钳给一助，接水管至吸引器。准备经肛器械台，递管状吻合器、灌注器、液体石蜡及一碗黏膜碘消毒液给经肛操作医生。核对吻合器端标本，留取标本

（续上表）

手术方法	配合技术
11．冲洗腹腔、放置引流管：用蒸馏水冲洗腹腔；放置引流管，用角针 0#丝线固定	递引流管，递角针 0#丝线、中弯钳、剪刀
12．放尽余气，关切口：打开穿刺器进气口放气，逐层关闭筋膜、皮下组织和皮肤，贴好敷料	清点手术用物，递小直钳固定镜头，将超声刀置入器械袋中；递中弯钳、甲状腺拉钩、缝针、剪刀关闭切口，递酒精纱球消毒皮肤，再次清点手术用物，递有齿镊、可吸收缝线缝合皮肤。递敷料贴覆盖伤口

八、护理评估

（1）健康史评估：了解患者有无吸烟史、基础疾病（如高血压、糖尿病、冠心病、慢性肾病等）、过敏史、传染病史等，术前重点了解有无腹部损伤或手术史，是否存在肠梗阻、腹胀、腹痛等体征。

（2）身心状况评估：患者生命体征、对手术的认知程度、心理支持情况。术前重点了解患者下肢情况。

（3）手术相关需求评估：相关检验检查是否完善，术野皮肤的准备，手术仪器设备、专科操作器械、手术用物的准备。

九、护理措施

1．术前健康宣教

（1）告知患者麻醉方式及手术体位：气管内插管全身麻醉后摆置改良截石位或者平卧分腿位。

（2）心理护理：告知患者麻醉前会听到仪器的声音，消除患者紧张心理。解释手术需要患者摆成改良截石位或平卧分腿位，介绍其摆放方式，解释手术需要脱掉裤子，解开上衣，手术完毕将及时穿上，耐心解释取得患者的理解配合，注意保护患者隐私与做好保暖措施。

（3）术前告知患者如有佩戴隐形眼镜、助听器或装有义眼植入物需要暂时取出，首饰、眼镜、内衣等均需取掉。告知患者手术后有留置尿管、气管导管、引流管等管道，切勿自行拔除。

2．手术体位安全管理

（1）平卧分腿位：患者取仰卧位，在髋关节平面分开腿板，双腿用约束带固定，双下肢外展小于90°。

（2）改良截石位：患者取仰卧位，在近髋关节平面放置截石位腿架，放下手术床腿板。必要时，臀部下方垫体位垫，以减轻局部压迫，同时臀部也应予相应抬高，便于手术操作。双下肢外展小于90°，大腿前屈的角度应根据手术需要而改变。当需要取头低脚高位时，可加用肩托，以防止患者向头端滑动。

（3）上肢体位管理：如上肢需要收起，上肢掌心朝向身体两侧，肘部微曲用布单固定。如上肢需外展，则放置托手板，掌面朝上，远端关节略高于近端关节，有利于上肢肌肉韧带放松和静脉回流，肩关节外展不超过90°，以免损伤臂丛神经。

3．管道安全管理

（1）管道留置：患者术前常规留置静脉留置针、中心静脉导管、动脉导管、尿管等，术后根据手术需求放置伤口引流管、胃管、肛管、经皮空肠营养管等。

（2）各种管道必须通畅，否则达不到相应的目的。术中应密切关注管道是否有滑脱、折叠、堵塞、扭曲等。如动脉导管发生堵塞，要及时查找原因，并采取措施保持通畅，以确保监测动脉压的准确性。

（3）密切观察引流液的量和性质，应注意位置是否适当，若有血块或组织阻塞，提醒医生及时采取措施。

（4）术后应将引流管妥善固定，不同引流管使用不同颜色的引流管标签，并有明确标识。

4．术中出血的预防

（1）术前：做好出血应急预案，需提前准备好开腹器械，各型号普理灵血管缝线、血管结扎夹、止血材料等。

（2）术中：时刻关注手术进程，医生进行血管游离、血管旁淋巴结清扫等出血高风险手术操作时应做好出血的配合准备；准备温度合适的蒸馏水，进行腹腔冲洗，保持术野清晰。

5．手术切口感染的预防

（1）术前抗菌药物的使用：结肠切除手术为二类切口，术前0.5～1h遵医嘱使用预防性抗生素，预防手术切口感染。

（2）术中无菌技术要求：手术中应严格遵循无菌原则和无瘤原则，清洁切口和污染切口器械分开，肠腔消毒使用过的器械放于另一器械台；切口缝合使用未使用的弯钳等器械，使用温盐水冲洗切口，及时进行切口消毒。

6．术中低体温的预防

（1）术前保温措施。

①调节适宜的手术室温、湿度，室温控制在21℃～25℃，湿度控制在30%～60%。

②对患者裸露的双肩、双上肢、双下肢给予布单包裹保温。

③协助医生快速消毒铺巾，减少身体暴露时间。

（2）术中保温措施。

①使用液体加温仪输注液体，术中冲洗液采用恒温箱（37℃）加热。

②使用变温毯，变温毯能提高体表外周温度，防止热量向外扩散。

7. 术毕患者转运

（1）患者过床方法及注意事项。

①术毕，应先将患者恢复至平卧位，4人平抬至转运床，注意心电、静脉通道、引流管等各种管道。

②巡回护士做好管道的护理与固定，给患者穿好衣裤，做好约束措施，完善所有护理记录。

（2）患者转运和交接班。

①由麻醉医生、手术医生及巡回护士护送患者至麻醉恢复室。

②巡回护士与麻醉恢复室护士做好交接工作，内容包括手术中输液量、出血量、生命体征、患者皮肤完整性情况及引流管等各个管道管理情况。

十、护理评价

（1）术前健康宣教有成效，患者情绪稳定，对手术室进行的相关操作表示理解并愿意配合。

（2）手术所需仪器设备功能完好，手术用物准备齐全，手术过程顺利。

（3）术前 0.5～1h 遵医嘱使用抗生素，做好感染预防，严格遵循无菌操作。

（4）正确实施三方核查、手术标记核查，合理摆放体位，管道标识正确，未出现术中低体温、压力性损伤等护理问题，确保术中患者安全，术后标本留取正确。

（5）护理记录完整客观、及时准确。

（6）麻醉复苏后，患者生命体征稳定，安全返回病房。

第十一节　腹腔镜直肠癌根治手术
（Miles 手术）护理常规

一、概述

直肠癌是指直肠乙状结肠至齿状线交界处之间发生的癌，是消化道最常见的恶性肿瘤之一。直肠癌发生位置低，容易被直肠指诊及肠镜诊断。但因其位置深入盆腔，解剖关系复杂，手术不易彻底，术后复发率高。中下段直肠癌发生部位与肛管括约肌接近，手术时很难保留肛门及其功能是手术的一个难题，也是手术方法上争论最多的一种疾病。我国直肠癌发病中位年龄在 45 岁左右。青年人发病率有升高的趋势。腹腔镜直肠癌根治手术（Miles 手术）原则上适用于腹膜返折以下的直肠癌，切除范围包括乙状结肠远端、全部直肠、肠系膜下动脉及其区域淋巴结、全直肠系膜、肛提肌、坐骨直肠窝内脂肪、肛管及肛门周围约 5cm 直径的皮肤、皮下组织及全部肛门括约肌，于左下腹行永久性乙状结肠单腔造口。

二、手术操作图

腹腔镜直肠癌根治手术（Miles 手术）操作图见图 3 - 21。

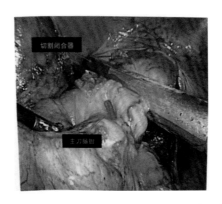

图 3 - 21　腹腔镜直肠癌根治手术（Miles 手术）操作图

三、手术适应证

（1）全身一般状态较好，重要脏器功能可耐受手术者。

（2）肛管癌。

（3）进展期直肠癌，浸润型弥漫性生长、黏液腺癌或年轻患者，无远隔脏器转移者。

（4）进展期直肠癌，虽为局限型、分化型癌，但淋巴结已有明显转移，或癌周有明显浸润者，亦应行本手术。

（5）进展期直肠癌，局限型，但位于直肠下段（肛缘 6cm 以内），施行根治手术，切除癌肿远侧肠管和周围组织，切除必须包括肛提肌时。

四、特殊仪器设备

（1）摄像系统（监视器、摄像主机、摄像头、冷光源、导光束）、30°镜头。

（2）气腹机。

（3）电刀（两部）。

（4）超声刀。

五、特殊手术器械

腹腔镜直肠癌根治手术（Miles 手术）特殊手术器械见图 3 - 22。

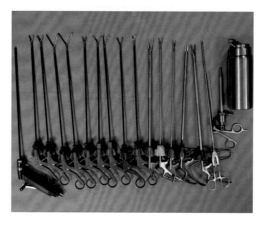

图 3 - 22 腹腔镜直肠癌根治手术（Miles 手术）特殊手术器械

六、术前准备

（1）麻醉方式：采用气管内插管全身麻醉。
（2）手术体位：采用改良截石位。
（3）手术间仪器摆放：根据解剖部位，腔镜系统主机放置在患者左下方，工作站放置在患者右方，电系统放置在患者右上方。

七、手术方法与配合技术

腹腔镜直肠癌根治手术（Miles 手术）方法与配合技术见表 3 - 12。

表 3 - 12 腹腔镜直肠癌根治手术（Miles 手术）方法与配合技术

手术方法	配合技术
1. 安置改良截石位完成	采用截石位脚架摆放体位
2. 消毒铺巾	先在患者骶尾处粘贴集液袋，采用"点而康"消毒液进行皮肤消毒，护士协助铺巾
3. 连接每根导线及管道	先连接光系统再连接电系统（光系统：光纤线、摄像线、气腹管、高清镜；电系统：超声刀、电刀），奥巴冲洗器（冲水管、吸引管和单极线一起接上并用7#线捆绑固定），最后接一条排烟管。用两把直钳固定两边管道，分类固定放置

（续上表）

手术方法	配合技术
4. 三方核查	手术医生、麻醉医生、巡回护士核对患者信息及手术部位
5. 建立气腹及置入操作孔	用纱块调节好白平衡，用皮钳夹取酒精纱块消毒皮肤、两把布巾钳提起腹壁，用11#尖刀切皮，用保护性穿刺器建立第一穿刺器口，然后在镜子引导下建立其余4个穿刺器口。一般主刀医生右手位为大的操作孔，其余4个为小操作孔
6. 探查腹腔情况	主刀医生用一把长肠钳、一把短肠钳探查腹腔，一助用一把胃抓钳、一把长肠钳协助（探查顺序：腹膜→肝脏→胃、胆囊、胰腺→大网膜→小肠→其他大肠段→盆腔→血管根部淋巴结→原发灶）
7. 游离肠管及系膜	主刀医生用超声刀游离肠管，分离乙状结肠系膜，在肿瘤近端先以有尾纱带将肠腔扎紧，避免操作中肿瘤细胞脱落，向近端肠腔播散。将乙状结肠向右上方提起，在乙状结肠系膜根部左侧切开后腹膜，并向上、下延长，根据肿瘤位置高低和需要分离降结肠的长度，决定切开长度，上端必要时可达脾曲；下端沿直肠左缘，切至直肠膀胱陷凹（女性切至直肠子宫陷凹），并在膀胱后上方约2cm处绕过直肠前侧，切开直肠右侧缘。提起后腹膜切口外缘，用纱条分离后腹膜，显露左侧髂动、静脉。在左髂总动脉分叉处的前面可以找到左侧输尿管，辨清上、下后用纱布带拉开，注意保护，以免误认作血管而结扎或切断。然后，小心分离左髂血管周围、乙状结肠系膜根部和肠系膜下动脉周围带有淋巴结的腹膜后脂肪组织，准备一并切除
8. 结扎肠系膜下动、静脉	将十二指肠横部向上拉开，在腹主动脉前侧显露肠系膜下动脉根部，并在其左侧2～3cm处显露肠系膜下静脉。先分离静脉，予以结扎，切断，以避免操作中癌细胞被挤入静脉，进入肝脏。再检查结肠中动脉左支与结肠左动脉升主和降支之间的边缘动脉网是否完整，估计切断肠系膜下动脉根部后，保留下来的乙状结肠上段有足够的血运后才能结扎肠系膜下动脉，否则应在结肠左动脉分出处以下结扎。先以中号丝线结扎，在钳间切断后，近端加作缝扎，远端单纯结扎
9. 分离直肠后侧	提起乙状结肠，用手指沿直肠深筋膜后面，在主动脉分叉处，骶前神经丛，第5腰椎和骶骨岬前面比较疏松的骶前间隙，将直肠及其后面被深筋膜包围的脂肪和淋巴结从骶前神经丛的左、右分支，盆筋膜壁层及骶前筋膜上分离，直达尾骨尖和肛提肌；两侧分至直肠侧韧带后上缘
10. 分离直肠前侧	用宽拉钩将膀胱向前拉开，用止血钳夹住直肠前腹膜切口上缘，以利牵引。将直肠向后方拉紧，用弯剪和手指分入腹膜会阴筋膜（Denovilliers筋膜）前面，将膀胱底部、输精管、精囊和前列腺（女性为阴道后侧壁）从直肠分开，直达前列腺尖部、肛提肌平面，两侧分至直肠侧韧带前上缘

(续上表)

手术方法	配合技术
11. 切断直肠侧韧带	左手伸入盆腔，将直肠向左侧拉紧，并将右侧输尿管向前推开。在左手手指引导下，用长弯止血钳将右侧直肠侧韧带贴近盆腔侧壁夹紧，用长弯剪剪断后结扎（在侧韧带内的直肠下动、静脉也同时被切断、结扎）。如韧带较宽，可分次钳夹、切断，直达肛提肌平面。以同样方法将直肠向右侧拉紧后切断、结扎左侧直肠侧韧带
12. 切开腹壁做结肠造瘘口	用弯钳将腹壁切口左缘皮肤、肌肉向中线拉齐。在脐与左侧髂前上棘连线中点上方，腹直肌外缘，切除3cm直径的皮肤和皮下组织一块，以防日后瘢痕收缩造成结肠造瘘口狭窄。将腹外斜肌腱膜"十"字形切开（或同样切除一块），用拉钩将腹内斜肌和腹横肌用力拉开后切开腹膜，使切口能容2指
13. 切断乙状结肠	根据计划做乙状结肠造瘘的部位，肠系膜内血管弓、边缘动脉网的分布和分离的乙状结肠肠管的血供等情况，选定切断乙状结肠的部位。切断后应使近端肠管不致缺血、坏死，使造瘘口处既无张力，又不太长，不致发生造瘘口回缩或外翻膨出。将乙状结肠系膜根部的切开缘上端至选定切断肠管的部位之间的肠系膜切断，结扎血管分支，保留结肠左动脉升支和降支的各吻合弓。垫好纱布，保护腹腔不被污染后，从腹壁造瘘口插入直止血钳至腹腔，夹住乙状结肠选定切断处近端，在远端另夹一把直止血钳，在钳间切断乙状结肠
14. 提出乙状结肠造瘘肠管	将夹住近端乙状结肠的直止血钳从腹壁造瘘口提出腹壁外约2cm，注意不要污染造瘘切口。提起正中旁切口左缘，用细丝线将提出的乙状结肠系膜与造瘘切口外侧的腹膜间断缝合，直达左侧结肠旁沟，以消灭间隙，防止术后发生小肠内疝，并能固定结肠，避免其回缩或膨出造瘘口外。将结肠壁与腹膜切口缝合固定4~6针。为了避免术后早期经造瘘口排出残留的粪便污染切口，也可提出4~6cm长的肠管，将肠壁与腹膜固定后，经造瘘口将剪除顶端的蕈状导管插入肠腔，排气排便。在离皮肤2~5cm处结扎固定
15. 缝合后腹膜	在经会阴切除乙状结肠、直肠、肛管以及盆腔内彻底止血冲洗后，将切开的后腹膜两侧边缘对拢，紧密间断缝合。线结打在腹膜外面，使膀胱（女性为子宫）至第5腰椎之间重新形成盆腔底部，双侧输尿管和已被切断的肠系膜下血管被后腹膜重新覆盖，以免术后小肠疝入盆腔，甚至从会阴部切口脱出，还可减少肠粘连的概率
16. 缝合腹壁切口	放平手术床，将小肠复位，用大网膜覆盖后分层缝合腹壁切口。覆盖切口的纱布四周用胶布密封固定，并用胶皮膜隔开

（续上表）

手术方法	配合技术
17. 缝合结肠造瘘口部分	将钳夹过的肠壁切除（如提出肠管较长，可多切除一些），使在皮肤外保留长度1~2cm。止血，结扎后将肠壁切缘全层与造瘘口皮肤深层间断缝合8~10针。在造瘘口四周覆盖凡士林纱布后加盖纱布、棉垫包扎，或直接套上无菌肛瘘袋。如结肠内尚有较多粪便，可将提出的结肠保留4~6cm，在造瘘口内插入漏斗状软胶管（可将蕈状导管远端顶盖剪除制成），以粗线结扎固定（近端结扎线应离皮肤1cm以上），引流肠腔，减少切口污染机会
18. 会阴部操作	①托盘铺无菌盆套，并且降至最低，放置患者肛门部作为操作台，打开扩缝包，放置治疗车，用液体石蜡润滑，用0.9% NS加"安多福"消毒液冲洗肛门，防止术口污染。Open star拉钩暴露肛门，切断尿直肠肌，取出直肠标本，关闭肛门切口，放置肛管引流。会阴冲洗消毒后，肛门内塞一干纱布，在肛门周围皮肤作两层荷包缝合，将肛门闭锁，再次消毒。从会阴部中点绕过肛门两侧至尾骨尖作一梭形或菱形切口。用粗丝线缝合，或用组织钳将两侧切口内缘对拢，进一步缝闭肛门。沿坐骨结节和臀大肌内侧缘加深切口，尽量切除坐骨直肠间隙内的脂肪组织，显露尾骨和肛提肌。注意切断、结扎由两侧阴部内动脉分出的肛门动脉 ②切断肛提肌：将肛管向前拉紧，在尾骨尖切断肛提肌附着处（肛门尾骨韧带）。用手指伸入肛提肌上面，将左侧髂骨尾骨肌向下拉紧，在尽量靠近骨盆侧壁附着处由后向前分次钳夹切断后结扎，直至前列腺（阴道后壁）附近。再以同法切断右侧髂骨尾骨 ③切开盆筋膜壁层：在骶尾骨前侧，直肠肛管交接处后侧，切开骶前筋膜（盆筋膜壁层在中线增厚的部分）。再向两侧剪开盆筋膜壁层，进入直肠后间隙，与腹部手术会合 ④拉出乙状结肠和直肠：在腹部手术组将两侧直肠侧韧带剪断，并把已分离的乙状结肠远段和直肠上段送入直肠后间隙后，由会阴部手术组将肠管经会阴部后侧切口拉出 ⑤切断耻骨尾骨肌：将肛管向后拉紧，沿会阴浅横肌后缘和尿道球部后侧逐层切断肛门外括约肌深组向前的交叉纤维，显露会阴深横肌。再将拉出的乙状结肠、直肠向右后方拉紧，显露直肠左侧的耻骨尾骨肌。用手指探入左侧耻骨尾骨肌上面，将其拉紧后分次钳夹、切断和结扎。以同法切断右侧耻骨尾骨肌 ⑥切断耻骨直肠肌和直肠尿道肌：将会阴浅、深横肌向前拉开，肛管直肠向后拉开，即可显露耻骨尾骨肌内侧增厚的耻骨直肠肌和直肠尿道肌。从直肠前侧可看到精囊和前列腺，用手指放在前列腺和直肠之间向外顶出耻骨直肠肌和直肠尿道肌，在尿道膜部（可依靠留置导尿管的位置辨认）和直肠之间将这些肌肉分次钳夹、切断后结扎。此时已全部游离直肠、肛管，可整块取出乙状结肠、直肠、肛管以及腹膜后脂肪和淋巴结 ⑦冲洗、引流和缝合会阴部切口：仔细结扎或电凝止血后，用大量生理盐水冲洗骶骨前遗留的巨大空腔，以清除腔内可能残留的癌细胞。留置引流管1~2条。皮肤切口可部分缝合，保证引流通畅

八、护理评估

（1）健康史评估：了解患者有无心血管疾病史、糖尿病史、过敏史、传染病史、手术史等，术前重点了解胃肠镜结果。

（2）身心状况评估：患者生命体征、对手术的认知程度、心理支持情况。

（3）手术相关需求评估：术野皮肤的准备，手术仪器设备、专科操作器械的准备，改良截石位相关用物的准备。

九、护理措施

1. 术前健康宣教

（1）告知患者手术方式及手术体位，气管内插管全身麻醉后安置截石位。

（2）心理护理：告知患者麻醉前会听到仪器的声音，消除患者紧张心理。解释手术需要的体位，做好保暖以及隐私保护。

（3）术前告知患者如有佩戴眼镜及贵重金属物品，请提前取下放好；告知患者将采取截石位体位安置以及摆放注意事项；告知患者术后有留置尿管、气管导管、引流管等管道，切勿自行拔除。

2. 手术体位安全管理

（1）患者平卧在床上，双腿放置于腿架上，使患者大腿与腹部保持在同一水平面上，屈膝，大小腿间约120°，足部尽量外展以防止腓骨小头与腿托接触紧密，腘窝处悬空，两腿分开角度约为85°。臀部移至床边，右肩挡板垫啫喱垫，左侧肩部放置挡板，防止手术过程中身体下滑，术中调整头低脚高角度为20°~30°，腹腔脏器因重力作用自然上移，从而显露盆腔利于操作。

（2）注意事项。

①安置体位前，充分评估患者体型，腿架托住小腿及膝部，托腿架与腘窝间要放置体位垫，关节摆正以免压迫腓总神经，同时可防止皮肤压力性损伤，上臂外展小于90°，远端关节高于近端关节。

②近髋关节平面放置截石位腿架，高度位于患者大腿长度2/3，遵循K-T-O原则：足尖、膝、对侧肩部在一条直线上。

③大腿之间的角度小于90°，勿使髋关节过度外展，以免发生脱位或骨折等意外。

④手术中防止重力压迫膝部。

⑤保持患者臀部背部床单位平整、干燥，臀部垫一胶单，防止皮肤受潮形成压疮。

⑥注意观察患者体位，一旦发生变化，要及时纠正，术中提醒助手不要将双手或身体压在患者的腿上，术毕下肢放平时，提醒麻醉医生量血压。

⑦术毕，在恢复正常体位前，应先帮助患者被动活动下肢后，再将下肢逐一轻轻平放。

⑧术毕，检查患者受压皮肤完整性，术后回访患者，关注腘窝血管、神经及腓肠肌

有无损伤。

3．管道安全管理

（1）管道留置。

①术前巡回护士选择上肢建立外周静脉通道1条，麻醉后麻醉医生留置深静脉管道，并二次固定，将补液接到深静脉管道。术前摆置手术体位和术毕过床时，巡回护士要做好输液管道的管理。

②患者全身麻醉后留置导尿管，手术完毕切口将放置引流管及肛管，巡回护士做好管道二次固定及粘贴标识。

（2）注意事项。

①妥善固定各类管道。

②术中每30min检查各管道是否有移位或者脱落，是否保持通畅。

4．手术切口出血量过多的预防

（1）手术过程中要有预判手术出血点预防措施，准备好血管缝线。

（2）夹断血管动静脉时应预判，为手术医生准备好Hem-o-lok夹子。

（3）对于吻合口的预防准备好倒刺缝线。

5．手术切口感染的预防

（1）术前抗生素使用：术前30min遵医嘱使用预防性抗生素，预防手术切口感染。

（2）手术无菌技术规范要求。

①采用一次性无菌手术巾、手术衣，预防冲洗液打湿无菌巾而污染手术切口。

②摄像头与导线使用一次性无菌保护套保护。保证使用的手术器械、器具及物品等达到灭菌水平。严格遵循无菌技术原则和手卫生规范。

③保证手术室门关闭、手术间正压通气；环境表面清洁，最大限度减少人员数量和流动。手术人员尽量轻柔地接触组织，保持有效地止血，最大限度地减少组织损伤，彻底去除手术部位的坏死组织，避免形成无效腔。

④远离手术切口、位置合适的部位进行置管引流，确保引流充分。

6．术中低体温的预防

（1）术中保持患者体温正常，防止低体温。冲洗手术部位时，使用温度为37℃左右的无菌生理盐水等液体。

（2）术中采用保暖措施，如升温毯等，预防患者低体温。输液用输液加温器。

7．手术完毕转运

（1）术毕放下患者双腿时告知麻醉医生，避免引起低血压。

（2）注意事项。

①巡回护士做好管道的护理与固定，给患者穿好上衣、裤子，做好约束措施，完善所有护理记录。

②由麻醉医生、手术医生及巡回护士护送患者至麻醉恢复室。巡回护士与麻醉恢复室护士做好交接工作，内容包括手术中输液量、出血量、生命体征、患者皮肤完整性情况及引流管等各个管道管理情况。

十、护理评价

（1）术前健康宣教有成效，患者情绪稳定，表示理解配合。

（2）手术物品准备齐全，手术间布局合理，手术进程顺利完成。

（3）术前及术毕体位管理安全，未见皮肤完整性损伤、肢体神经损伤、肌肉损伤。

（4）患者生命体征平稳，未出现手术并发症。

第十二节　腹腔镜幽门环肌切开手术护理常规

一、概述

先天性肥厚性幽门狭窄是新生儿时期常见的消化道畸形，由于新生儿幽门肌层（尤其是环肌）过度增生、肥厚导致幽门管腔狭窄的上消化道梗阻性疾病。腹腔镜幽门环肌切开手术，即在腹腔镜下探查腹腔，沿胃体找到肥大幽门，旋转并调整角度，充分暴露幽门前壁无血管区，用幽门刀自幽门管的胃向十二指肠端的方向，将幽门浆膜层及浅肌层纤维纵向切开一小口，再用幽门分离钳均匀用力，缓慢撑开幽门肌层，使幽门肌层逐渐完全分开，黏膜充分膨出。

二、手术操作图

腹腔镜幽门环肌切开手术操作图见图 3 – 23。

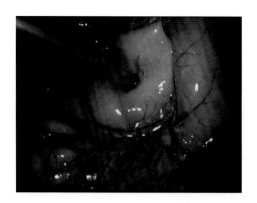

图 3 – 23　腹腔镜幽门环肌切开手术操作图

三、手术适应证

幽门环肌切开手术适用于肥厚性幽门狭窄者，确诊后，除症状不明显及轻症患儿可先采取非手术治疗外，均应经适当的手术前准备后尽早进行治疗。

四、特殊仪器设备

摄像系统（监视器、摄像主机、摄像头、冷光源、导光束）、30°镜头。

五、特殊手术器械

腹腔镜幽门环肌切开手术特殊手术器械见图3-24。

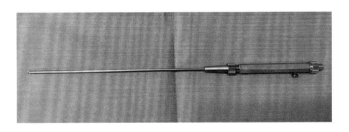

图3-24 腹腔镜幽门环肌切开手术特殊手术器械

六、术前准备

（1）麻醉方式：气管内插管全身麻醉。
（2）手术体位：仰卧位。
（3）手术间布局：主刀医生站于患者的腹部右侧，助手医生站在患者左侧，器械护士站在主刀医生右边进行配合，可移动的摄像系统放在患者头部左侧。

七、手术方法与配合技术

腹腔镜幽门环肌切开手术方法与配合技术见表3-13。

表3-13 腹腔镜幽门环肌切开手术方法与配合技术

手术方法	配合技术
1. 安置仰卧位	术前查看B超结果，确定幽门环肌肥厚的程度，选择不同深度的刀鞘

（续上表）

手术方法	配合技术
2. 消毒铺巾	常规铺巾（前三块无菌巾折边对着医生，第四块无菌巾折边对着自己，铺中单完全展开，盖住患儿腹部以下并盖过器械台，最后铺大孔巾）
3. 连接腹腔镜系统及固定各种线路和管道	递腹腔镜镜头、腔镜保护套给手术医生，与巡回护士一起配合连接腹腔镜成像系统，器械护士妥善分类固定吸引管、电刀等
4. 建立工作通道	用11#刀片切开肚脐皮肤及肌层置入5mm穿刺器建立首个工作通道，置入腹腔镜。腔镜直视下在左右肋缘与腋前线连线处分别各置入1个3mm穿刺器，置入镜下操作器械
5. 暴露幽门管的无血管区	用3mm无损伤钳钳夹胃窦部，向下向后旋转，暴露幽门管的无血管区
6. 切开幽门环肌	使用幽门环切刀自幽门的胃端向十二指肠端切开部分幽门浆肌层，再使用幽门分离棒扩大切口，最后使用抓钳将幽门肌层逐层完全分开，使黏膜充分暴露
7. 观察效果	腔镜直视下往幽门环肌切开处注入少量生理盐水，巡回护士经胃管注入空气，每次20mL，至少80mL，观察膨出的幽门黏膜有无出血，幽门环肌切口有无气泡冒出，确认手术效果
8. 关闭切口	撤出内镜，撤除工作通道，切口缝合1～2针，皮肤黏合剂粘贴皮肤，3M敷料覆盖手术切口

八、护理评估

（1）术前了解患儿的呕吐情况、营养状态、体重，查看血气分析结果，检查电解质情况。术前低钠、低钾、低氯性碱中毒的发生率较高，术前予以纠正，可使患儿更好耐受 CO_2 气腹、维持血流动力学稳定。

（2）查看患儿检查结果，了解幽门环肌的厚度，根据其幽门环肌厚度选择不同长度刀鞘的幽门切开刀。

（3）手术相关需求评估：术野皮肤的准备，手术仪器设备、专科操作器械的准备，术中检查有无胃穿孔相关用物的准备。

九、护理措施

1. 术前健康宣教
（1）告知患儿家属麻醉方式及手术体位：气管内插管全身麻醉后摆置仰卧位。

（2）告知患儿家属患儿留置胃管的重要性和必然性，切勿自行拔除。

（3）告知患儿家属提前准备好尿片，随患儿一起送到手术室，术后可以及时更换尿片，防止尿液粪便污染手术切口。

2. 胃管安全管理

（1）留置胃管的目的：①胃肠减压；②术中从胃管往胃内注入空气观察手术效果；③术后观察切口有无渗血。

（2）术前病房护士需要留置胃管，巡回护士在麻醉诱导前后都须确认胃管的位置。术前排空胃内气体，避免胃胀气影响手术操作。

（3）术中从胃管往胃内注入空气的注意事项：往胃内注入空气前要先确定胃管在胃内；往胃内注入空气或者抽吸胃液时建议使用 20mL 注射器，方便计量和感受压力。注入空气时匀速进行，每次 20mL，至少 80mL；每注入 20mL 空气都须与手术医生汇报沟通，医生可以根据注入空气的量来协助评估幽门狭窄情况有无改善。

3. 幽门黏膜穿孔或十二指肠穿孔预防

（1）评估：在幽门环肌已被完全分开后，可在幽门管胃端稍加挤压，使胃内空气通过幽门管进入十二指肠。如见有气体逸出，就说明已经穿孔。

（2）预防：术中幽门切开刀刀鞘伸出长度不宜大于 3mm，使用幽门分离钳时，用力应均匀缓慢。

（3）处理：①及时回抽胃内分泌物，避免渗出腹腔导致腹膜炎的发生；②找到穿孔的位置，用可吸收线进行缝合并用大网膜进行覆盖；③给予 38℃的生理盐水冲洗腹腔。

4. 低体温的预防

（1）环境温度：手术间的温度在 21℃~25℃，暖风机温度在 38℃~42℃，术中密切关注患儿的体温，随时调整暖风机的温度。

（2）冲洗液温度：冲洗腹腔时要采用 38℃的生理盐水。

（3）保证测量准确：建议使用核心温度，避免误差。建议采用测温尿管测量膀胱温度，采用食管探头测量食管温度。

（4）全程保温：有温箱的科室采用温箱转运患儿，无则采用包被覆盖保温转运。

十、护理评价

（1）术前健康宣教有成效，患儿家属及患儿情绪稳定，患儿家属表示理解配合，留置胃管良好，没有发生意外拔管事件。

（2）手术物品准备齐全，手术间布局合理，手术进程顺利完成，术中没有发生幽门穿孔或十二指肠穿孔。

（3）术前及术毕患儿体温正常，未发生低体温。

（4）患儿生命体征平稳，未出现手术并发症。

第十三节 腹腔镜胃旁路手术（RYGB 手术）护理常规

一、概述

肥胖症是一种慢性病，是指体内脂肪堆积过多和（或）分布异常、体重增加，是包括遗传和环境因素在内的多种因素相互作用所引起的慢性代谢性疾病。据世界卫生组织估计，它是人类目前面临的最容易被忽视但发病率在急剧上升的一种疾病。随着肥胖症在世界范围内的发病增加，减重代谢手术的临床应用数量逐渐升高。作为目前公认的唯一长期有效的治疗和控制中重度肥胖及其并发症的治疗方法与重要策略，它不仅能带来持续稳定的减肥效果，还能显著缓解肥胖症相关的代谢病，是治疗超级肥胖的"金标准"。

二、手术操作图

腹腔镜胃旁路手术（RYGB 手术）操作图见图 3 – 25。

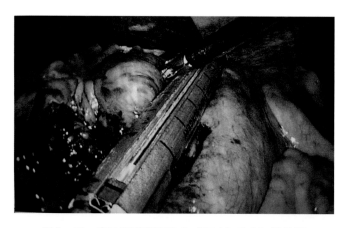

图 3 – 25 腹腔镜胃旁路手术（RYGB 手术）操作图

三、手术适应证

（1）患者 BMI ≥ 37.5，建议积极手术；32.5 ≤ BMI < 37.5，推荐手术；27.5 ≤ BMI < 32.5，经改变生活方式和内科治疗难以控制，且至少符合 2 项代谢综合征组分，或存在并发症，综合评估后可考虑手术。

（2）男性腰围 ≥ 90cm、女性腰围 ≥ 85cm，参考影像学检查提示中心型肥胖，经多学科综合治疗协作组（MDT）广泛征询意见后可酌情提高手术推荐等级。

（3）建议手术年龄为 16 ~ 65 岁。

四、特殊仪器设备

（1）摄像系统（监视器、摄像主机、摄像头、冷光源、导光束）。
（2）超声刀。
（3）减重手术床。
（4）减重转运床。

五、特殊手术器械

腹腔镜胃旁路手术（RYGB 手术）特殊手术器械见图 3 - 26。

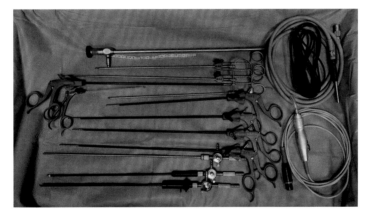

图 3 - 26　腹腔镜胃旁路手术（RYGB 手术）特殊手术器械

六、术前准备

（1）麻醉方式：气管内插管全身麻醉。
（2）手术体位："大"字体位，选择减重手术床。
（3）手术间布局：主刀医生站于患者两腿之间操作，监视器放置在患者头侧上方。

七、手术方法与配合技术

腹腔镜胃旁路手术（RYGB 手术）方法与配合技术见表 3 - 14。

表 3 – 14　腹腔镜胃旁路手术（RYGB 手术）方法与配合技术

手术方法	配合技术
1. 安置"大"字体位，消毒铺巾	按上腹部手术消毒范围消毒，按"大"字体位铺巾，固定器械暂存袋
2. 连接仪器导线及各管道，使用前测试仪器设备	连接导光束，摄像头、超声刀手柄、高频电刀导线、气腹管、吸引管等分类进行固定放置，开启仪器设备并调节好参数
3. 建立气腹	递两把布巾钳提起脐部组织，用 11# 刀片切开皮肤，气腹针置入腹腔后开始制造气腹
4. 腹腔探查，胃减压引流	调整手术体位，头高脚低位 15°～20°，左高右低 5°～10°，探查腹腔情况，在监视器监视下调整减重胃管，引流出胃腔的气体及胃液
5. 制作小胃囊	递加长切割枪蓝钉 3～5 个制作小胃囊，用可吸收缝线缝合切缘
6. 制作胆胰支、食物支	递 25cm 绳带测量小肠，距离小肠起始处 50cm 用切割枪白钉切断小肠，根据小肠总长度确定肠吻合位置，用非吸收缝线作标识
7. 空肠—空肠吻合	递切割枪白钉进行肠吻合，用 3 - 0 倒刺线缝合吻合口及关闭肠系膜裂孔
8. 胃—空肠吻合	递切割枪蓝钉进行胃肠吻合，调整减重胃管至吻合口肠端，用 3 - 0 倒刺线缝合吻合口
9. 关闭横结肠系膜缺损、Peterson 裂孔	用 0/2 非吸收缝线关闭系膜缺损及系膜裂孔
10. 检查止血，关闭各穿刺孔	检查吻合口情况，清点器械敷料，递筋膜缝合器缝合 12mm 穿刺口，予皮肤黏胶保护切口

八、护理评估

（1）健康史评估：了解患者有无心血管疾病史、代谢性疾病史、心理性疾病史、胃肠道疾病史、睡眠呼吸暂停综合征等。

（2）身心状况评估：患者生命体征、心肺功能、对手术的认知程度、心理承受能力等。

（3）手术相关需求评估：体型、BMI 指数、脊柱及关节情况、外周血管情况、是否留置经外周穿刺中心静脉置管（PICC）、皮肤情况、腹部脂肪厚度、沟通能力及配合程度，手术设备及用物等。

九、护理措施

1. 术前健康宣教

（1）告知患者麻醉方式及留置静脉输液的必要性，取得患者的理解和配合。

（2）告知患者麻醉前会听到仪器的声音，消除患者紧张心理。解释手术需要消毒的范围，解释手术需要脱除上衣，术毕将及时穿上。耐心解释以取得患者理解配合，注意保护患者隐私与做好保暖措施。

（3）重点讲解术后复苏时需要配合的注意事项：拔除气管导管前用口呼吸，不要拉扯管道；气管导管拔除后积极和工作人员沟通，及时告知疼痛或呼吸困难等不适症状。

（4）告知患者术后及早活动的重要性，讲解从手术床移动至转运床的关键步骤。

2. 体位管理

（1）手术床：选用减重手术床。

（2）麻醉前体位：利用斜坡垫将患者胸背部垫高，使患者下颌与胸部平齐，取仰卧位，利于患者呼吸和麻醉医生操作。

（3）手术体位：采用双上肢外展、分腿"大"字体位，患者臀缘距离手术床背板下缘约 10cm。

（4）肢体防坠约束：四肢使用约束绑带固定，足下安装足挡板预防下滑。

3. 管道护理

（1）胃管管理。

①术前：用液体石蜡充分润滑减重胃管后，经口腔留置胃管，遇到阻力要停止送胃管。

②术中：根据手术进程调节胃管。

③手术结束前：关闭系膜裂孔后拔除胃管，待胃管至 25cm 给予负压快速拔出，预防胃液残留于患者口咽部，增加吸入性肺炎的风险。

（2）输液管道。

①PICC 管道管理：做好二次固定防止牵拉脱落，保持通畅，避免高压注药。

②外周静脉管理：预防固定敷料松脱。

4. 眼部保护

（1）麻醉后轻柔地将患者眼睑闭合，再粘贴眼贴膜，避免角膜受损。

（2）留置、调整减重胃管操作时避免外力损伤眼睛。

5. DVT 的预防

（1）术前了解深静脉血栓风险评估结果、根据风险分级给予相应预防措施的实施情况。

（2）术前按医嘱使用弹力绷带加压包扎足背至小腿，压力逐步递减，松紧以不影响足背动脉搏动为宜。

（3）术后主动和被动的下肢运动：患者麻醉苏醒后鼓励其在医务人员协助下主动过床，尽早进行双下肢的主动运动，术后个案管理师及时指导患者家属协助患者进行被动的双下肢运动，预防 DVT 的发生。

6. 皮肤护理

（1）腿部赘肉使用大腿固定带向上牵引，避免被腿架挤压受损。

（2）使用Ⅲ型安尔碘消毒；消毒后，用无菌巾擦干腹部及会阴部皮肤折叠处，避免消毒液残留造成皮肤损伤。

7. 手术器械管理

（1）标准器械与加长器械分区放置，根据手术进程动态管理，便于术中配合。

（2）器械暂存袋的使用：器械暂存袋固定于主刀医生右手侧，方便超声刀等器械暂存，便于术中器械管理。

（3）及时消毒胃肠空腔的操作钳，并分出器械桌的隔离区放置。

8. 患者安全转运

（1）术前宣教过程中，给患者讲解过床方法，教会患者在医务人员协助下自行过床。

（2）术日早晨鼓励患者在医务人员陪伴下步行至手术间。

（3）术毕患者使用减重专用转运床转运，协助患者过床，在转运床使用头高位安置，患者脱氧自主呼吸情况下血氧达95％可送至麻醉恢复室。

十、护理评价

（1）术前健康宣教有成效，患者情绪稳定，对注意事项表示理解并能积极配合。

（2）手术物品准备齐全，配合流畅，患者手术进程顺利安全。

（3）体位安置措施落实得当，手术全过程患者无坠床、无跌倒。

（4）胃管管理妥当，未发生食管和胃损伤；PICC 管输液通畅，没有移位现象。

（5）患者眼部无受损，皮肤未因汗液或消毒液残留而损伤。

（6）患者下肢动脉搏动正常，皮肤温度正常。

（7）整个过床过程中患者配合良好，术前及术毕患者主动参与过床。

第十四节　经皮肝穿刺胆管取石手术护理常规

一、概述

肝胆管结石病是我国常见良性胆道疾病，是非肿瘤性胆道疾病导致死亡的主要原因。肝胆管结石病起病隐匿，发病机制复杂，临床表现特点为反复发作难以完全治愈，病程晚期可并发胆汁性肝硬化、肝实质毁损及肝内胆管癌等，严重影响患者的身体健康和生活质量。经皮肝穿刺胆管取石手术是在超声引导下通过细针经皮肝穿刺到靶向胆管并扩张，形成一个 5~6mm 的通道，置入鞘管支撑，采用硬质胆道镜通过鞘管进入肝内各级胆管和肝外胆管（肝总管、胆总管），取出结石。手术具有超微创、取石效果好、并发症少、术后恢复快等优点。

二、手术操作图

经皮肝穿刺胆管取石手术操作图见图 3 – 27。

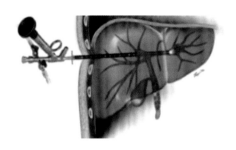

图 3 – 27　经皮肝穿刺胆管取石手术操作图

三、手术适应证

（1）复杂的肝内外胆管结石。
（2）多次胆道或上腹部手术致腹腔重度粘连的复发性肝胆管结石。
（3）胆管空肠 Roux-en-Y 吻合术后吻合口狭窄并发肝胆管结石。
（4）肝移植、肝切除术后肝胆管结石。
（5）无法手术的肝胆管肿瘤合并肝胆管结石。
（6）肝胆管结石伴有肝硬化、门静脉海绵样变。
（7）幼龄、高龄、高危患者。

四、特殊仪器设备

（1）摄像系统（监视器、摄像主机、摄像头、冷光源、导光束）、硬质胆道镜。
（2）B 超机。
（3）腔内灌注泵。
（4）气压腔内碎石机。

五、特殊手术器械

经皮肝穿刺胆管取石手术特殊手术器械见图 3 – 28。

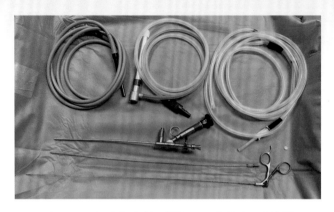

图 3-28　经皮肝穿刺胆管取石手术特殊手术器械

六、术前准备

（1）麻醉方式：气管内插管全身麻醉。

（2）手术体位：仰卧位，肝区使用啫喱垫垫高。

（3）手术间布局：根据患者胆管结石的主要部位，选择左侧或右侧的穿刺路径。仪器摆放原则：B超机及监视器放置于主刀医生的对侧，水泵及碎石机放置在主刀医生的后方。

七、手术方法与配合技术

经皮肝穿刺胆管取石手术方法与配合技术见表3-15。

表3-15　经皮肝穿刺胆管取石手术方法与配合技术

手术方法	配合技术
1. 安置仰卧位，消毒铺巾	上腹部手术消毒范围，按腹部手术铺巾
2. 连接仪器导线及各管道，完成仪器设备的使用前测试	连接导光束，将摄像头、B超探头、冲洗管、吸引管、气压弹道碎石手柄等分类进行固定放置，开启仪器设备并调节好参数
3. B超定位，穿刺	递B超探头，定位后递穿刺针，递10mL注射器抽出胆汁5～10mL，留做细菌培养及药敏试验
4. 扩张、造瘘	递斑马导丝，经导丝依次以8—16 Fr微创扩张套件逐步扩张瘘管，采用14 Fr或16 Fr保护性鞘管建立手术通道
5. 取石、碎石	递硬质胆道镜、开水泵冲洗，递取石网篮取石。如结石较大，递气压弹道碎石杆碎石
6. 放置胆道引流管	递与鞘管相同型号的硅胶引流管，7#丝线8×24角针固定，纱块覆盖手术切口

八、护理评估

（1）健康史评估：了解患者的心血管疾病史、糖尿病史、过敏史、传染病史等，术前重点了解肝胆手术及肝胆疾病史。

（2）身心状况评估：了解患者的生命体征、营养状况、心肺功能、凝血功能等，以及患者对手术的认知程度、心理支持情况。术前重点了解患者胆道系统的影像检查结果。

（3）手术相关需求评估：术野皮肤的准备，手术仪器设备、专科操作器械的准备，体位相关用物的准备。

九、护理措施

1. 术前健康宣教

（1）告知患者麻醉方式及留置静脉输液的必要性，取得患者的理解和配合。

（2）告知患者麻醉前会听到仪器的声音，消除患者紧张心理。解释手术需要消毒的范围，解释手术需要脱除上衣，术毕将及时穿上。耐心解释以取得患者理解配合，注意保护患者隐私与做好保暖措施。

（3）告知患者麻醉后需留置胃管、尿管、气管导管、引流管等管道，麻醉醒来会有不适，切勿自行拔除。

2. 体位管理

（1）采用仰卧位，肝区使用啫喱垫垫高。

（2）输液侧上肢外展不超过90°，以免损伤臂丛神经。

（3）膝下垫膝枕，足下垫足跟垫。

（4）于膝关节上5 cm处用约束带固定，避免术中需要调整手术床时导致坠床。

（5）麻醉后轻柔地将患者眼睑闭合，再粘贴眼贴膜，避免角膜受损。

3. 管道管理

（1）胃管管理：麻醉之后用液体石蜡充分润滑胃管后经鼻腔留置，确认后在胃内接负压瓶，先在鼻翼固定，脸颊处二次固定，粘贴标识。术中注意观察胃管引流量及颜色。

（2）尿管管理：麻醉后留置尿管，二次固定时留有一定的活动余地，粘贴标识。术中注意观察尿量及颜色。

（3）输液管道：

①中心静脉导管（CVC）管理：做好二次固定防止牵拉脱落，保持通畅，避免高压注药。

②外周静脉管理：预防固定敷料松脱。

4. 预防低体温的护理

（1）设定适宜的手术间温度：术前及术毕25℃～26℃，术中22℃～23℃。

（2）术中进行体温监测，观察体温的变化。

（3）术前在术野四周粘贴一次性护垫，注意防水面朝上。术中使用一次性手术单。

（4）下半身盖保温毯，空调温度设为38℃，肩部、头部、外展手臂覆盖布单保暖。

（5）冲洗液提前加温至35℃。

5．手术器械管理

（1）基础器械及腔镜器械分车放置。

（2）微创扩张引流套件（8—18 Fr）按型号大小排列。

（3）微创扩张引流套件、取石篮使用前用液体石蜡润滑；斑马导丝有亲水涂层，用生理盐水润滑；穿刺针不可以润滑。

（4）检查各配件的完好性，正确安装硬质胆道镜、冲水管、气压弹道碎石手柄。

6．术中病情观察

（1）关注手术生理盐水冲洗液的出入平衡：术中定时统计冲洗液的使用量，观察接水桶、吸引器、胃管及尿管的引出量。观察患者有无腹胀等情况。

（2）观察术中出血情况：观察接水桶、吸引器等处引出液的颜色。必要时使用重酒石酸去甲肾上腺素1支2mg＋生理盐水150mL，取20～30mL溶液沿着鞘管注入胆道进行止血。

（3）严密观察患者的血压、心率、呼吸、血氧饱和度的变化。

7．手术完毕安全转运

（1）术毕把患者从手术床转移至转运床。巡回护士做好管道的护理与固定，给患者穿好上衣，做好约束措施，完善所有护理记录。

（2）由麻醉医生、手术医生及巡回护士护送患者至麻醉恢复室。巡回护士与麻醉恢复室护士做好交接工作，内容包括手术中输液量、出血量、生命体征、患者皮肤完整性情况及引流管等各个管道管理情况。

十、护理评价

（1）术前健康宣教有成效，患者情绪稳定，对注意事项表示理解并能积极配合。

（2）手术物品准备齐全，配合流畅，手术间布局合理，手术进程顺利安全。

（3）体位安置措施落实得当，无皮肤完整性损伤、肢体神经损伤、眼部损伤。

（4）各管道管理妥当，管路固定，引流通畅；CVC管输液通畅，没有移位现象。

（5）患者生命体征平稳，未出现手术并发症。

参考文献

［1］王毓麟，赵伟，耿丽媛，等. 胆囊结石胆囊切除术与保胆取石术争议综述［J］. 中国中西医结合外科杂志，2021，27（6）：920－923.

［2］ZHANG Z, LI Y, LI K, et al. Value of multidisciplinary team（MDT）in minimally invasive treatment of complex intrahepatic bile duct stones［J］. Bioscience trends, 2021, 15（3）：161－170.

［3］王林，王丕琳，朱强．乳腺癌改良根治围手术期患者心理干预对免疫功能影响
　　　［J］．中华肿瘤防治杂志，2019，26（19）：70－74．

［4］王玉华．功能锻炼强化指导与心理护理对于乳腺癌根治术后自我护理能力的影响分
　　　析［J］．实用妇科内分泌杂志（电子版），2019，6（2）：151，158．

［5］覃湘泉，王甜甜，谢妍妍，等．腋窝入路腔镜下乳腺癌皮下腺体切除联合胸肌前假
　　　体＋补片Ⅰ期乳房重建的创新探索［J］．中国胸心血管外科临床杂志，2021，28
　　　（9）：1029－1036．

［6］李于娜，刘志彬，高镱鑫．探讨手术治疗乳腺癌患者配合心理护理的效果［J］．心
　　　理月刊，2022，17（3）：88－90．

［7］洪晟乾，张素芳，韩淼，等．腹腔镜肝切除术治疗复发性肝癌的单中心经验［J］．
　　　腹腔镜外科杂志，2023，28（7）：500－503．

［8］包磊，张华国．腹腔镜下解剖性肝切除术治疗原发性肝癌的疗效［J］．吉林医学，
　　　2023，44（12）：3365－3367．

［9］杨彦伟，郑又侨，朱立峰．腹腔镜下肝部分切除术与传统开腹手术治疗原发性肝癌
　　　的疗效比较［J］．癌症进展，2023，21（22）：2500－2503．

［10］王鹏，王宏光．腹腔镜超声肝内管道结构的辨识［J］．岭南现代临床外科，2021，
　　　21（4）：392－396．

［11］郭莉．手术室护理实践指南（2021年版）［M］．北京：人民卫生出版社，2021．

［12］李婷婷．快速康复外科理念在胃癌患者围手术期护理中的应用效果［J］．中国医
　　　药指南，2021，19（23）：176－178．

［13］惠萍，陈兰仁，王松．多模式保温对腹腔镜辅助下胃癌根治术 老年患者围术期体
　　　温和恢复情况的影响［J］．中国临床保健杂志，2021，24（3）：403－406．

［14］袁静，孙榕芳，张占东．腹腔镜手术治疗结直肠癌患者的近期疗效及对机体应激反
　　　应的影响［J］．癌症进展，2022，20（24）：2523－2526．

［15］郭耀．腹腔镜根治术与传统开腹手术治疗结肠癌的临床疗效比较［J］．中国实用
　　　医药，2023，18（1）：65－67．

［16］汪建平．中华结直肠肛门外科学［M］．北京：人民卫生出版社，2014．

［17］裴成明，汪浩洋，王志亮，等．腹腔镜Miles手术与腹腔镜切除经肛门吻合术治疗
　　　超低位直肠癌的效果［J］．中外医学研究，2024，22（6）：22－25．

［18］储玮，王明月，张璇．Miles术与Dixon术治疗低位直肠癌的远期预后比较［J］．
　　　中华保健医学杂志，2023，25（3）：354－356．

［19］贺春华，王璐，李健，等．改良截石位对患者腹腔镜Miles术后体位并发症及舒适
　　　度的影响［J］．湘南学院学报（医学版），2023，25（1）：40－42．

［20］孟宝仓．不同体位下腹腔镜Miles术治疗低位直肠癌的效果及预后观察［J］．中国
　　　医学工程，2021，29（8）：84－87．

［21］桂慧娟，洪颜．腹腔镜腹膜外与腹膜内结肠造口在Miles术中的临床应用［J］．浙
　　　江创伤外科，2021，26（4）：746－747．

［22］陈学珍，黄银香. 手术室护理路径在全喉切除手术配合中的应用效果分析［J］. 实用临床护理学电子杂志，2020，5（5）：40.

［23］张传蕾. 手术室护理路径在宫腔镜下子宫肌瘤电切术中的应用效果［J］. 当代护士（上旬刊），2020，27（3）：98－100.

［24］蔡颖超，吴芬，吴红霞，等. 精细化护理应用于胸腔镜下肺癌根治术手术室护理中的效果观察及评价［J］. 中国药物与临床，2019，19（14）：2495－2497.

［25］杨薇，许超，周方艳. 手术室精细化护理干预在腹腔镜下全子宫切除术中的应用［J］. 齐鲁护理杂志，2020，26（2）：92－94.

［26］范兴爱，贺巍，朱琳. 手术护理路径对重症颅脑损伤者急诊微创穿刺手术配合效率的影响［J］. 实用临床医药杂志，2019，23（3）：112－114，118.

［27］白玲，侯云侠. 急性阑尾炎腹腔镜阑尾切除术围术期的针对性护理研究［J］. 山西医药杂志，2019，48（10）：1257－1259.

［28］贺彩玲，王小霞. 快速康复护理理念在腹腔镜阑尾切除术患者围术期的应用效果［J］. 临床医学研究与实践，2019，4（35）：187－189.

［29］张丽丽. 阑尾炎腹腔镜手术切除治疗的临床护理分析［J］. 中国医药指南，2019，17（17）：231－232.

［30］张筱婷. 系统化护理干预对阑尾炎腹腔镜术后患者胃肠功能恢复的影响［J］. 当代临床医刊，2021，34（4）：95，79.

［31］曹美美，次玲娟，张坚. 小儿急性阑尾炎与肠系膜淋巴结炎鉴别诊断中高频超声的应用及准确性分析［J］. 临床和实验医学杂志，2020，19（24）：2676－2679.

［32］牛彬. 系统护理干预在阑尾炎腹腔镜手术患者中的应用效果分析［J］. 中国医药指南，2022，20（6）：138－140.

［33］刁建华，邵志伟，黄其根. 腹腔镜阑尾切除术治疗急性化脓性阑尾炎的疗效及安全性评价［J］. 中国社区医师，2020，36（36）：10－11.

［34］汤睿，吴卫东，周太成. 腹外疝手术学［M］. 北京：科学出版社，2019.

第四章　妇科手术护理常规

第一节　宫腔镜子宫内膜息肉电切手术护理常规

一、概述

子宫内膜息肉是临床常见的妇女宫内疾病，主要表现为子宫内膜局部过度增生，导致宫腔内出现多个光滑肿物。临床多表现为不规则阴道流血、月经异常等。早期以诊断性刮宫手术治疗为主。由于手术中盲视操作，导致漏诊率高达 20%～50%，并且难以刮除子宫底、宫角部息肉，残留及复发风险大；同时，对于患者子宫内膜损伤较大。自宫腔镜应用以来，宫腔镜子宫内膜息肉电切手术可使术者在高清视野下全面检查宫腔内情况、双侧输卵管开口情况，精确定位子宫内膜息肉的位置。使用宫腔镜双极电切系统可以高效率地切除内膜息肉。宫腔镜子宫内膜息肉电切手术具有手术操作便捷、对患者损伤小及安全性高等优势，相对于传统手术的手术时间与住院时间较短，患者术后并发症的发生率较低，对于提高临床手术效果具有突出价值。目前通过宫腔镜手术切除子宫内膜息肉被认为是最直接有效的治疗手段，已成为子宫内膜息肉诊断和治疗的"金标准"。

二、手术操作图

宫腔镜子宫内膜息肉电切手术操作图见图 4-1。

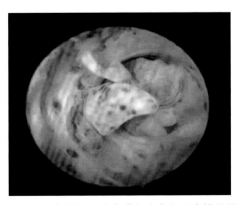

图 4-1　宫腔镜子宫内膜息肉电切手术操作图

三、手术适应证

（1）异常子宫出血。
（2）子宫内占位性病变。
（3）子宫发育异常。
（4）不孕症。
（5）宫腔内异物。
（6）宫腔粘连。

四、特殊仪器设备

（1）摄像系统（监视器、摄像主机、摄像头、冷光源、导光束）、12°镜头。
（2）电刀止血系统；膨宫主机。

五、特殊手术器械

宫腔镜子宫内膜息肉电切手术特殊手术器械见图4-2。

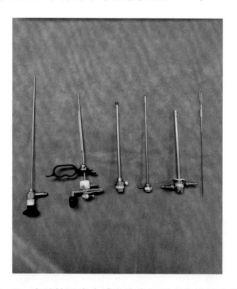

图4-2　宫腔镜子宫内膜息肉电切手术特殊手术器械

六、术前准备

（1）麻醉方式：静脉全身麻醉。
（2）手术体位：截石位。

（3）手术间布局：主刀医生站于患者会阴侧，器械护士站于主刀医生右后侧，监视器、生理盐水置于床的右侧边或左侧边。

七、手术方法与配合技术

宫腔镜子宫内膜息肉电切手术方法与配合技术见表 4 - 1。

表 4 - 1　宫腔镜子宫内膜息肉电切手术方法与配合技术

手术方法	配合技术
1. 安置截石位	将患者裤子脱除，臀下垫一张护理垫
2. 消毒铺巾	消毒范围为耻骨联合、肛门周围及臀部、大腿上 1/3 内侧，递中单对折垫臀下，取下治疗巾上面的粘贴带，前三张治疗巾的散边对着医生传递，两张中单铺大腿，先上后下，铺大孔巾
3. 连接每根导线及管道	递导光束、双极线、注水管，分类进行固定放置
4. 镜头连接成像系统	递纱块，调节对准白平衡
5. 巡回护士根据医嘱调节膨宫压力，压力设置 100 mmHg（参考值 80～100 mmHg），不得超过平均动脉压水平，流量设置为 0.3 L/min	膨宫机使用指引：打开膨宫机电源开关→调好参数→接过台上膨宫管→按夹卡管接水→安装好膨宫管→嘱医生打开工作手柄上的开关排水→排走空气→按"开始"使用
6. 测量宫深	递宫腔探针，探入宫腔内，记录宫腔深度
7. 扩张宫颈	递扩宫条，使用扩宫条扩大宫颈口，从最小号 5.5 号扩宫条开始，逐步扩张宫颈管，达到 9.5 号的尺寸，保证宫腔镜成功置入
8. 宫腔镜下操作	在宫腔镜视野直视中明确宫颈及宫腔形态情况，检查双侧输卵管开口方向，直视宫腔内指状凸起部位，观察其形态，使用双极的电切环，切除子宫内膜息肉，再次检查宫腔内情况，取出标本，根据需要放置防止宫腔粘连的透明质酸钠等物品，手术结束
9. 关闭膨宫机	膨宫机关闭指引：按"暂停"键→按夹卡水管→关机→取下膨宫管
10. 撤去宫腔镜系统	将患者放置平卧位，整理患者衣物

八、护理评估

（1）健康史评估：
①患者年龄、身高、体重、皮肤情况。
②病史情况：心血管疾病史、糖尿病史、神经疾病史、过敏史、传染病史等。
③术前身体或活动受限：如患者体内是否有假体、植入物，关节活动范围是否受限。

（2）身心状况评估：评估患者心理状况、生命体征情况、对手术的认知情况。

（3）手术因素评估：评估麻醉方式、手术时间长短、手术中要求体位，术野皮肤的准备、手术仪器设备及器械的准备。

九、护理措施

1. 术前健康宣教

（1）告知患者手术、麻醉相关内容，使用宣教图谱向患者讲解截石位摆放意义，告知患者摆放的要点，在患者清醒情况下摆放体位。

（2）告知患者术后可能留置尿管，术后会有尿管刺激感，请勿自行拔除尿管，以免造成不必要的并发症。

2. 手术体位安全管理

（1）患者进入手术室，进行心电监护，建立静脉通道，麻醉患者，完成摆放。

（2）双下肢外展角度应小于90°，以减少对血管、神经的损伤。

（3）截石位腿托应承托小腿处，注意避免压迫腓总神经。腿托位置与患者屈髋时大腿的高度相仿，患者足尖、膝部与对侧的肩峰在同一条直线上。

（4）根据患者的不适感进行有针对性的调节，并用固定带固定双下肢，松紧适宜。

（5）术中如需要调整体位，需告知麻醉医生。手术医生停止宫腔操作。

（6）手术操作完毕，先把患者一侧下肢平放于手术床腿板上，待患者血压平稳再平放另一侧下肢，防止因回心血量减少，引起低血压。

3. 术中体温安全管理

（1）术前患者入室后手术间温度调至25℃，手术开始后设置温度22℃。

（2）术中监测患者体温，根据体温监测情况，使用加温设备或采用充气式加温仪保暖。

（3）对膨宫液使用加温设备加温，温度调至37℃，加温后再注入患者宫腔内。

4. 术中膨宫液安全管理

（1）术前使用导水管手术薄膜粘贴至手术区域，出水端放置于刻量桶中，手术中严密观察患者出入量的情况。

（2）灌注膨宫液前，务必排空膨宫管中的空气，并保证膨宫液输注顺畅；手术中观察膨宫管，如产生气泡及时排出，防止宫腔内进入空气。

（3）使用电解质的膨宫液出入量相差500mL，巡回护士立即报告手术、麻醉医生，必要时行血气分析，记录结果。

十、护理评价

（1）术前健康宣教有成效，患者焦虑缓解，顺利度过整个围手术期。

（2）手术物品准备齐全，手术间布局合理，手术顺利完成，患者安全返回病房。

（3）术前及术毕体位管理安全，患者未见皮肤完整性损伤、无双下肢肢体神经损伤。

（4）患者生命体征平稳，术中体温维持在正常范围，未出现低体温；患者内环境稳定，未出现水中毒、空气栓塞等并发症。

第二节 腹腔镜子宫肌瘤剔除手术护理常规

一、概述

子宫肌瘤由平滑肌和结缔组织组成，又称子宫平滑肌瘤，多见于 30～50 岁的妇女，可发生于子宫的任何部位，是原发于子宫的良性肿瘤，也是妇科最为常见的手术适应证。子宫肌瘤是一种激素相关性肿瘤，可以单个发生，称为单发性子宫肌瘤，更多时候是多个或多种类肌瘤同时存在，即多发性子宫肌瘤。其按肌瘤所在部位分为宫体肌瘤和宫颈肌瘤。腹腔镜子宫肌瘤剔除手术是将子宫肌瘤剔除而保留子宫，保证患者有正常的月经来潮或有正常生育能力的一种手术方式。

二、手术操作图

腹腔镜子宫肌瘤剔除手术操作图见图 4 - 3。

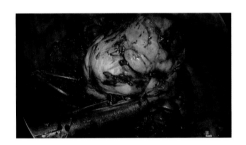

图 4 - 3　腹腔镜子宫肌瘤剔除手术操作图

三、手术适应证

（1）符合子宫肌瘤手术指征的。
（2）年龄在 45 岁以下，或年龄大于 45 岁但未生育，或已生育但要求保留子宫者。
（3）浆膜下子宫肌瘤、肌壁间肌瘤或阔韧带内肌瘤，且单个肌瘤直径小于或等于 10 cm。

四、特殊仪器设备

（1）摄像系统（监视器、摄像主机、摄像头、冷光源、导光束）、0°和 30°镜头。

（2）高频电刀、气腹机。

（3）子宫肌瘤旋切系统。

五、特殊手术器械

腹腔镜子宫肌瘤剔除手术特殊手术器械见图4-4。

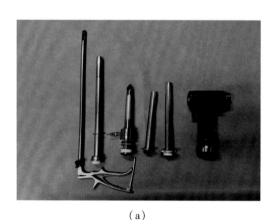 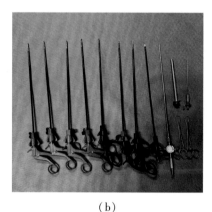

（a）　　　　　　　　　　　　　（b）

图4-4　腹腔镜子宫肌瘤剔除手术特殊手术器械

六、术前准备

（1）麻醉方式：气管内插管全身麻醉或喉罩全麻。

（2）手术体位：改良式膀胱截石位。

（3）手术间布局：主刀医生于患者左侧操作，电外科设备放左侧，摄像系统放置在右下方。一体化手术间布局的电外科设备及摄像系统都可放置在患者左侧。

七、手术方法与配合技术

腹腔镜子宫肌瘤剔除手术方法与配合技术见表4-2。

表4-2　腹腔镜子宫肌瘤剔除手术方法与配合技术

手术方法	配合技术
1. 常规消毒皮肤及会阴部，铺巾、留置尿管	递消毒钳，夹持Ⅲ型安尔碘纱球消毒，连接尿管尿袋，准备好吸取10mL生理盐水的注射器。配合医生手术铺巾。台下医生置入举宫器
2. 连接摄像系统及各管道	配合巡回护士连接入气管与吸引管并固定，连接摄像头及导光束并固定

（续上表）

手术方法	配合技术
3. 建立气腹	递弯盘，内盛11#刀、腹壁钳2把、吸满生理盐水的注射器、气腹针、血垫，于脐孔上、下缘做弧形切口1 cm，以腹壁钳提起腹部组织，气腹针穿刺进入腹腔，试水通畅，建立 CO_2 人工气腹，使腹腔内压力保持12～13 mmHg
4. 置入腹腔镜	根据子宫大小、患者脐耻间距，是否有手术史，选择适宜的置镜孔，入镜后探查腹、盆腔，再次确定是否实施肌瘤剔除术
5. 置入操作钳	在腹腔镜监视下，依次置入穿刺器，使用合适的操作钳
6. 剔除子宫肌瘤	如行浆膜下肌瘤剔除术，先电凝瘤蒂，再将蒂部切断，为避免直接凝断时止血不彻底，可在根部套扎线圈，抓钳抓住肌瘤，切除蒂部。如行肌壁间肌瘤剔除术，先于宫肌注入6单位垂体后叶激素，同时静脉滴注10单位缩宫素，再切开肌瘤表面浆肌层及包膜剥出瘤体。子宫旋切器旋出肌瘤
7. 缝合创面	用1#可吸收线缝合创面
8. 取出瘤体	用标本袋装好瘤体再用子宫旋切器取出肌瘤，防止瘤体碎屑遗留腹腔，造成肿瘤种植
9. 清理盆腔	创面止血彻底，冲洗干净盆腔
10. 缝合切口	放尽腹腔余气，拔出穿刺器，缝合切口

八、护理评估

（1）健康史评估：了解患者的心血管疾病史、糖尿病史、过敏史、传染病史等。术前重点了解患者眼部手术及眼部疾病史、腰部手术等过往手术史。

（2）身心状况评估：了解患者的生命体征、对手术的认知程度、心理支持情况。

（3）手术相关需求评估：术野皮肤的准备，手术仪器设备、专科操作器械的准备，截石位相关用物的准备。

九、护理措施

1. 术前健康宣教

（1）告知患者麻醉方式及手术体位：气管内插管全身麻醉或喉罩全麻后摆置改良截石位。询问牙齿是否有松动的情况。若有活动的假牙、牙套，要提前取下，以防插管时掉落造成意外。

（2）告知患者麻醉前会听到仪器的声音，消除患者紧张心理。解释手术需要摆置截石位。耐心解释取得患者理解配合，注意保护患者隐私与做好保暖措施。

（3）告知患者如有佩戴隐形眼镜、美瞳或装有义眼植入物，需要暂时取出。了解患者身上是否有金属植入物或其他植入装置，保证使用高频电刀的安全。

（4）告知患者手术后有留置尿管、气管导管、引流管等管道，切勿自行拔除。

2. 手术体位安全管理

（1）患者采用改良截石位，术中取头低脚高位。

（2）腿架托住小腿位置，注意避免损伤腘窝血管、神经、腓肠肌。双下肢外展小于90°。

（3）当需要患者取头低脚高位时，可用肩托防止患者向头端滑动。

（4）上肢外展不能超过90°，远端略高，呈环抱状。

（5）眼睛采用眼贴膜保护，应确保双眼眼睑闭合，避免角膜损伤、受压。

（6）术中每30min检查患者眼睛、面部等受压部位情况，检查气管插管的位置及各管道是否通畅。

3. 管道安全管理

（1）术前巡回护士选择上肢建立外周静脉通道1条。术前摆置手术体位和术毕返回转运床时，巡回护士要做好输液管道的管理。

（2）患者全身麻醉后留置导尿管，巡回护士做好管道二次固定及粘贴标识。

4. 手术切口感染的预防

（1）术前30min遵医嘱使用预防性抗生素，预防手术切口感染。

（2）术中严格执行无菌操作，确保使用的无菌物品均在有效期内。

（3）摄像头与导线使用一次性无菌保护套保护，摄像头与内镜连接时注意无菌操作。

5. 严格执行无瘤原则

（1）旋切肌瘤时用标本袋装好再旋切，避免肿瘤掉落造成种植。

（2）手术结束时先从穿刺器放干净余气，再拔出穿刺器，避免"烟囱效应"。

6. 防止术中低体温发生

（1）设定适宜的环境温度，维持在21℃~25℃。

（2）注意患者身体用保温布料覆盖，尽量减少皮肤暴露。

（3）手术床单元用保温毯预加温，给患者提供舒适的感受，术程根据情况持续保温。

（4）CO_2加温。

（5）用于静脉输注及腹腔冲洗的液体加温至37℃。

7. 注意术中用药安全

（1）术前病房带入抗生素，做好"三查七对"。

（2）术中使用垂体后叶激素，对患者血流动力学影响较大，使用前要与手术医生、麻醉医生核查稀释再用，用后密切观察。

8. 手术完毕转运

（1）手术完毕将患者双腿逐一慢慢放平，巡回护士做好管道的护理与固定，给患者穿好衣服，做好约束措施，完善所有护理记录。由麻醉医生、手术医生及巡回护士护送患者至麻醉恢复室。

（2）巡回护士与麻醉恢复室护士做好交接工作，内容包括手术中输液量、出血量、生命体征、患者皮肤完整性情况及引流管等各个管道管理情况。

十、护理评价

（1）术前健康宣教有成效，患者情绪稳定，表示理解配合。

（2）手术物品准备齐全，手术间布局合理，手术进程顺利完成。

（3）术前及术毕体位管理安全，未见皮肤完整性损伤、肢体神经损伤、眼部损伤等。未发生术中低体温。

（4）患者生命体征平稳，未出现手术并发症。

第三节 宫腹腔镜联合不孕手术护理常规

一、概述

不孕症是一种低生育力状态，指一对配偶未采取避孕措施，有规律性生活至少 12 个月未能获得临床妊娠。其中，临床妊娠是指有妊娠的临床征象，并经超声检查证实存在一个或以上妊娠囊。异常的临床妊娠包括异位妊娠（包括子宫颈妊娠和瘢痕子宫妊娠）、胚胎停止发育、早期和晚期流产、死胎、早产、过期妊娠、死产，但不包括生化妊娠。利用宫腹腔镜联合检查技术，能同时对子宫、腹腔进行直观检查和治疗。如发现异常情况，如子宫内膜息肉、子宫肌瘤等，可同时做手术治疗，避免了患者反复检查、治疗，可将创伤减少到最低，安全、恢复快。

二、手术操作图

宫腹腔镜联合不孕手术操作图见图 4-5。

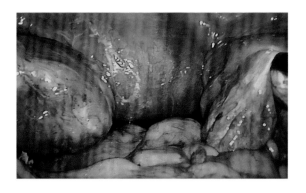

图 4-5 宫腹腔镜联合不孕手术操作图

三、手术适应证

（1）子宫内膜息肉切除：对于影响生育或引起异常出血的子宫内膜息肉。

（2）黏膜下肌瘤切除：如果肌瘤较小且位于子宫内膜下，可以通过宫腔镜切除。

（3）宫腔粘连分离：治疗因流产、刮宫等原因导致的宫腔粘连。

（4）子宫纵隔切除：一些先天性子宫畸形如子宫纵隔可通过宫腔镜矫正。

（5）卵巢囊肿剥除：包括功能性囊肿、巧克力囊肿等。

（6）输卵管手术：如输卵管造口术、输卵管吻合术等，适用于不孕症治疗。

（7）盆腔粘连松解：改善由炎症或手术后引起的盆腔粘连。

（8）不孕症诊断与治疗。

四、特殊仪器设备

（1）腹腔镜的设备：

①腹腔镜：通常用于外科的腹腔镜有两种类型，即诊断性腹腔镜和手术性腹腔镜。两者各有不同类型的视角镜可供选择：a. 0°镜；b. 30°斜视镜；c. 70°斜视镜。

②内镜电视摄像系统：a. 监视器；b. 摄像头；c. 信号转换器。

（2）冷光源系统。

（3）CO_2 气腹系统。

（4）单、双极多功能高频电刀、超声刀、血管闭合系统。

（5）宫腔镜设备与器械。

（6）膨宫装置：膨宫液常选用5%葡萄糖液。

五、特殊手术器械

宫腹腔镜联合不孕手术特殊手术器械见图4-6。

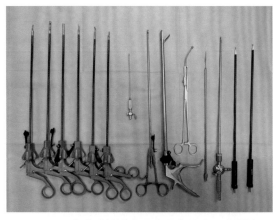

图4-6 宫腹腔镜联合不孕手术特殊手术器械

六、术前准备

（1）麻醉方式：气管内插管全身麻醉。

（2）手术体位：截石位，选择可拆腿板的手术床。

（3）手术间布局：术前了解患者全身情况，主刀医生于患者左侧操作，摄像系统放置在患者右侧。如使用双监视器，一台位于患者右侧下肢，正对主刀医生，另一台正对一助。宫腔镜系统及生理盐水灌注系统放置在患者头部左侧，便于术者术中观察。

七、手术方法与配合技术

宫腹腔镜联合不孕手术方法与配合技术见表4-3。

表4-3　宫腹腔镜联合不孕手术方法与配合技术

手术方法	配合技术
1. 安置截石位完成，器械按要求放置	提前准备器械：光源、摄像、双极、单极、超声刀等主机
2. 消毒铺巾、会阴部准备防水膜	递抗菌薄膜，有袋薄膜粘贴固定
3. 连接每根导线及管道	递光纤、射频、单极、双极、冲水管、吸引管等，分类固定放置
4. 镜头连接成像系统	无菌镜套包裹完毕
5. 第1个切口：消毒脐及脐周皮肤，以布巾钳钳夹脐两侧皮肤，在脐轮下缘弧形（或纵行）切一小切口，长约1 cm	用消毒棉球消毒皮肤，以大布巾钳2把提起腹壁后，用11#刀切开，递中弯1把，以小显影纱垫拭切口
6. 建立气腹，气腹针呈80°左右插入腹腔内，注入CO_2气体。退出气腹针，10 mm穿刺器呈80°插入，大布巾钳尽量提起腹壁，有突破感后将针芯拔出，有气体冲出表明已进入腹腔	用气腹针插入，连接CO_2气体输入管，注入气体CO_2。手术床调整为头低脚高位
7. 用带保护大穿刺器建立镜子通道	10mm穿刺器穿刺进入盆腹腔
8. 暴露腹腔、盆腔	确定镜子进入腹腔，检查盆腹腔情况
9. 找到操作通道穿刺点，镜子辅助下，在内镜监视下做第2、3、4个手术切口，置入穿刺器，做相应器械操作通道	用消毒棉球消毒皮肤，用大布巾钳2把提起腹壁，用11#刀切开，中弯1把，小显影纱垫拭切口

（续上表）

手术方法	配合技术
10. 探查盆腔、腹腔，检查子宫及双附件	递腔镜分离钳、输卵管抓钳，检查子宫及双附件，检查盆腹腔情况
11. 分离粘连、暴露输卵管及游离卵巢	根据盆腹腔情况，分离粘连带，处理子宫内膜异位症等，充分冲洗盆腹腔
12. 探查盆腹腔是否有子宫内膜异位病灶，根据病情决定手术方式	必要时单极灼烧子宫内膜异位病灶，冲洗止血
13. 宫腔镜检查：再次消毒术野皮肤，准备仪器设备	调节仪器设备各参数
14. 扩张宫颈	放置窥阴器，用0.5%活力碘消毒阴道及宫颈，宫颈钳夹持宫颈前唇以探针探明宫腔方向和深度，用扩张器扩张宫颈，以镜体能顺利进出为宜
15. 膨宫液排气及压力调节	膨宫液选用5%葡萄糖溶液或0.9%氯化钠溶液，调节合适压力，排空进液管的空气
16. 置入镜体检查宫腔	顺着宫腔方向缓慢轻柔置入宫腔镜，待膨宫液充盈后调焦至视野清晰，转动镜体依次对宫底，宫腔前、后、左、右壁，子宫角及输卵管开口，宫颈内口，宫颈管进行全面检查，必要时行介入手术
17. 退出宫腔镜，冲洗盆腔，放出腹腔内 CO_2 气体，退出穿刺器，缝合切口，贴敷料贴	清点手术器械和物品数目。取回腹腔镜、手术器械及穿刺器

八、护理评估

（1）详细询问患者一般情况、病史，重视家族史问诊、并发症评估，规范术前查体。

（2）完善血尿常规、电解质、肝功能、肾功能、血糖、凝血功能、心电图及胸部 X 线检查等。对某些特殊患者，应针对性检查激素水平、完善男方相关检查等。

（3）影像学检查：完善妇科超声检查，初步了解子宫体大小、宫腔有无占位性病变、子宫内膜厚度、肌层浸润情况、附件有无占位性病变等；行子宫颈细胞学检查、子宫内膜活检等，必要时完善病理会诊，通过子宫内膜活体组织病理学检查可以明确诊断。

（4）对患者进行心理评估和支持。

九、护理措施

1．术前健康宣教

（1）告知患者麻醉方式及手术体位：气管内插管全身麻醉后摆置截石位。

（2）告知患者麻醉前会听到仪器的声音，消除患者紧张心理。耐心解释取得患者理解配合，注意保护患者隐私与做好保暖措施。

（3）告知患者如有佩戴隐形眼镜或装有义眼，需要暂时取出。

（4）告知患者采取截石位使用减压材料的措施，取得患者的理解配合。

（5）告知患者手术后可能留置气管导管、引流管等管道，切勿自行拔除。

2．手术切口感染的预防

（1）术前 30min 遵医嘱使用预防性抗生素，预防手术切口感染。

（2）腹部切口与会阴部切口器械分开使用。

（3）摄像头与导线使用一次性无菌保护套保护，摄像头与内镜连接处做好防水，避免灌注液进入摄像系统污染术野。

（4）术中做好器械保护，可在主刀医生侧放一腔镜器械袋，用于放置器械，避免器械交叉污染。

3．手术体位安全管理

（1）患者取仰卧位，在近髋关节平面放置截石位腿架。

（2）如果手臂需外展，同仰卧位。用约束带固定下肢。

（3）放下手术床腿板。必要时，臀部下方垫体位垫，以减轻局部压迫。臀部要相应抬高，便于手术操作。双下肢外展 <90°，大腿前屈的角度应根据手术需要而改变。

（4）当需要摆置头低脚高位时，可加用肩托，以防止患者向头端滑动。

4．管道安全管理

（1）术前巡回护士选择上肢建立外周静脉通道 1 条，摆置手术体位时，巡回护士要做好输液管道的管理。

（2）术中妥善固定各类管道。

十、护理评价

（1）术前健康宣教有成效，患者情绪稳定，表示理解配合。

（2）手术物品准备齐全，手术间布局合理，手术进程顺利完成。

（3）术前及术毕体位管理安全，未见皮肤完整性损伤、肢体神经损伤。

（4）患者生命体征平稳，未出现手术并发症。

第四节　腹腔镜卵巢囊肿剥除手术护理常规

一、概述

卵巢的良性肿块可分为非赘生性和赘生性两大类，前者包括子宫内膜异位囊肿、卵泡囊肿、单纯囊肿、黄素化囊肿、黄体囊肿、卵巢冠囊肿以及炎性肿块等；后者指卵巢的良性肿瘤，包括良性卵巢上皮性肿瘤、生殖细胞肿瘤、性索间质肿瘤和非特异性间质肿瘤等。可发生在任何年龄，以生育年龄居多。良性卵巢肿瘤的治疗方法，唯有手术治疗。卵巢良性肿瘤多数可行肿瘤剥除术。腹腔镜卵巢囊肿剥除手术是妇科微创手术的重要组成部分。

二、手术操作图

腹腔镜卵巢囊肿剥除手术操作图见图 4 - 7。

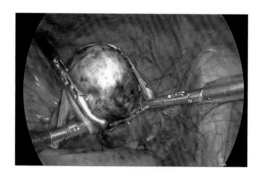

图 4 - 7　腹腔镜卵巢囊肿剥除手术操作图

三、手术适应证

（1）已明确诊断的卵巢囊性包块，以卵巢皮样囊肿为最佳适应证。
（2）附件包块逐渐增大并≥5cm 或肿块＜5cm，经 2 个月以上观察治疗仍未消失者。
（3）合并有症状、体征，如蒂扭转的附件肿块。

四、特殊仪器设备

（1）摄像系统（监视器、摄像主机、摄像头、冷光源、导光束）、0°或 30°镜头。
（2）高频电刀、气腹机。

五、特殊手术器械

腹腔镜卵巢囊肿剥除手术特殊手术器械见图4-8。

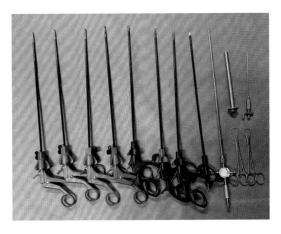

图4-8 腹腔镜卵巢囊肿剥除手术特殊手术器械

六、术前准备

（1）麻醉方式：全身麻醉，气管内插管或喉罩全麻。

（2）手术体位：平卧位或改良式膀胱截石位。

（3）手术间布局：主刀医生于患者左侧操作，电外科设备放于患者左侧，摄像系统放置在患者右下方。一体化手术间布局的电外科设备及摄像系统都可放置在患者左侧。

七、手术方法与配合技术

腹腔镜卵巢囊肿剥除手术方法与配合技术见表4-4。

表4-4 腹腔镜卵巢囊肿剥除手术方法与配合技术

手术方法	配合技术
1. 常规消毒皮肤及会阴部，铺巾、放置尿管	递消毒钳夹持Ⅲ型安尔碘纱球消毒，连接尿管尿袋，准备好吸取10 mL生理盐水的注射器。配合医生进行手术铺巾。对于有性生活的患者酌情置入举宫器
2. 连接摄像系统及各管道	无菌镜套保护摄像头及光纤连接并固定，连接入气管、冲洗管、废气管并固定

（续上表）

手术方法	配合技术
3. 建立气腹	递弯盘，内盛 11#刀、腹壁钳 2 把、吸满生理盐水的注射器、气腹针、血垫，于脐孔上、下缘作 1 cm 弧形切口，腹壁钳提起腹部组织，气腹针穿刺进入腹腔，试水通畅，建立 CO_2 人工气腹，使腹腔内压力保持 12～13 mmHg
4. 置入腹腔镜	根据盆腔包块大小、患者脐耻间距及是否有手术史，选择适宜的置镜孔，入镜后探查腹、盆腔情况
5. 置入操作钳	在腹腔镜监视下，依次置入穿刺器，使用合适的操作钳
6. 剥除卵巢囊肿	选取合适的标本袋，放入盆腔，把囊肿放进标本袋中，防止囊肿剥除后污染腹腔。于卵巢囊肿表面薄弱处，沿卵巢纵轴方向，距卵巢门 2～3 cm 处，递单极电凝钩电凝表面并切开包膜层，依次剥除囊肿
7. 创面止血	用 3－0 号可吸收线缝合创面或双极电凝器电凝止血
8. 取出囊肿	用标本袋装好剥除的囊肿，从操作孔或脐孔取出囊肿
9. 清理盆腔	创面止血彻底，冲洗干净盆腔
10. 缝合切口	放尽腹腔余气，拔出穿刺器，缝合切口

八、护理评估

（1）健康史评估：了解患者是否有心血管疾病史、糖尿病史、过敏史、传染病史等，术前重点了解眼部疾病史、眼部手术及腰部手术史等过往手术史。

（2）身心状况评估：了解患者生命体征、对手术的认知程度、心理支持情况。

（3）手术相关需求评估：术野皮肤的准备，手术仪器设备、专科操作器械的准备，截石位相关用物的准备。

九、护理措施

1. 术前健康宣教

（1）告知患者麻醉方式及手术体位：气管内插管全身麻醉或喉罩全麻后摆置改良截石位。询问患者牙齿是否松动，是否有活动假牙。若有牙套要提前取下，以防插管时掉落误入气道。

（2）告知患者麻醉前会听到仪器的声音，消除患者紧张心理。解释手术需要将患者摆置截石位。耐心解释取得患者理解配合，注意保护患者隐私与做好保暖措施。

（3）告知患者如有佩戴隐形眼镜、美瞳或装有义眼植入物，需要暂时取出。了解患者体内是否有金属植入物或其他植入装置，保证使用高频电刀的安全。

（4）告知患者手术后有留置尿管、气管导管、引流管等管道，切勿自行拔除。

2. 手术体位安全管理

（1）手术采用改良截石位，术中取头低脚高位。

（2）腿架托住患者小腿位置，注意避免损伤腘窝血管、神经、腓肠肌。双下肢外展小于90°。

（3）需要取头低脚高位时，可用肩托以防止患者向头端滑动。

（4）上肢外展不能超过90°，远端略高呈环抱状。

（5）采用一次性眼贴膜保护眼睛，应确保双眼眼睑闭合，避免角膜损伤、受压。

（6）术中每30min检查患者眼睛、面部等受压部位情况，检查气管插管的位置及各管道是否通畅。

3. 管道安全管理

（1）术前巡回护士选择上肢建立外周静脉通道1条，术前摆置手术体位和术毕返回转运床时，巡回护士要做好输液管道的管理。

（2）全身麻醉后留置导尿管，巡回护士做好管道二次固定及粘贴标识。

4. 手术切口感染的预防

（1）术前30min遵医嘱使用预防性抗生素，预防手术切口感染。

（2）术中严格执行无菌操作，确保使用的无菌物品均在有效期内。

（3）摄像头与导线使用一次性无菌保护套保护，连接摄像头与内镜时注意无菌操作。

5. 严格执行无瘤原则

剥除囊肿、取出囊肿时注意用标本袋保护，防止污染盆腹腔及切口。

6. 术中低体温的预防

（1）设定适宜的环境温度，维持在21℃~25℃。

（2）注意患者身体用保温材料覆盖，尽量减少皮肤暴露。

（3）手术床单元用保温毯预加温，给患者提供舒适的感受，术程根据情况持续保温。

（4）CO_2加温。

（5）用于静脉输注及腹腔冲洗的液体加温至37℃。

7. 手术完毕转运

手术完毕将患者双腿逐一慢慢放平。巡回护士做好管道的护理与固定，给患者穿好衣服，做好约束措施，完善所有护理记录。由麻醉医生、手术医生及巡回护士护送患者至麻醉恢复室。巡回护士与麻醉恢复室护士做好交接工作，内容包括：手术中输液量、出血量、术中生命体征、患者皮肤完整性情况及引流管等各个管道管理情况。

十、护理评价

（1）术前健康宣教有成效，患者情绪稳定，表示理解配合。

（2）手术物品准备齐全，手术间布局合理，手术进程顺利完成。

（3）术前及术毕体位管理安全，未见皮肤完整性损伤、肢体神经损伤、眼部损伤等。

未发生术中低体温。

（4）患者生命体征平稳，未出现手术并发症。

（5）囊肿完整取出，未造成盆、腹腔或切口污染。

第五节　腹腔镜辅助阴式全子宫切除手术护理常规

一、概述

子宫脱垂是指子宫从正常位置沿阴道下降，宫颈外口达坐骨棘水平以下，甚至子宫全部脱出于阴道口以外，常合并有阴道前壁和（或）后壁膨出。阴道前、后壁又与膀胱、直肠相邻，因此子宫脱垂还可伴有膀胱、尿道和直肠膨出。子宫脱垂与支持子宫的各韧带松弛及骨盆底托力减弱有关，因此多见于多产、营养不良和从事体力劳动的妇女，发病率为1%～4%。

腹腔镜辅助阴式全子宫切除手术是以腹腔镜手术为开端，以阴道手术为终结的子宫全切术。该术式可首先在腹腔镜下对整个盆、腹腔脏器进行全面的检查，以了解有无合并病变并在镜下进行适当的处理，然后在腹腔镜下完成子宫附件的处理，必要时甚至可以于镜下处理子宫血管和韧带。该术式使阴式子宫切除术变得简单、安全、容易操作，同时避免了阴式手术不能窥视盆、腹腔和难以处理子宫附件及其他合并病变的缺点。

二、手术操作图

腹腔镜辅助阴式全子宫切除手术操作图见图4-9。

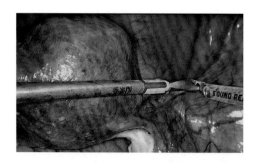

图4-9　腹腔镜辅助阴式全子宫切除手术操作图

三、手术适应证

（1）子宫肌瘤需切除子宫者。

（2）子宫肌瘤，子宫小于孕4个月。

（3）子宫肌腺瘤、腺肌症。

（4）子宫内膜增生过长。

（5）子宫脱垂。

四、特殊仪器设备

（1）摄像系统（监视器、摄像主机、摄像头、冷光源、导光束）、30°镜头。

（2）超声刀主机、气腹机。

（3）电刀主机。

五、特殊手术器械

腹腔镜辅助阴式全子宫切除手术特殊手术器械见图4-10。

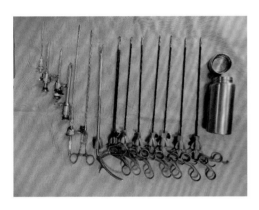 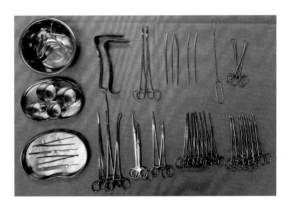

　　　　　　　（a）　　　　　　　　　　　　　　　　　（b）

图4-10　腹腔镜辅助阴式全子宫切除手术特殊手术器械

六、术前准备

（1）麻醉方式：气管内插管全身麻醉。

（2）手术体位：头低脚高截石位，双手用中单固定于床沿。

（3）手术间布局：主刀医生站于患者左侧操作，一助站于患者右侧，扶镜医生站于患者头侧，摄像系统放置在床尾侧，电刀及超声刀放置于患者右上侧，洗手护士站于患者左下侧。

七、手术方法与配合技术

腹腔镜辅助阴式全子宫切除手术方法与配合技术见表4-5。

表 4 – 5 腹腔镜辅助阴式全子宫切除手术方法与配合技术

手术方法	配合技术
1. 消毒腹部、阴道及会阴部皮肤	递卵圆钳碘伏棉球
2. 铺无菌手术巾	臀下垫无菌小单，双下肢分别铺盖双层小单，腹部铺无菌巾及大单
3. 插入导尿管，连接设备	协助插导尿管，递 10mL 生理盐水，递光纤摄像及镜头、气腹管、超声刀线、双极线、冲水管、吸引管等，分类进行固定放置，打开各仪器设备
4. 做第一切口，消毒脐部及其周围皮肤，布巾钳夹脐部两侧皮肤，脐轮下行弧形切口 10mm	递消毒棉球，布巾钳 2 把、11#刀片切开，纱块擦拭切口
5. 穿刺 10mm 穿刺器，建立气腹进镜探查，调节好参数	递穿刺器，取回布巾钳，建立气腹，气腹调节高流量压力 11 ~ 13mmHg，手术床调整头低脚高位
6. 在内镜监视下做第 2、3 切口，置入穿刺器，相应器械通道各做 5mm 常规切口	递 11#刀片切皮，递两个 5mm 穿刺器
7. 用超声刀切断圆韧带、输卵管峡段、卵巢固有韧带及阔韧带	递超声刀、双极电凝，切开止血
8. 于膀胱子宫交界下方黏膜上做一横切口，下推膀胱，在前穹隆顶标志处剪开于子宫交界处	递腔镜剪刀切开，递腔镜分离钳钝性分离
9. 拔出腹腔镜器械，转至会阴部	退出腔镜器械，关闭气腹、显像系统等
10. 暴露手术部位	递角针 7#线，缝小阴唇，暴露阴道，纱布缝挡肛门，棉球再次消毒阴道；递阴道拉钩拉开阴道上方，挡板挡住下方
11. 在阴道穹与宫颈交界处注入水垫，分离膀胱宫颈间隙，依次切开主韧带、子宫骶前韧带	递稀释缩宫素在黏膜下注射，形成层次，后钝性分离，递宫颈钳往外牵拉，依次切断缝扎骶、主韧带，用 0#可吸收缝线缝合
12. 达膀胱腹膜反折处，横向剪开膀胱腹膜反折，上推膀胱，显露子宫血管缝扎	腹膜反折处递小圆针 4#丝线，直钳悬吊，0#线缝扎子宫血管

（续上表）

手术方法	配合技术
13. 取出子宫及附件，关闭阴道残端	取出标本，碘伏冲洗，递0#可吸收缝线关闭残端，阴道内塞碘伏纱条
14. 重新建立气腹，探查腹、盆腔，止血、冲洗，必要时放置引流管	建立气腹，递吸引器、双极电凝，冲洗止血
15. 缝合腹部切口	递2－0可吸收缝线缝合，使用消毒棉球、切口贴

八、护理评估

（1）健康史评估：了解患者的心血管疾病史、糖尿病史、过敏史、传染病史等。术前重点了解其下肢手术及下肢疾病史。

（2）身心状况评估：了解患者的生命体征、对手术的认知程度、心理支持情况。

（3）手术相关需求评估：术野皮肤的准备，手术仪器设备、专科操作器械的准备，截石位相关用物的准备。

九、护理措施

1. 术前健康宣教

（1）告知患者麻醉方式及手术体位：气管内插管全身麻醉，后摆置头低脚高截石位。

（2）告知患者麻醉前会听到仪器的声音，消除患者紧张心理。解释手术需要脱除上衣，手术完毕将及时穿上。耐心解释取得患者理解配合，注意保护患者隐私与做好保暖措施。

（3）术前告知患者如有佩戴隐形眼镜或装有义眼植入物，需要暂时取出；告知患者术中需要使用减压和安全材料的措施，取得患者的理解配合；告知患者手术后有留置尿管、气管导管，切勿自行拔除。

2. 手术体位安全管理

（1）正确安置手术体位：安装下肢截石位架，调整角度与长度，请患者主动配合将双腿置于腿架上。询问患者大腿内侧及膝关节是否舒适，是否处于功能位。巡回护士在全麻前安置患者于截石位，此时患者意识清醒，若有不适可适当调整。患者术后腰部疼痛和下肢疼痛的发生概率较麻醉后安置显著降低。

（2）体位摆放舒适后，贴好电极板妥善固定。注意遮盖患者会阴及保暖。

（3）用肩托固定患者肩部，患者双手用双层包布固定于身体两侧，头部垫啫喱头垫。

（4）采用一次性眼贴膜保护患者眼睛，应确保双眼眼睑闭合，避免角膜损伤。

（5）术中每30min检查患者气管插管的位置及各管道是否通畅。

（6）不需要取头低位时及时放平手术床，减轻患者头部压力。

3. 管道安全管理

（1）术前巡回护士选择上肢建立外周静脉通道 1 条，术中要做好输液管道的管理。

（2）全身麻醉后留置导尿管，巡回护士做好管道二次固定及粘贴标识。

（3）妥善固定各类管道，粘贴心电监护电极片的位置应避开受压部位。

4. 手术物品遗留体内的预防

（1）器械护士提前 15～20min 洗手，仔细检查物品数量、性能及完整性。

（2）进入患者体腔内的物品必须含显影材料，严格执行手术前、关闭体腔前、关闭体腔后、手术结束后清点并准确记录。

（3）器械护士应集中精力观察手术进展，知晓器械和物品去向。

（4）关闭体腔前后器械数目正确无误方可逐层关腹。

5. 手术切口感染的预防

（1）术前 30min 遵医嘱使用预防性抗生素，预防手术切口感染。

（2）手术单采用一次性无菌手术巾、手术衣，预防冲洗液打湿无菌巾而污染手术切口。

（3）减少人员进出手术间的次数。

（4）维持术中体温稳定，调节手术间的环境温度，一般维持在 24℃～26℃，湿度 50%～60%，术中予温盐水冲洗，术中保暖及术后复温，可缩短麻醉清醒时间，利于患者的恢复。

6. 手术完毕转运

（1）手术结束时，应缓慢放平手术床。对于膀胱截石位的双下肢，采用单腿慢放法可减少血液瞬间移向下肢，避免有效循环血量减少、血压下降、心率反射性增快。

（2）采用"四人搬运法"将患者转移至转运床。

（3）巡回护士做好管道的护理与固定，给患者穿好衣服，做好约束措施，完善所有护理记录。

（4）由麻醉医生、手术医生及巡回护士护送患者至麻醉恢复室。巡回护士与麻醉恢复室护士做好交接工作，内容包括：手术中输液量、出血量、生命体征、患者皮肤完整性情况及引流管等各个管道管理情况。

十、护理评价

（1）术前健康宣教有成效，患者情绪稳定，表示理解配合。

（2）手术物品准备齐全，手术间布局合理，手术进程顺利。

（3）术前及术毕体位管理安全，未见皮肤完整性损伤、肢体神经损伤。

（4）患者生命体征平稳，未出现手术并发症。

第六节 腹腔镜宫颈癌根治手术护理常规

一、概述

宫颈癌也称为子宫颈癌，是发生在子宫颈部位的恶性肿瘤，是女性生殖道最常见的恶性肿瘤。人乳头瘤病毒（human papillomavirus，HPV）是该病发生的最主要危险因素。女性可以通过定期筛查和注射疫苗预防宫颈癌。宫颈癌根治术是妇科难度最高、风险性较大的手术。腹腔镜下开展妇科恶性肿瘤微创根治术是该领域的最新趋势，创伤小、疼痛轻，避免了腹壁肌肉、血管和相应神经的损伤，术后出现腹壁薄弱和腹壁切口疝概率小，切口感染率远比传统开刀的切口感染以及脂肪液化少；避免了空气和空气中尘埃细菌对腹腔的刺激和污染。宫颈癌早期的患者接受该手术治疗后，五年生存率可以达到90%。

二、手术操作图

腹腔镜宫颈癌根治手术操作图见图4-11。

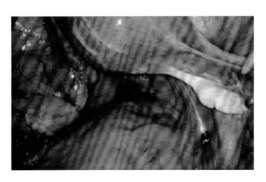

图4-11 腹腔镜宫颈癌根治手术操作图

三、手术适应证

临床分期标准为Ib1期、肿瘤直径≤2 cm的子宫颈癌。

四、特殊仪器设备

（1）摄像系统（监视器、摄像主机、摄像头、冷光源、导光束）、30°镜头。
（2）电外科设备（超声刀、能量平台、腔镜百克钳）、气腹机。

五、特殊手术器械

腹腔镜宫颈癌根治手术特殊手术器械见图 4 – 12。

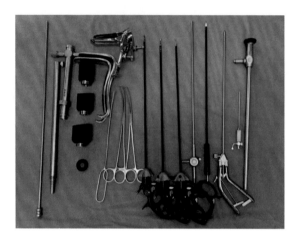

图 4 – 12　腹腔镜宫颈癌根治手术特殊手术器械

六、术前准备

（1）麻醉方式：气管内插管全身麻醉。

（2）手术体位：仰卧位加低截石位。两腿张开约 80°，头低脚高倾斜 20°。

（3）手术间布局：两台监视器分别放在患者下肢端及右侧约 45°；能量平台、超声刀放在患者右侧。主刀医生一般位于患者的左侧，一助位于主刀对侧，扶镜医生位于患者右侧头端。

七、手术方法与配合技术

腹腔镜宫颈癌根治手术方法与配合技术见表 4 –6。

表 4 –6　腹腔镜宫颈癌根治手术方法与配合技术

手术方法	配合技术
1. 消毒皮肤、铺巾，准备腔镜手术用物	消毒腹部皮肤，常规铺巾。连接、检查、调节腹腔镜摄像系统，CO_2 气腹系统。压力：10 ~ 14 mmHg。流速：20L/min
2. 建立人工气腹，建立观察孔，置入腹腔镜	递弯钳夹 75% 酒精棉球消毒皮肤，递 11# 刀切开脐上皮肤，以血垫 1 块擦血，以布巾钳 2 把提起腹壁，递气腹针穿刺至腹腔，连接气腹管建立气腹，递 10mm 穿刺器置入，递腹腔镜，用热水浸泡擦拭镜头，探查腹腔

（续上表）

手术方法	配合技术
3. 建立操作孔：四孔法	①脐部：肚脐上方或下方的孔通常采用1cm的孔，称为观察孔，放置腹腔镜器械。②剑突下1cm左右：在剑突、右锁骨中线、肋弓交界处下0.5cm，剑突下1cm左右，称为主操作孔。③右锁骨中线与肋弓结合处下0.5cm：右锁骨中线与肋弓结合处下0.5cm，打一个约0.5cm的孔，称为辅助手术孔。④右腋前线与肋弓结合处下0.5cm：此外还有一个约0.5cm的孔，称为辅助操作孔
4. 子宫切除，盆腔淋巴结清扫	取头低脚高位，主刀医生右手持超声刀，左手持分离钳，分离切断组织，一助持2把分离钳或1把分离钳、1把抓钳协助暴露腹腔。探查腹腔及盆腔，切开腹膜或清扫淋巴结时常用超声刀，切断韧带如圆韧带、漏斗韧带、宫骶韧带等和宫旁组织则用Ligasure。手术方法依次为：处理双侧圆韧带、漏斗韧带，清扫双侧盆腔淋巴结，打隧道暴露并保护输尿管，处理宫骶韧带，推膀胱，离断宫旁组织，最后用电凝钩环切阴道。离断宫颈后，用分离钳分别钳夹住宫颈残端及淋巴结，帮助由阴道送出标本
5. 取标本，缝合阴道残端	关气腹，将床放平并升高，主刀移至会阴部取出标本，以1b401缝合子宫残端，消毒，换手套
6. 关闭腹腔	盐水冲洗盆腔，止血，点数，3-0抗菌薇乔线缝合皮内，伤口贴敷料

八、护理评估

（1）健康史评估：了解患者的心血管疾病史、糖尿病史、过敏史、传染病史等，术前重点了解患者的治疗过程和各项检查结果。

（2）身心状况评估：了解患者的生命体征、对手术的认知程度、心理支持情况。

（3）手术相关需求评估：术野皮肤的准备，手术仪器设备、专科操作器械的准备，低截石位相关用物的准备。

九、护理措施

1. 术前健康宣教

（1）术前1天，与患者进行良好沟通，介绍此次手术治疗的流程和目的，让患者做好心理准备，介绍成功治疗个案，消除患者紧张、焦虑、恐惧的负面情绪，鼓励患者以积极乐观的心态接受手术。

（2）介绍手术室环境，使患者对手术室环境和工作人员有初步认识，基本了解即将进行的手术，有效地缓解紧张情绪，更好地配合手术。

（3）告知患者术前注意事项，指导患者控制术前饮食。

（4）指导患者术前清洗脐窝，以减少术后感染的可能。

（5）告知患者术前将金属饰物等摘下，佩戴腕带标识，术区备皮。

（6）告知患者手术后有留置胃管、尿管、气管导管、引流管等管道，切勿自行拔除。

2. 手术体位安全管理

（1）患者采用低截石位，两腿张开约80°，双上肢用横单固定于身体两侧，头低脚高倾斜20°。若手术时间较长，必须加强皮肤护理，垫上手术专用的棉垫、水垫或者啫喱垫。通常情况下会在臀部、肩部等承重部位放置水垫或者啫喱垫，腘窝处放置海绵，以防压疮发生。

（2）眼睛采用一次性眼贴膜保护，应确保双眼眼睑闭合，避免角膜损伤。

（3）术前使用约束带对患者的四肢做好约束，避免术中需要调整手术床时导致坠床。

（4）术中每30min检查患者枕部、肩部等受压部位情况，检查气管插管的位置及各管道是否通畅。

3. 管道安全管理

（1）术前巡回护士选择上肢建立外周静脉通道1条，术前摆置手术体位和术毕转运时，做好输液管道的管理。

（2）患者全身麻醉后由医生留置导尿管，术后巡回护士做好管道二次固定及粘贴标识。

（3）妥善固定各类管道，粘贴心电监护电极片的位置应避开卧位时的受压部位。

4. 术中低体温的预防

（1）温、湿度控制：患者入室前调节室温至25℃，消毒铺巾以后调节室温至22℃～24℃。

（2）患者保暖：执行各项技术操作后及时给患者保暖，在肩部、腿部等术中无法有效保暖的非手术区域，用定制保暖毯加以遮盖、包裹。使用温毯仪进行皮肤加温。

（3）液体温度：术前24h将腹腔冲洗的液体放置于37℃恒温温箱中，术中随用随取。静脉输注用的液体使用输液加温仪加温。

（4）体温监测：术前即为患者置入鼻咽温探头至食管，妥善固定。术中严密监测体温，根据监测结果随时调节保温措施。

5. 手术切口感染的预防及隔离技术

（1）术前30min遵医嘱使用预防性抗生素，预防手术切口感染。

（2）手术单采用一次性无菌手术巾、手术衣，冲洗液打湿无菌巾时加铺设无菌单。

（3）严格执行肿瘤隔离技术，术中必须遵循无瘤原则。

（4）切除肿瘤时使用的器械要与其他器械分开使用，避免肿瘤细胞产生种植。

（5）在解除气腹时先排尽气体，再拔除套管，避免"烟囱"效应。

（6）腹腔内用43℃蒸馏水冲洗、浸泡，以尽量减少发生切口种植的概率。

（7）手术完毕，巡回护士检查评价患者皮肤情况，清洁患者身体，穿好衣裤，妥善固定好引流管、尿管、输液管、麻醉置管等，并贴好标识，做好约束措施，完善所有护理记录。由麻醉医生、手术医生及巡回护士护送患者至麻醉恢复室。巡回护士与麻醉恢复室护士做好交接工作，内容包括：手术中输液量、出血量、术中生命体征、患者皮肤完整性情况及引流管等各个管道管理情况。

十、护理评价

（1）术前健康宣教有成效，患者情绪稳定，表示理解配合。
（2）手术物品准备齐全，手术间布局合理，手术进程顺利完成。
（3）术前及术毕体位管理安全，未见皮肤完整性损伤、肢体神经损伤。
（4）患者生命体征平稳，未出现手术并发症。

第七节　腹腔镜子宫内膜癌手术护理常规

一、概述

子宫内膜癌是起源于子宫内膜腺体的恶性肿瘤，又称子宫体癌，绝大多数为腺癌。它是女性生殖器三大恶性肿瘤之一，与长期持续的雌激素刺激、肥胖、高血压、糖尿病、不孕或不育、绝经等体质因素及遗传因素有关。子宫内膜癌以手术为主要治疗手段。传统的手术方式是开腹手术，但开腹手术存在手术切口大、恢复慢等缺点。腹腔镜子宫内膜癌手术已成为治疗子宫内膜癌的标准手术方式。

二、手术操作图

腹腔镜子宫内膜癌手术操作图见图4-13。

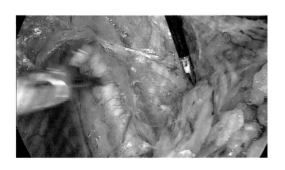 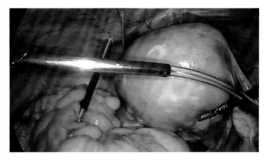

（a）　　　　　　　　　　　　（b）

图4-13　腹腔镜子宫内膜癌手术操作图

三、手术适应证

病灶局限于子宫，即临床Ⅰ／Ⅱ期。

四、特殊仪器设备

（1）腹腔镜的设备：

①腹腔镜：用于外科的腹腔镜通常有两种类型，即诊断性腹腔镜和手术性腹腔镜。两者各有不同类型的视角镜可供选择：a. 0°镜；b. 30°斜视镜；c. 70°斜视镜。

②内镜电视摄像系统：a. 监视器；b. 摄像头；c. 信号转换器。

（2）冷光源系统。

（3）CO_2 气腹系统。

（4）单、双极多功能高频电刀、超声刀、血管闭合系统。

（5）举宫设备与器械：举宫杯。

五、特殊手术器械

腹腔镜子宫内膜癌手术特殊手术器械见图4－14。

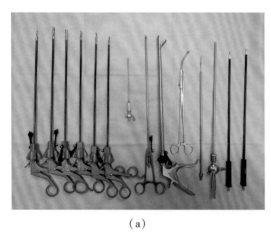
（a）

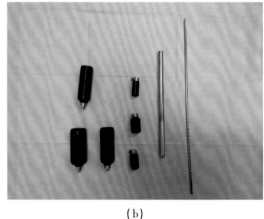
（b）

图4－14 腹腔镜子宫内膜癌手术特殊手术器械

六、术前准备

（1）麻醉方式：气管内插管全身麻醉。

（2）手术体位：截石位，选择可拆腿板的手术床。

（3）手术间布局：术前了解患者全身情况，主刀医生于患者左侧操作，摄像系统放置在患者右侧，如采用双监视器，一台位于患者右侧下肢，正对主刀医生；另一台正对一助，超声刀及止血系统（双极）系统放置在患者头部左侧（一助处）。

七、手术方法与配合技术

腹腔镜子宫内膜癌手术方法与配合技术见表4-7。

表4-7 腹腔镜子宫内膜癌手术方法与配合技术

手术方法	配合技术
1. 安置截石位完成，按要求放置器械	提前准备器械：光源、摄像、双极、单极、超声刀等
2. 消毒铺巾，会阴部准备防水膜	递抗菌薄膜，有袋薄膜粘贴固定
3. 连接每根导线及管道	递光纤、射频、单极、双极、冲水管、吸引管等，分类进行固定放置
4. 镜头连接成像系统	无菌镜套包裹完毕
5. 做第1个切口：消毒脐及脐周皮肤，以布巾钳钳夹脐两侧皮肤，在脐轮下缘弧形（或纵向）切一小切口，长约1 cm	用消毒棉球消毒皮肤，用大布巾钳2把提起腹壁，用11#刀切开，递中弯1把
6. 建立气腹，（1）气腹针呈80°左右插入腹腔内，注入CO_2气体；（2）退出气腹针，将10mm穿刺器呈80°插入，大布巾钳尽量提起腹壁，有突破感后将针芯拔出。气体冲出表明已进入腹腔	用气腹针插入，连接CO_2气体输入管，注入CO_2气体。手术床调整为头低脚高位，气腹机调为高流量，压力为13~14 mmHg
7. 以带保护大穿刺器建立镜子通道	10mm穿刺器穿刺进入盆、腹腔
8. 暴露腹腔、盆腔	取回气腹针，用腹腔镜镜头，连接光源进行观察
9. 找到操作通道穿刺点，镜子辅助下，在内镜监视下做第2、3、4个手术切口，置入穿刺器，做相应器械操作通道	用消毒棉球消毒皮肤，大布巾钳2把提起腹壁，用11#刀切开，递中弯1把
10. 探查盆腔、腹腔，游离子宫、膀胱、直肠、输尿管	递腔镜分离钳、输卵管抓钳，检查子宫及双附件，盆、腹腔情况
11. 盆、腹腔淋巴结切除	根据盆、腹腔情况，分离粘连带
12. 广泛子宫切除，缝合残端，阴道内放置纱卷	递腔镜吸引头、手术器械给术者探查盆腔。待术者决定手术方式后，递相应的腔镜器械，如双极电凝、超声刀等。用毕的器械及时收回并擦净。切除下的标本妥善保管

（续上表）

手术方法	配合技术
13. 在内镜下检查盆、腹腔有无脏器损伤或出血，冲洗、缝合盆腹膜，放置引流管	检查术野无活动性出血点，以蒸馏水充分冲洗盆、腹腔，留置盆腔引流管，解除气腹
14. 退出腹腔镜及手术器械，排出腹腔内 CO_2 气体，拔出穿刺穿刺器	清点手术器械和物品数目。取回腹腔镜、手术器械及穿刺器
15. 缝合切口，覆盖切口	全层缝合包括腹膜的各穿刺器孔腹壁

八、护理评估

（1）详细询问一般情况、病史，重视家族史问诊，并发症评估，规范术前查体。

（2）完善血尿常规、电解质、肝功能、肾功能、血糖、凝血功能、心电图及胸部 X 线检查等。对某些特殊患者，应针对性做超声心动图、肺功能、双下肢动静脉超声检查等。

（3）影像学检查：完善妇科超声检查，初步了解子宫体大小、宫腔有无占位性病变、子宫内膜厚度、肌层浸润情况、附件有无占位性病变等；盆、腹腔增强 MRI 或增强 CT 可用于评估子宫肿瘤累及范围，盆、腹腔淋巴结有无转移及其他器官累及情况。首选增强 MRI，其对评估子宫内膜癌灶子宫肌层浸润深度和范围、子宫颈间质受累情况具有较高的特异性；全身 PET－CT 检查适用于怀疑远处转移的患者，判断病变范围是否局限于子宫，有无子宫颈侵犯，有无子宫外转移，并进行初步的临床分期。

（4）进行子宫颈细胞学检查、子宫内膜活检等，必要时完善病理会诊，通过子宫内膜活体组织病理学检查可以明确诊断。

（5）建议对所有确诊的子宫内膜癌进行林奇（Lynch）综合征筛查。

（6）了解子宫大小、有无阴道畸形或狭窄，尤其对绝经后子宫内膜癌患者，需评估经阴道取出子宫可能性。

（7）对患者进行心理评估和支持。

九、护理措施

1. 术前健康宣教

（1）告知患者麻醉方式及手术体位：气管内插管全身麻醉后摆置截石位。

（2）术前针对性疏导患者心理，使其情绪保持稳定，增强手术信心。

（3）告知患者术前注意保暖，防止着凉，术中亦会做好保暖工作。

（4）告知患者手术后有留置尿管、气管导管等管道，切勿自行拔除。

2. 手术体位安全管理

（1）患者采取膀胱截石位。大腿屈曲分开外展，小腿安置于截石位腿架上。患者臀部移出手术床沿外 8～10 cm。一般设定气腹压力上限 13kPa，建立人工气腹后采用头低脚高位，倾斜 15～30°。

（2）如果手臂需外展，同仰卧位。用约束带固定下肢。

（3）放下手术床腿板。必要时，臀部下方垫体位垫，以减轻局部压迫。同时，臀部也相应抬高，便于手术操作。双下肢外展＜90°，大腿前屈的角度应根据手术需要而改变。

（4）当需要取头低脚高位时，可加用肩托，以防止患者向头端滑动。

3. 术中标本管理

（1）留取腹腔冲洗液冰冻。

（2）前哨淋巴结示踪和活检：以吲哚菁绿作为示踪剂。于子宫颈 3、9 点行单一示踪剂注射，或子宫颈 2、4、8、10 点行联合示踪剂注射。先于浅注射点（深度 0.1～0.3 cm）、后于深注射点（深度 1～2 cm），分别缓慢推注浓度 1.25 g/L 的示踪剂。采用 ICG 者通过荧光摄像头显影，术中观察并识别前哨淋巴结。

4. 患者体温管理

（1）适宜的环境温度应维持在 21℃～25℃。根据手术的不同时段及时调整温度。

（2）注意患者身体表面覆盖，尽可能减少皮肤暴露。

（3）使用加温设备，用于静脉输注及体腔冲洗的液体宜加温至 37℃。

5. 管道管理

（1）术前巡回护士选择上肢建立外周静脉通道 1 条，必要时建立中心静脉通道。术前摆置手术体位和术毕翻身返回转运床时，巡回护士要做好输液管道的管理。

（2）全身麻醉后留置导尿管，以便排空膀胱利于手术操作。手术完毕切口将放置引流管 1～2 条，巡回护士做好管道二次固定及粘贴标识。

十、护理评价

（1）术前健康宣教有成效，患者情绪稳定，表示理解配合。

（2）手术物品准备齐全，手术间布局合理，手术进程顺利完成。

（3）术前及术毕体位管理安全，未见皮肤完整性损伤、肢体神经损伤。

（4）患者生命体征平稳，未出现手术并发症。

（5）手术过程中若使用化疗药，医护人员应按职业安全防护规范进行防护。

参考文献

［1］史清梅，陈美云，覃铁连，等. 手术室护理配合路径在宫腔镜子宫内膜息肉切除术的影响分析［J］. 实用临床护理学电子杂志，2020，5（22）：78－79.

［2］TRESH A, COHEN A J, MMONU N A, et al. Resident-driven holistic Lean daily management system to enhance care experience at a safety net hospital［J］. Urology, 2020, 140: 56－63.

［3］陈洁，孙丽梅，程大鹏，等. 精细化护理在子宫内膜息肉宫腔镜电切术患者中的应用［J］. 护理研究，2021，35（13）：2440 – 2442.

［4］陈惠惠. 宫腔镜电切术治疗子宫内膜息肉的疗效及安全性研究［J］. 中国现代医学杂志，2019，29（16）：113 – 116.

［5］冯力民. 子宫内膜息肉的手术治疗［J］. 中国实用妇科与产科杂志，2022，38（3）：269 – 272.

［6］罗艳，帅永开. 改良截石位联合加速康复外科预防腹腔镜子宫切除术后下肢深静脉血栓形成的效果观察［J］. 实用医院临床杂志，2019，16（5）：188 – 191.

［7］孙静，何雪梅，张文英. 改良后中凹截石位体位护理在腹腔镜宫颈癌根治术患者中的应用［J］. 齐鲁护理杂志，2022，28（22）：10 – 12.

［8］张慧丽，谢鹏程. 改良截石位对妇科腹腔镜手术患者下肢保护的研究［J］. 山西医药杂志，2020，49（14）：1835 – 1837.

［9］于秀章，郗明蓉，侯敏敏. 子宫内膜异位症与干细胞研究现状［J］. 中华妇幼临床医学杂志（电子版），2021，17（2）：132 – 137.

［10］高干. 多囊卵巢综合征患者检测抗缪勒氏管激素结果分析［J］. 临床检验杂志，2020，9（3）：19.

［11］王建六，张师前，张远丽，等. 早期子宫内膜癌保留卵巢适应证快速指南（2021年版）［J］. 中国实用妇科与产科杂志，2021，37（3）：309 – 311.

［12］谢玲玲，林荣春，林仲秋.《2022 NCCN 子宫肿瘤临床实践指南（第 1 版）》解读［J］. 中国实用妇科与产科杂志，2021，37（12）：1227 – 1233.

［13］张冬梅. 剖宫产术后腹壁切口子宫内膜异位症临床治疗分析［J］. 河南外科学杂志，2012（5）：1007 – 8991.

［14］丛姗姗，张广美. 子宫内膜异位症药物治疗新进展［J］. 中国生育健康杂志，2020，31（3）：292 – 295.

［15］孙晓莉，杨霞. 促性腺激素释放激素激动剂联合戊酸雌二醇反向添加对子宫内膜异位症患者腹腔镜术后疗效和预后的影响［J］. 中国妇幼保健，2021，36（18）：4201 – 4204.

［16］于娟鹏，秦珊珊，郁胜胜，等. 腹腔镜下子宫深静脉入路 C 型宫颈癌根治术的疗效［J］. 中国微创外科杂志，2024（1）：45 – 49.

［17］李金环，王帅. 腹腔镜下自主神经保留子宫切除对早期宫颈癌患者术后恢复的影响［J］. 医学理论与实践，2024，37（4）：623 – 625.

［18］蔡颖，陈薇. 腹腔镜与开腹宫颈癌根治术后病理结果的对比分析［J］. 现代养生，2023，23（22）：1685 – 1689.

［19］郭莉. 手术室护理实践指南（2021 年版）［M］. 北京：人民卫生出版社，2021.

［20］范江涛，孙丹，张师前. 机器人手术治疗子宫内膜癌中国专家共识（2021 版）［J］. 机器人外科学杂志（中英文），2022，3（5）：414 – 422.

［21］中国抗癌协会妇科肿瘤专业委员会. 子宫内膜癌诊断与治疗指南（2021 年版）［J］. 中国癌症杂志，2021，31（6）：501 – 512.

［22］程傲霜，李晶，林仲秋.《2020 ESGO - ESTRO - ESP 子宫内膜癌患者管理指南》解读［J］.中国实用妇科与产科杂志，2021，37（3）：336 - 341.

［23］周蓉，鹿群，刘国莉，等.早期子宫内膜癌保留生育功能治疗专家共识［J］.中国妇产科临床杂志，2019，20（4）：369 - 373.

［24］中国研究型医院学会妇产科专业委员会.子宫内膜癌前哨淋巴结切除临床应用专家共识［J］.中国妇产科临床杂志，2020，21（4）：438 - 440.

［25］陆安伟，周莉.子宫颈癌 C1 型术式的规范化［J］.中国实用妇科与产科杂志，2021，37（1）：48 - 51.

［26］林蓓，凌斌，张师前，等.妇科恶性肿瘤盆腔淋巴结切除术后淋巴囊肿诊治专家共识（2020 年版）［J］.中国实用妇科与产科杂志，2020，36（10）：959 - 964.

［27］张清泉，王世军.子宫内膜癌手术质量控制［J］.中国实用妇科与产科杂志，2022，38（1）：25 - 29.

［28］杜敏，方小玲，夏晓梦.妇科恶性肿瘤术后淋巴漏的诊治［J］.现代妇产科进展，2019，28（12）：952 - 953.

［29］KIM S I，PARK D C，LEE S J，et al. Survival rates of patients who undergo minimally invasive surgery for endometrial cancer with cervical involvement［J］. International journal of medical sciences，2021，18（10）：2204 - 2208.

［30］GAO Q，GUO L，WANG B. The pathogenesis and prevention of port-site metastasis in gynecologic oncology［J］. Cancer management and research，2020，12：9655 - 9663.

［31］宗丽菊，于双妮，向阳.子宫内膜癌分子分型的研究进展及在临床实践中的意义［J］.中国妇产科临床杂志，2022，23（2）：206 - 208.

［32］DAI Y，WANG J，ZHAO L，et al. Tumor molecular features predict endometrial cancer patients' survival after open or minimally invasive surgeries［J］. Frontiers in oncology，2021，11：634857.

［33］戴一博，王建六.浅谈子宫内膜癌分子分型及其临床应用［J］.中国妇产科临床杂志，2022，23（2）：113 - 115.

［34］中国抗癌协会妇科肿瘤专业委员会，中华医学会病理学分会，国家病理质控中心.子宫内膜癌分子检测中国专家共识（2021 年版）［J］.中国癌症杂志，2021，31（11）：1126 - 1144.

［35］薄琳琳，王益勤，周蓉，等.子宫内膜不典型增生和子宫内膜癌患者保留生育功能治疗过程中不良反应分析［J］.中国实用妇科与产科杂志，2022，38（12）：1231 - 1234.

［36］潘凌亚，陈佳钰.早期子宫内膜癌生育力保护的治疗和长期管理［J］.中国实用妇科与产科杂志，2022，38（11）：1068 - 1074.

第五章 泌尿外科手术护理常规

第一节 经尿道膀胱肿瘤电切手术护理常规

一、概述

膀胱肿瘤是指发生在膀胱的肿瘤性疾病，是泌尿系统中最常见的肿瘤疾病，高发年龄为 50~70 岁。在膀胱肿瘤中，绝大多数为恶性上皮细胞肿瘤，患者首诊时 70%~75% 是浅表膀胱肿瘤，典型症状包括血尿、膀胱刺激征、排尿困难等。经尿道膀胱肿瘤电切手术是利用专业的器械经尿道到达膀胱内，在监视器的监视下，利用电刀等专业设备将膀胱肿瘤切除的手术方式，具有操作简单、损伤小、恢复快、并发症少等优点，因此被广泛应用于早期膀胱癌的诊治中。

二、手术操作图

经尿道膀胱肿瘤电切手术操作图见图 5-1。

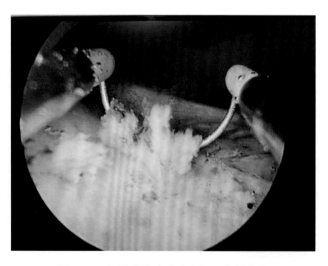

图 5-1 经尿道膀胱肿瘤电切手术操作图

三、手术适应证

（1）对于表浅膀胱肿瘤、未侵及膀胱肌层者，不论其大小、部位和病理分级，均可采用经尿道膀胱肿瘤电切手术。

（2）病例证实为尿路上皮细胞癌者。

（3）符合根治性膀胱切除标准者，但患者不能耐受或不愿意接受膀胱根治性手术的姑息性切除。

四、特殊仪器设备

（1）摄像系统（监视器、摄像主机、摄像头、冷光源、导光束）。

（2）等离子电切系统主机。

五、特殊手术器械

经尿道膀胱肿瘤电切手术特殊手术器械见图5-2。

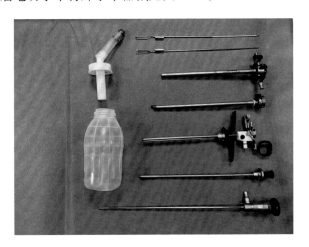

图5-2 经尿道膀胱肿瘤电切手术特殊手术器械

六、术前准备

（1）麻醉方式：气管内插管全身麻醉；喉罩，硬膜外阻滞麻醉。

（2）手术体位：膀胱截石位。

（3）冲洗液的准备：使用等离子或者双极电切系统时，冲洗液选择0.9%氯化钠注射液。若使用单极电切系统，冲洗液则选择灭菌注射用水、5%甘露醇。

七、手术方法与配合技术

经尿道膀胱肿瘤电切手术方法与配合技术见表 5 - 1。

表 5 - 1　经尿道膀胱肿瘤电切手术方法与配合技术

手术方法	配合技术
1. 安置膀胱截石位	使患者臀部尽量靠手术床沿，两下肢尽量分开，防止腘窝过度受压，妥善固定，便于手术操作
2. 消毒铺巾	递泌尿手术专用一次性无菌铺巾并打开泌尿漏斗状孔巾引流袋口
3. 连接摄像系统、冲洗液	连接摄像系统及光源线、电切线、冲洗管，分类进行固定放置，冲洗液应加温至 37℃ 左右，应能从距膀胱 1m 的高度畅流
4. 镜头连接成像系统	调节好镜头焦距，调节白平衡
5. 电切镜经尿道进入膀胱，全面检查膀胱，确定肿瘤位置	调节好电刀主机，设置合适的参数
6. 镜下电切除膀胱肿瘤，进行电切	术中及时更换正确的冲洗液，记录术中出入量情况
7. 探查止血	密切观察冲洗液颜色和量
8. 取出切下的膀胱肿瘤，留置病理标本	核对患者信息，正确留置病理标本
9. 留置尿管，手术结束	妥善固定尿管，检查尿管是否夹闭，询问是否需要膀胱持续灌洗，做好交接工作

八、护理评估

（1）健康史评估：了解患者的心血管疾病史、糖尿病史、过敏史、传染病史、用药史等，术前重点了解下肢与髋部的疾病史以及手术史，是否有植入物。

（2）身心状况评估：了解患者的生命体征、对手术的认知程度、心理支持情况。

（3）手术相关需求评估：术野皮肤的准备，手术仪器设备、专科操作器械的准备，截石位相关用物的准备，手术一次性用物的准备。

九、护理措施

1. 术前健康宣教

（1）告知患者麻醉方式及手术体位：气管内插管全身麻醉后摆置截石位。

（2）术前针对性疏导患者心理，使其情绪保持稳定，增强手术信心。

（3）告知患者术前注意保暖，防止着凉，术中做好保暖工作。

（4）告知患者手术后有留置尿管、气管导管等管道，切勿自行拔除。

2. 手术体位安全管理

（1）患者采用膀胱截石位，以腿架托住其小腿及膝部。必要时腘窝处垫体位垫，防止损伤腘窝血管、神经及腓肠肌。

（2）手术中防止重力压迫膝部。

（3）手术结束复位时，应将患者双下肢单独、慢慢放下，并通知麻醉医生，防止因回心血量减少，引起低血压。

3. 术中冲洗液的管理

（1）使用等离子或者双极电切系统时，冲洗液选择0.9%氯化钠注射液。若使用单极电切系统，冲洗液则选择灭菌注射用水、5%甘露醇。

（2）冲洗液的温度应接近于正常人的体温37℃左右，液面高度应距膀胱60~85 cm。

（3）术中保持术野持续冲洗灌注以及做好废液的有效收集，避免污染术野和手术间地面。

（4）做好术中出入量的统计，定时汇报主刀医生和麻醉医生。

4. 管道安全管理

（1）术前巡回护士选择上肢建立外周静脉通道1条。术前摆置手术体位和术毕复位过床时，巡回护士要做好输液管道的管理。

（2）手术完毕留置导尿管，巡回护士做好管道固定及粘贴标识。

十、护理评价

（1）术前健康宣教有成效，患者情绪稳定，表示理解配合。

（2）手术物品准备齐全，手术间布局合理，手术进程顺利完成。

（3）术前及术毕体位管理安全，未见皮肤完整性损伤、肢体神经损伤。

（4）术中冲洗液有效管理。

（5）患者生命体征平稳，未出现手术并发症。

第二节　经尿道前列腺双极等离子电切手术护理常规

一、概述

良性前列腺增生是引起中老年男性排尿障碍最为常见的一种良性疾病，主要表现为组织学上的前列腺间质和腺体成分的增生、解剖学上的前列腺增大、尿动力学上的膀胱出口梗阻和以下尿路症状为主的临床症状。经尿道前列腺电切手术是治疗的金标准手术，临床多运用经尿道前列腺双极等离子电切手术，即利用电切镜切除尿道周围增生的前列腺组织，联合双极等离子系统达到优良止血效果，具有微创腔内手术创伤小、恢复快的特点。该手术主要适用于前列腺体积80g以下的良性前列腺增生患者，若术者技术熟练可适当放宽对前列腺体积的限制。

二、手术操作图

经尿道前列腺双极等离子电切手术操作图见图5-3。

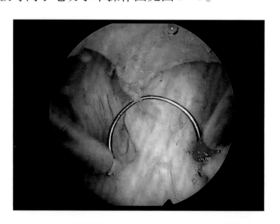

图5-3　经尿道前列腺双极等离子电切手术操作图

三、手术适应证

（1）中、重度下尿路症状（low urinary tract symptoms，LUTS）、明显影响生活质量的良性前列腺增生（benign prostatic hyperplasia，BPH）患者，尤其是药物治疗效果不佳或拒绝接受药物治疗的患者。

（2）反复尿潴留。

（3）反复肉眼血尿。

（4）反复尿路感染。

（5）膀胱结石或憩室。

（6）充溢性尿失禁和（或）继发性上尿路积水（伴或不伴肾功能不全）。

四、特殊仪器设备

（1）摄像系统（监视器、摄像主机、摄像头、冷光源、导光束）、等离子电切镜。

（2）双极等离子电切系统。

（3）助力升降架（液压塔）。

五、特殊手术器械

经尿道前列腺双极等离子电切手术特殊手术器械见图5-4。

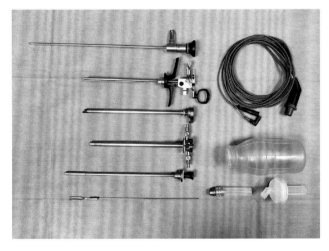

图5-4 经尿道前列腺双极等离子电切手术特殊手术器械

六、术前准备

（1）麻醉方式：硬膜外阻滞、蛛网膜下腔阻滞或气管内插管全麻。

（2）手术体位：截石位。

（3）手术间布局：摄像系统放置在患者左侧，双极等离子电切系统、助力升降架放置在患者右侧，暖风机放置在患者头侧，电切脚踏使用防水袋套好放在主刀医生右脚旁。

七、手术方法与配合技术

经尿道前列腺双极等离子电切手术方法与配合技术见表5-2。

表 5 – 2　经尿道前列腺双极等离子电切手术方法与配合技术

手术方法	配合技术
1. 摆放体位，消毒铺巾	安置截石位，臀部垫治疗巾，消毒完毕后撤出，防止消毒液蓄积
2. 清点核查，安装连接	与手术医生清点所有器械及物品，检查完整性；防水巾下垂端放置于废液收集桶中，连接摄像系统、冷光源、电切导线，插入电极，调节参数
3. 连接管道	冲洗液接口高于膀胱平面约 60cm，悬挂 2 袋 3 000mL 的生理盐水，使用"Y"形冲水管连接，两组冲洗液高低调节交替使用
4. 等离子电切镜经尿道进入，全面检查前列腺，切除前列腺组织	润滑电切镜镜鞘及尿道后，向上牵拉阴茎，将之顺着尿道轻柔插入膀胱。置入镜鞘，取出闭孔器，观察尿液性状。置入电切镜及电切手柄，置镜完成后打开进水通道，向膀胱内灌注冲洗液，及时更换，避免影响术野并统计手术出入量，切除前列腺组织
5. 探查止血	止血、冲洗
6. 留置尿管，持续冲洗	经尿道置入三腔气囊导尿管，球囊内注入灭菌注射用水、生理盐水 30 ~ 40mL，将导尿管轻柔牵拉至膀胱颈处，使其压迫前列腺窝止血，进水口及出水口分别连接生理盐水和引流袋。手术结束后使用输血器"Y"形冲水管连接膀胱冲洗液持续冲洗，做好管道标识。清点所有手术器械和用物，检查器械有无损坏、配件有无缺失
7. 留取标本，用纱布过滤标本	与手术医生核对标本名称，无误后留取、固定

八、护理评估

（1）健康史评估：了解患者的心血管疾病史、糖尿病史、过敏史、传染病史、用药史等，术前重点了解膝关节、髋关节、踝关节疾病史及手术史、骶尾部皮肤情况、骨质疏松情况、是否有植入物等。

（2）身心状况评估：了解患者的生命体征、对手术的认知程度、心理支持情况。有出血倾向要控制稳定。

（3）手术相关需求评估：术野皮肤的准备，手术仪器设备、专科操作器械的准备，截石位相关用物的准备，手术一次性用物的准备。

九、护理措施

1. 术前健康宣教

（1）告知患者麻醉方式及手术体位：硬膜外阻滞、蛛网膜下腔阻滞或气管内插管全麻后摆放截石位。

（2）心理护理：告知患者在手术期间会听到仪器的声音，消除患者紧张情绪。解释摆放截石位的必要性及摆放要求，告知患者手术需脱除裤子，并在手术结束后将及时穿上。取得患者的理解与配合，注意保护患者隐私，做好保暖措施。

（3）术前告知患者摆放截石位使用减压材料的措施，取得理解及配合。告知患者手术后需留置尿管，切勿自行拔除。

2. 手术体位安全管理

（1）患者采用截石位体位：取仰卧位，双手外展，双腿放置于截石位架上，臀部移至床边，双下肢外展＜90°，最大限度地暴露会阴部。老年患者根据其个人情况适当调整截石位架高度及角度。

（2）托腿架托住小腿及膝部。腘窝部受压部位使用啫喱垫保护，防止损伤腘窝血管、神经及腓肠肌。

（3）手术结束复位时，双下肢应单独慢慢放下，并通知麻醉医生，防止因回心血量减少引起低血压。

（4）髋关节疾病或行关节置换术后的患者摆放截石位时，尽量避免髋关节内收、内旋，特殊情况需在专科医生的指导下进行摆放。

3. 管道安全管理

（1）术前巡回护士选择上肢建立静脉通道，并妥善固定在托手板上。摆放体位后、术毕转运时，巡回护士需保证输液通畅。

（2）手术结束后留置三腔导尿管，连接冲洗管，巡回护士做好导尿管标识及冲洗管非静脉标识，并正确填写和粘贴好外用冲洗液标签。

（3）妥善固定各类管道。

（4）术中随时观察各管道的情况，保持通畅。

4. 稀释性低钠血症的预防

（1）手术时间控制在 60～90min，尽量不超过 2h，避免大量灌洗液进入血循环导致血液稀释，出现低钠血症。

（2）术中密切观察生命体征及神志的变化，患者出现烦躁、打哈欠、表情淡漠、低血压、呼吸困难、惊厥等水中毒症状时及时配合医生对症处理。

（3）必要时监测血清中钠离子浓度，及时预判，做好相应防护措施。

5. 前列腺手术出血的预防

（1）前列腺血运丰富，术中需要及时有效止血。

（2）灌洗液与膀胱平面高度约 60cm，保持膀胱内的低压状态。

（3）术中观察冲洗液的颜色，必要时监测血红蛋白水平，及时做好输血准备。

6. 术中低体温的预防

（1）使用充气式加温毯及覆盖保温，减少皮肤散热，维持体温相对稳定。

（2）控制室温，将冲洗液预先在保温箱内加热至 37℃。

（3）术中保持床单干燥，避免被冲洗液浸湿。

7. 术中膀胱破裂的预防

（1）原因分析：据报道显示，电切或电凝组织产生的气体主要是氢气、小部分氧气及一氧化碳。当膀胱内可燃气体与氧气混合达到一定比例时，遇到电流产生的火花后易发生爆炸。

（2）避免高功率持续电切及地毯式电凝止血。

（3）保持冲洗液持续冲洗，更换冲洗液过程中如有空气进入时需提醒手术医生，及时排出空气。

8. 手术切口感染的预防

（1）术前 0.5～1h 遵医嘱使用抗生素，预防手术部位感染。

（2）采用一次性无菌手术膜、手术衣、3L 裤腿，预防冲洗液打湿无菌巾造成污染。

（3）摄像头使用一次性无菌保护套保护，摄像头与内镜连接处用输液透明敷料粘贴，避免冲洗液进入摄像系统造成污染。

（4）术中冲洗液有效管理：持续低压冲洗，更换冲洗液时保持无菌，做好废液的有效收集，避免污染术野和手术间地面。

9. 手术完毕转运

（1）医务人员站在患者两侧，采用"过床易"平行转移患者至转运床。

（2）术毕恢复平卧位时应妥善固定手术床腿板，防止患者下肢从两腿板间掉落造成意外伤害。

（3）巡回护士为患者穿好裤子，做好保暖和约束措施，完善所有护理记录，与病房护士做好各项交接工作。

十、护理评价

（1）术前健康宣教有成效，患者情绪稳定，表示理解配合。

（2）手术物品准备齐全，手术间布局合理，手术进程顺利完成。

（3）术前及术毕体位管理安全，未见皮肤完整性损伤、肢体神经损伤、膝髋关节损伤。

（4）患者生命体征平稳，未出现手术并发症。

第三节　经输尿管镜弹道碎石手术护理常规

一、概述

泌尿系统结石包含多种类型，其中输尿管结石主要的患病特点包括：发病急促，病情发展迅速，一旦发病往往伴随有下腹急剧疼痛的症状，使患者的生活和工作充满不便和痛苦。随着输尿管镜技术的应用愈发成熟和普及，目前治疗泌尿系结石的方式也愈发偏向微创化。传统的手术疗法在输尿管结石治疗中的使用率愈发降低，而在输尿管镜下的气压弹道碎石手术因为并发症发生率低、碎石效率高、微创等优势逐渐受到欢迎。

二、手术操作图

经输尿管镜弹道碎石手术操作图见图 5 - 5。

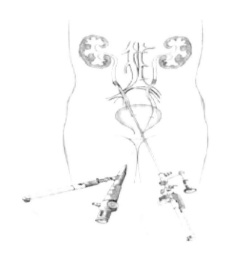

图 5 - 5　经输尿管镜弹道碎石手术操作图

三、手术适应证

（1）输尿管下段结石。

（2）输尿管中段结石。

（3）体外冲击波碎石治疗（ESWL）失败后的输尿管上段结石。

（4）ESWL 后的"石街"。

（5）结石并发可疑的尿路上皮肿瘤。

（6）X 线阴性的输尿管结石。

（7）停留时间长的嵌顿性结石而 ESWL 困难者。

四、特殊仪器设备

（1）摄像系统（监视器、摄像主机、摄像头、冷光源、导光束）。

（2）弹道系统。

（3）C 形臂 X 线机。

五、特殊手术器械

输尿管镜及弹道手柄分别见图5-6及图5-7。

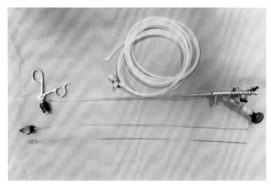

图5-6 输尿管镜

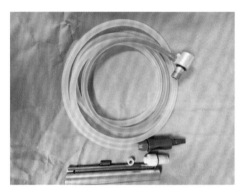

图5-7 弹道手柄

六、术前准备

（1）麻醉方式：半身麻醉或全身麻醉。

（2）手术体位：截石位，选择可透过X线的手术床。

（3）手术间布局：摄像系统、弹道等碎石器械及负压吸引器均放置在主刀医生右侧，水机水管放置在主刀医生左侧。

七、手术方法与配合技术

经输尿管镜弹道碎石手术方法与配合技术见表5-3。

表5-3 经输尿管镜弹道碎石手术方法与配合技术

手术方法	配合技术
1. 安置截石位完成，术前定位	C形臂X线机透视下确定输尿管结石的具体位置
2. 皮肤消毒及铺巾	使用Ⅲ型安尔碘消毒后，用医用泌尿手术薄膜进行铺巾，协助主刀医生完成铺巾，并打开泌尿漏斗状孔巾引流袋口
3. 连接摄像系统、光源及弹道	递导光束、摄像及光纤进行连接，将管道分类进行固定放置
4. 建立观察通道及操作通道	输尿管镜从尿道进入膀胱找到患侧输尿管开口，沿着患侧输尿管逆行而上，找到结石位置
5. 碎石	使用输尿管镜从通道至结石位置，使用弹道碎石杆进行碎石

（续上表）

手术方法	配合技术
6. 取出打碎的石头	使用输尿管钳取出打碎的石头，清除体内的结石
7. 放置双"J"形导管	取石完毕，根据患者的输尿管情况选取合适的双"J"形导管置入患侧输尿管，起到引流和预防输尿管术后狭窄的作用
8. 检查患者输尿管情况	放管结束后，使用 C 形臂 X 线机透视下检查患者结石碎石情况及双"J"形导管放置位置是否合适
9. 留置导尿管	术毕根据患者情况选取 F14 或者 F16 双腔导尿管，予患者留置导尿管
10. 结束手术	固定导尿管，收集患者的结石，并粘贴好患者的信息，结束手术

八、护理评估

（1）健康史评估：了解患者的心血管疾病史、糖尿病史、过敏史、传染病史、用药史等，术前重点了解患者泌尿手术史及下肢手术史或疾病史。

（2）身心状况评估：了解患者的生命体征、对手术的认知程度、心理支持情况。术前重点了解身高体型、患者腰部疼痛性质及程度。

（3）手术相关需求评估：术野皮肤的准备，手术仪器设备、专科操作器械的准备，截石位相关用物的准备，手术一次性用物的准备。

九、护理措施

1. 术前健康宣教

（1）告知患者麻醉方式及手术体位：椎管内麻醉或全麻后摆放截石位。

（2）与患者进行深入沟通，了解患者内心担忧与需求，注重患者内心感受，注意语气、用词。嘱咐患者保持良好心态，强调积极配合治疗。

（3）告知患者麻醉前或术中会听到仪器的声音，消除患者紧张情绪。解释手术需要摆置截石位，需要脱除裤子，手术完毕将及时穿上。耐心解释取得患者理解配合，注意保护患者隐私与做好保暖措施。

（4）告知患者如有佩戴首饰或假牙，需要暂时取出。

（5）告知患者采取截石位使用减压材料的措施，取得患者的理解配合。

（6）告知患者手术后有留置尿管、引流管等管道，切勿自行拔除。

2. 手术体位安全管理

（1）安置截石位方法：患者采用膀胱截石位，腿架托住小腿及膝部。必要时腘窝处垫体位垫，防止损伤腘窝血管、神经及腓肠肌。

（2）手术中防止重力压迫膝部。

（3）手术结束复位时，应将患者双下肢单独、慢慢放下，并通知麻醉医生，防止因回心血量减少，引起低血压。

（4）注意事项：

①患者骶尾部、肩部等突出受压部位使用皮肤减压敷料保护以防压疮发生。

②两侧手臂放置于身体两侧，予以固定，防止患者麻醉后手臂乱动，造成感染。

③患者头侧放置头架，保持患者呼吸通畅，预防患者观察到手术场景产生紧张心理。

④术中每30min检查患者补液是否足够、各管道是否通畅。

3．管道安全管理

（1）管道留置：

①术前巡回护士选择上肢建立外周静脉通道1条。术前摆置手术体位和术毕返回转运床时，巡回护士要做好输液管道的管理。

②手术完毕切口将放置导尿管1条，巡回护士做好管道二次固定及粘贴标识。

（2）注意事项：

①妥善固定各类管道。

②术中每30min检查各类管道的位置是否有移位或者脱落、各管道是否保持通畅。

4．术中低体温的预防

（1）调节室温，做好保暖。手术室温度调至22℃～26℃，湿度控制在40%～60%。婴幼儿和老年人抵抗力、适应力较差，为确保手术顺利，可适当调高室温。

（2）接送病患过程中，尽量减少其体表暴露面积。

（3）麻醉、手术前，做好患者肢体保暖工作，使用暖风机提前预热，以免其体表流失较多热量。

（4）术中，在患者肩颈部加盖电热毯或棉护垫，将手术巾遮盖在非手术部位，避免与冷空气的接触，被服、手术床需保持干燥。

（5）提前把术中要使用的灌注液加温，加温至37℃为宜，避免低温的灌注液冲洗到患者体内。

5．手术切口感染的预防

（1）术前0.5～1h内遵医嘱使用预防性抗生素，预防手术切口感染。

（2）手术单采用一次性无菌手术巾、手术衣，预防灌注液打湿无菌巾而污染手术切口。

（3）摄像头与导线使用一次性无菌保护套保护，摄像头与内镜连接处使用一次性防水透明敷料粘贴，避免灌注液进入摄像系统污染术野。

（4）术中灌注液有效管理：保持术野持续冲洗灌注以及做好废液的有效收集，避免污染术野和手术间地面，并做好术中灌注液出入量的统计。

（5）术中C形臂X线机定位时使用无菌保护套保护，术野区域增加铺设无菌中单。

6. 手术完毕转运

（1）采用"四人搬运法"把患者转移至转运床。

（2）巡回护士做好管道的护理与固定，给患者穿好衣物，做好约束措施，完善所有护理记录。

（3）由麻醉医生、手术医生及巡回护士护送患者至病房。巡回护士与病房护士做好交接工作，内容包括：手术中输液量、出血量、灌注液出入量、生命体征，患者皮肤完整性情况及引流管等各个管道管理情况。

十、护理评价

（1）术前健康宣教有成效，患者情绪稳定，表示理解配合。

（2）手术物品准备齐全，手术间布局合理，手术进程顺利完成。

（3）术前及术毕体位管理安全，未见皮肤完整性损伤、肢体神经损伤。

（4）患者生命体征平稳，未出现手术并发症。

（5）手术过程中若使用 C 形臂 X 线机定位，医护人员按职业安全防护规范进行防护。

第四节　经输尿管软镜钬激光碎石取石手术护理常规

一、概述

输尿管结石、肾盂结石属于泌尿外科常见疾病，主要病因与饮食、环境、疾病、遗传、药物有关。本病的主要临床症状包括尿频、尿急、血尿、尿痛等，影响患者生活质量。目前主要通过手术、药物等多种方式治疗，预后尚可。肾结石是泌尿外科主要疾病，患者疼痛明显，伴有血尿。部分患者甚至存在梗阻、息肉等情况，病情加重时会损害肾脏功能，威胁其生命安全。随着微创技术的发展，微创手术治疗输尿管结石应用逐渐广泛，其中钬激光碎石取石手术可将结石粉碎，为排石创造条件，治疗效果较满意，成为治疗输尿管结石首选方法。输尿管软镜是一种纤细的、可弯曲的内窥镜，镜体末端拐弯角度可达180°~275°，其可通过人体自然腔道进入肾盂，配合激光、输尿管导引鞘、取石网篮等先进设备将体内大大小小的结石粉碎取出，治疗肾结石创伤小、恢复快，结石清除彻底。

二、手术操作图

经输尿管软镜钬激光碎石取石手术操作图见图 5 - 8。

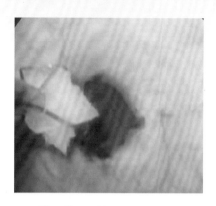

图 5 - 8　经输尿管软镜钬激光碎石取石手术操作图

三、手术适应证

（1）尿路结石（主要包括直径 2cm 以内的输尿管上段结石、肾盂结石）。
（2）肾盂输尿管连接部位梗阻的内镜治疗。
（3）上尿路移行细胞癌的活检。

四、特殊仪器设备

（1）软镜主机。
（2）输尿管软镜激光碎石机。
（3）摄像系统（监视器、摄像主机、摄像头、冷光源、导光束）。

五、特殊手术器械

输尿管软镜及激光碎石机配用光纤见图 5 - 9 和图 5 - 10。

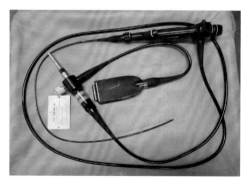

图 5 - 9　输尿管软镜

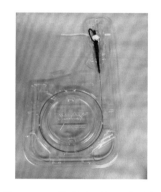

图 5 - 10　激光碎石机配用光纤

六、术前准备

（1）麻醉方式：椎管内麻醉；全身麻醉。

（2）手术体位：截石位，选择可透过 X 线的手术床。

（3）手术间布局：摄像系统、激光等碎石器械均放置在主刀医生右侧。

七、手术方法与配合技术

经输尿管软镜钬激光碎石取石手术方法与配合技术见表 5 - 4。

表 5 - 4 经输尿管软镜钬激光碎石取石手术方法与配合技术

手术方法	配合技术
1. 安置截石位完成，术前定位	C 形臂 X 线机透视下确定输尿管结石的具体位置
2. 消毒铺巾	使用医用手术薄膜（泌尿外科专用），协助主刀医生完成铺巾，并打开泌尿漏斗状孔巾引流袋口
3. 连接摄像系统、光源及激光	递导光束，将摄像及光纤进行连接，分类进行固定放置
4. 建立观察通道及操作通道	使用输尿管镜从尿道进入膀胱找到患侧输尿管开口，沿着患侧输尿管逆行而上，找到结石位置，置入导丝
5. 建立软镜操作通道	退出输尿管镜，利用导丝作为引导将输尿管鞘放至结石位置，将软镜从输尿管鞘通道伸至结石位置
6. 碎石	根据不同厂家的激光选择匹配的光纤，调节合适的功率大小，进行激光碎石
7. 套出打碎的石头	使用取石网篮套取被激光打碎的石头，清除患者体内的结石
8. 放置双"J"形导管	取石完毕，根据患者的输尿管情况选取合适的双"J"形导管置入患侧输尿管，起到引流和预防输尿管术后狭窄的作用
9. 检查患者肾盂输尿管情况	放管结束后，使用 C 形臂 X 线机透视下检查患者结石碎石情况及双"J"形导管放置位置是否合适
10. 留置导尿管	术毕，根据患者情况选取 F14 或者 F16 双腔导尿管，留置导尿管
11. 结束手术	固定导尿管，收集患者的结石，结束手术

八、护理评估

（1）健康史评估：了解患者的心血管疾病史、糖尿病史、过敏史、传染病史、用药史等，术前重点了解患者泌尿手术史、肾功能及肢体功能、关节活动功能等。

（2）身心状况评估：了解患者的生命体征、对手术的认知程度、心理支持情况。术前重点了解患者身高体型、患者腰部疼痛性质及程度。

（3）手术相关需求评估：术野皮肤的准备，手术仪器设备、专科操作器械的准备，截石位相关用物的准备，手术一次性用物的准备。

九、护理措施

1. 术前健康宣教

（1）告知患者麻醉方式及手术体位：椎管内麻醉或全身麻醉后摆放截石位。

（2）心理护理：告知患者麻醉前会听到仪器的声音，消除患者紧张心理。解释手术需要患者摆置截石位，需要脱除裤子，手术完毕将及时为患者穿好。耐心解释取得患者理解配合，注意保护患者隐私与做好保暖措施。

（3）术前告知患者如有佩戴首饰或假牙，需要暂时取出，并告知不能带入手术室的原因。告知患者采取截石位使用减压材料的措施，取得患者的理解配合。告知患者手术后有留置尿管、引流管等管道，切勿自行拔除。

2. 手术体位安全管理

（1）安置截石位：患者头侧放置头架，保持患者呼吸通畅；手臂放置于身体两侧，并予以固定；腿放置于截石位腿架上，腘窝处垫体位垫或者啫喱垫，防止腘窝血管神经及腓肠肌损伤。两腿之间夹角为60°~90°。

（2）两侧手臂妥善固定，手臂外展角度＜90°。

（3）患者骶尾部、腘窝、肩部等突出受压部位使用皮肤减压敷料保护以防压疮发生。

（4）术中密切观察患者生命体征，呋塞米及地塞米松备用，遵医嘱给药，观察药物效果及不良反应。术中随时检查患者补液是否足够、各管道是否通畅。

（5）手术结束时，单独将患者双下肢慢慢放下，并通知麻醉师，防止回心血量锐减引起低血压。

3. 管道安全管理

（1）术前巡回护士建立上肢外周静脉通道1条。术前安置手术体位和术毕返回转运床时，巡回护士要做好管道的管理。

（2）手术完毕放置导尿管1条，巡回护士按要求做好管道固定及粘贴标识，妥善固定各类管道。

（3）术中每30min检查各类管道是否有移位或者脱落、各管道是否保持通畅。

4. 术中低体温的预防

（1）手术当天提前调节手术间的温度21℃~25℃、湿度40%~60%。

（2）术中及时为患者添加被服，使用37℃灌洗液，术中监测患者体温。使用输液加温仪预防术中、术后低体温的发生。

（3）术毕及时为患者穿好衣物，盖好被子，根据手术时间段的不同调节室温。

5. 手术切口感染的预防

（1）术前0.5~1h遵医嘱使用预防性抗生素，预防手术切口感染。

（2）摄像头与导线使用一次性无菌保护套保护，避免灌注液进入摄像系统污染视野。

（3）术中灌注液有效管理：保持术野持续冲洗灌注以及做好废液的有效收集，避免污染术野和手术间地面。

（4）术中C形臂X线机定位时球管使用无菌保护套保护。

6. 手术完毕转运

（1）术毕，采用"四人搬运法"把患者转移至转运床。

（2）巡回护士做好管道的护理与固定，给患者穿好裤子，做好约束措施，完善所有护理记录。

（3）由麻醉医生、手术医生及巡回护士护送患者至病房。巡回护士与病房护士做好交接工作，内容包括：手术中输液量、出血量、灌注液出入量、生命体征、患者皮肤完整性情况及引流管等各个管道管理情况。

十、护理评价

（1）术前健康宣教有成效，患者情绪稳定，表示理解配合。

（2）手术物品准备齐全，手术间布局合理，手术进程顺利完成。

（3）术前及术毕体位管理安全，未见皮肤完整性损伤、肢体神经损伤。

（4）患者生命体征平稳，未出现手术并发症及低体温。

（5）手术过程使用C形臂X线机定位，医护人员按职业安全防护规范进行防护。

第五节　经皮肾镜肾结石钬激光碎石手术护理常规

一、概述

经皮肾镜肾结石钬激光碎石手术是经腰背部建立从皮肤到肾集合系统通道来治疗肾、输尿管上段结石的方法。经皮肾镜肾结石钬激光碎石手术能在直视下发现并处理结石，可以一次性将结石击碎，一次手术可全部或部分取出，具有微创、痛苦小、并发症少、术后恢复快、可以反复操作等优点。钬激光是以稀有金属为激发介质的固态脉冲式外科手术激光，能通过光纤传输，因而可以通过内窥镜进入体腔内对病灶进行治疗。钬激光波长2 100nm，恰好处在水的吸收峰值上。激光能量能被结石和组织中的水高效吸收，能治疗泌尿系统结石、狭窄、息肉、肿瘤等常见疾病。由于受到水屏蔽的作用，钬激光在组织中的穿透深度小于0.4mm，从而可以在组织表面进行精确、安全的切割，且止血效果佳，可保证术野清晰，缩短手术时间。

二、手术操作图

经皮肾镜肾结石钬激光碎石手术操作图见图5-11。

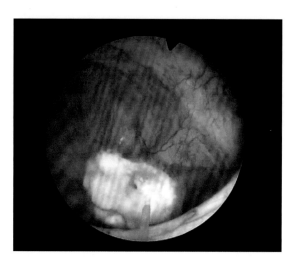

图5-11　经皮肾镜肾结石钬激光碎石手术操作图

三、手术适应证

（1）所有需要开放手术干预的肾结石，包括直径≥2cm的肾结石（含鹿角状结石）、直径≥1.5cm的肾下盏结石，其他有症状的肾盏或憩室内结石，体外冲击波碎石及输尿管软镜碎石失败的肾结石。

（2）输尿管上段直径≥1.5cm结石；因结石梗阻或息肉包裹引起肾积水、输尿管迂曲或尿流改道等，导致体外冲击波碎石或逆行输尿管镜治疗失败的输尿管结石。

四、特殊仪器设备

（1）摄像系统（监视器、摄像主机、摄像头、冷光源、导光束）、膀胱镜或输尿管镜、经皮肾镜。

（2）钬激光主机。

（3）灌注系统。

（4）彩超或C形臂X线机。

（5）助力升降架。

五、特殊手术器械

经皮肾镜肾结石钬激光碎石手术特殊手术器械见图 5 – 12。

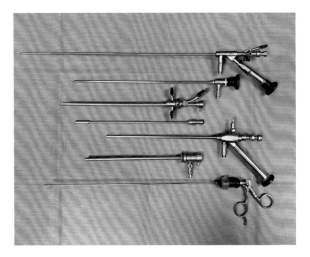

图 5 – 12　经皮肾镜肾结石钬激光碎石手术特殊手术器械

经皮肾镜肾结石钬激光碎石手术特殊耗材见图 5 –13。

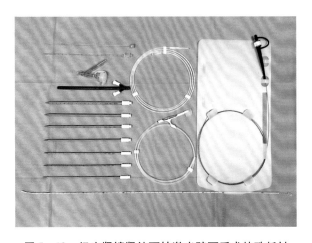

图 5 – 13　经皮肾镜肾结石钬激光碎石手术特殊耗材

六、术前准备

（1）麻醉方式：局麻、腰硬联合麻醉或气管内插管全身麻醉。
（2）手术体位：截石位、俯卧位、斜仰截石位、分腿俯卧位、健侧屈膝分腿俯卧位。

（3）手术室布局：术前了解患者肾结石部位。若取截石位，则摄像系统、灌注泵、助力升降架放置在患侧。若取俯卧位，则摄像系统、彩超或 C 形臂 X 线机、灌注泵、助力升降架放置在俯卧健侧，钬激光放置在俯卧患侧，钬激光脚踏开关套防水袋后，放置于主刀医生右脚旁。

七、手术方法与配合技术

经皮肾镜肾结石钬激光碎石手术方法与配合技术见表 5－5。

表 5－5　经皮肾镜肾结石钬激光碎石手术方法与配合技术

手术方法		配合技术
一、逆行置管	1. 摆放截石位，消毒铺巾	患者取截石位，臀部垫治疗巾，消毒完毕后撤出，防止消毒液蓄积
	2. 清点核查，安装连接	与手术医生清点所有器械及物品，检查完整性；防水巾下垂端放置于接水桶中，连接摄像系统、冷光源
	3. 连接管道	悬挂生理盐水，连接灌注管
	4. 润滑膀胱镜，将之顺着尿道轻柔插入膀胱	置入腔镜后打开进水通道，注意保持有效冲洗
	5. 膀胱镜下逆行置管，确定患侧输尿管开口的位置，沿导丝逆行置入输尿管导管至肾盂。留置 16Fr 双腔气囊导尿管。输尿管狭窄置管困难患者，可选择输尿管镜下置管	准备 5Fr 或 6Fr 输尿管导管，置入后，将输尿管导管与导尿管固定，导尿管连接引流袋，注意无菌保护
二、经皮肾镜碎石	1. 摆放俯卧位，消毒铺巾	使用皮肾镜专用孔巾粘贴固定，下垂端放置于接水桶中或者用吸管连接于废液收集器上，开放导尿管引流袋，下端连接水桶
	2. 清点核查，安装连接	与手术医生清点所有器械及物品，检查完整性；连接摄像系统、冷光源、彩超探头、灌注管，正确调节各设备参数进入备用状态
	3. 穿刺针在彩超监视下进入目标肾盏，成功后引入斑马导丝，退出穿刺针，用筋膜扩张器，顺着导丝从小号到大号逐级扩张，再置入剥皮鞘（外鞘），建立通道，肾镜经通道进入肾盏	按要求调整彩超导引线角度，配合穿刺；调节灌注泵压力，建立术区视野

（续上表）

手术方法		配合技术
二、经皮肾镜碎石	4. 内窥镜直视下找到结石，钬激光进行碎石	检测钬激光光纤完整性，确认完好后连接钬激光。在医生指导下根据结石大小及性质调节钬激光的频率和能量等参数
	5. 碎石结束，检查各个肾盏，以防结石残留	配合医生调节水泵压力，冲洗肾盂及肾盏
	6. 向输尿管内插入斑马导丝至膀胱，沿导丝顺行留置输尿管支架	置入斑马导丝，将输尿管导管拔出，顺着导丝置入输尿管支架
	7. 扩张鞘内插入肾造瘘管，拔出扩张鞘，固定，包扎	准备7#丝线，7×17角针固定或者2-0薇乔线固定引流管，清点所有手术器械和用物，检查器械有无损坏、配件有无缺失。引流口使用敷贴保护固定，术毕关闭术中开放的引流袋开关
	8. 收集结石	结石送成分分析或带回病房

八、护理评估

（1）健康史评估：了解患者的心血管疾病史、糖尿病史、中风偏瘫史、过敏史、传染病史等。术前重点了解患者肩关节、膝关节、髋关节、双下肢、眼部、乳腺疾病及手术史、骶尾部皮肤情况。

（2）身心状况评估：了解患者的生命体征、对手术的认知程度、心理支持情况。术前重点了解患者身高体型、肾结石部位，有出血倾向要控制稳定。

（3）手术相关需求评估：术野皮肤的准备，手术仪器设备、专科操作器械、耗材的准备，截石位、俯卧位相关用物的准备。

九、护理措施

1. 术前健康宣教

（1）告知患者麻醉方式及手术体位：局麻、腰硬联合麻醉或气管内插管全身麻醉后先取截石位，后摆放俯卧位。

（2）心理护理：告知在手术期间会听到仪器的声音，消除患者紧张情绪。解释摆放截石位和俯卧位的必要性及摆放要求，需脱除衣、裤，并会在手术结束后及时穿上，取得患者的理解与配合，注意保护患者隐私，做好保暖措施。

（3）俯卧位呼吸训练：如采用局麻、腰硬联合麻醉，告知患者术前需要进行俯卧位训练呼吸控制，呼吸要求浅、慢。肥胖或心肺功能不全者尤其要重视或改用其他体位进行手术。

（4）术前告知患者如有佩戴隐形眼镜或装有义眼植入物需要暂时取出；告知患者摆放截石位、俯卧位使用减压材料的措施，取得理解及配合；告知患者手术后须留置导尿管、肾造瘘管，切勿自行拔除。

2．手术体位安全管理

（1）截石位：取仰卧位，双手外展，双腿放置于截石位架上，臀部移至床边，双下肢外展＜90°，最大限度地暴露会阴部。老年患者根据个人情况适当调整截石位架高度及角度。

（2）俯卧位：采用轴线翻身法，两名手术医生分别站在手术床两侧，负责翻转与接住被翻转患者；巡回护士位于患者足部，负责翻转患者双下肢；麻醉医生位于患者头部，做腰硬联合麻醉并指导患者配合翻身，全身麻醉患者由麻醉医生负责保护头颈部和固定气管导管；医护人员步调一致完成轴线翻身。

（3）托腿架托住患者小腿及膝部，腘窝部受压部位使用啫喱垫保护，防止损伤腘窝血管、神经及腓肠肌。

（4）手术结束复位时，应将患者双下肢单独慢慢放下，并通知麻醉医生，防止因回心血量减少，引起低血压。

（5）患髋关节疾病或行关节置换术后的患者摆放截石位时，应避免髋关节内旋内收，特殊情况在专科医生的指导下进行摆放。

（6）气管插管全麻患者头部处于中立位，避免颈部过伸或过屈；下颌部支撑应避开口唇部，头面部支撑避开两侧颧骨；保护男性会阴部及女性乳房部。确保双眼眼睑闭合，受压部位避开眼眶、眼球，术中每30min检查1次。

（7）将患者俯卧位摆放完毕后，逐一检查各受压部位及重要器官。粘贴心电监护电极片的位置应避开俯卧时的受压部位。

（8）双侧上肢向前置于手架上，远端关节要低于近端关节；胸腹部垫高。

3．管道安全管理

（1）术前巡回护士选择上肢建立静脉通道，并妥善固定在托手板上。摆放体位后、术毕转运时，巡回护士需保证输液通畅。

（2）术毕，巡回护士应做好导尿管、肾造瘘管的管理及粘贴标识。

（3）摆放俯卧位时，防止导尿管与输尿管导管脱落；开放导尿管引流袋，下端接水桶。

（4）术中随时观察各管道的固定情况，保持通畅。

4．术中出血的预防

（1）术中持续冲洗灌注，观察灌注液的量及颜色。

（2）若通道出血，结束手术后可留置气囊导尿管牵拉固定，使通道内压力增高而止血。

（3）若出现集合系统黏膜或盏颈出血，可尝试用钬激光止血，配合降低灌注泵的压力。

（4）必要时监测血气分析，出现血压下降、脉搏或心率进行性加快、血红蛋白及血红细胞进行性下降等，应立即终止手术。配合做好输血、抗休克治疗。

（5）出血难以控制或多次反复出血，应做好选择性肾动脉栓塞治疗的准备或中途转开放手术准备。

5．稀释性低钠血症的预防

（1）尽量缩短手术时间，避免大量灌洗液进入患者血循环导致血液稀释，出现低钠血症。

（2）术中密切观察患者生命体征及神志的变化，患者出现烦躁、打哈欠、表情淡漠、低血压、呼吸困难、惊厥等水中毒症状时及时配合医生对症处理。

（3）必要时监测患者血清中钠离子浓度，及时预判，做好相应防护措施。

6．术中低体温的预防

（1）使用充气式加温毯和（或）覆盖保温，减少患者皮肤散热，维持体温相对稳定。

（2）控制室温，将冲洗液预先在保温箱内加热至37℃。

（3）术中保持床单干燥，避免被冲洗液浸湿。

7．术中邻近脏器损伤的处理

（1）局麻、腰硬联合麻醉术中密切观察患者有无出现呼吸困难、胸闷、气促等临床表现。

（2）怀疑发生气胸或有胸腹腔积液时，备好C形臂X线机或彩超机进行辅助检查以明确诊断，并做好胸腔闭式引流的准备。

（3）怀疑发生肝、脾、肠管等邻近脏器损伤时，协助医生做好对症处理。

8．感染的预防

手术无菌技术规范要求：

（1）手术单采用一次性无菌手术巾、手术衣，预防冲洗液浸湿无菌巾而污染手术区域。

（2）摄像头、彩超探头使用一次性无菌保护套保护，摄像头与内镜连接处使用防水透明敷料粘贴，避免灌注液进入摄像系统污染术野。

（3）术中更换俯卧位时需保持器械台、摄像头、冷光源及灌注管处于无菌状态，避免污染。

（4）术中灌注液有效管理：持续灌注冲洗，更换冲洗液时保持无菌，做好废液的有效收集，避免污染术野和手术间地面。

术中感染性休克的防范：

（1）术中密切观察患者生命体征，如患者出现寒战、发抖或高热、低血压等表现时要给予重视，警惕发生感染性休克的可能，配合医生做好抢救准备。

（2）合理设置灌注泵的压力和流量，在结石合并感染时要注意冲洗液快速灌注会造成肾盂内压力升高，促使细菌或毒素进入血液，从而有发生菌血症或脓毒血症的可能。

（3）配合手术医生及时调节钬激光碎石系统的使用参数，提高碎石效率，缩短手术时间，减少含菌尿液的吸收。

（4）术前0.5~1h遵医嘱使用预防性抗生素。

9. **手术完毕转运**

（1）截石位恢复平卧位时应妥善固定手术床腿板，防止患者下肢从两腿板间掉落造成意外伤害。

（2）四名医务人员配合采用轴线翻身法转移患者至转运床。

（3）巡回护士为患者穿好衣、裤，做好保暖和约束措施，完善所有护理记录，与病房护士做好各项交接工作。

十、护理评价

（1）术前健康宣教有成效，患者情绪稳定，表示理解配合。

（2）手术物品准备齐全，手术间布局合理，手术进程顺利完成。

（3）术前及术毕体位管理安全，未见皮肤完整性损伤、肢体神经损伤、膝髋关节损伤、眼部损伤。

（4）患者生命体征平稳，未出现手术并发症。

（5）术中使用钬激光碎石，医务人员按要求做好安全防护工作。

第六节　腹腔镜肾上腺肿瘤切除手术护理常规

一、概述

肾上腺肿瘤是泌尿外科常见的肿瘤之一。近年来，因肾上腺问题而住院的病例数量呈迅速增长趋势。通过对肿瘤内分泌功能的评估，可将其分为功能性和无功能性两类病变。功能性病变通常在临床上表现出明显症状，以原发性醛固酮增多症最为突出，其次是肾上腺性库欣综合征和嗜铬细胞瘤；而无功能性病变大多数是在不经意间被发现，没有临床症状或者表现较为隐匿，主要包括无功能性腺瘤、髓样脂肪瘤、肾上腺囊肿、神经节细胞瘤、平滑肌瘤等。

腹腔镜肾上腺肿瘤切除手术可采用经腹腔入路或经腹膜后入路。目前，国外以欧美国家为代表主要采取经腹腔入路，但经腹腔入路肾上腺肿瘤切除手术存在先天不足，要显露肾上腺必须牵开或游离其前面覆盖的肝脏、脾脏、胰腺等脏器，故手术难度较大，易损伤上述脏器，风险较高，并发症较多，且致死性并发症率并未得到有效控制。我国大部分采用经腹膜后入路。在研究对比两种入路发现，经腹膜后入路具有出血少、恢复快、并发症少等优点。

二、手术操作图

腹腔镜肾上腺肿瘤切除手术操作图见图 5 - 14。

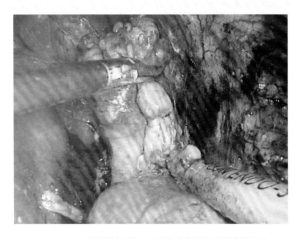

图 5 – 14　腹腔镜肾上腺肿瘤切除手术操作图

三、手术适应证

（1）引起库欣综合征和原发性醛固酮增多症的肾上腺皮质增生性疾病和肾上腺皮质肿瘤。

（2）引起儿茶酚胺增多症的肾上腺髓质增生及肾上腺嗜铬细胞瘤。

（3）直径大于3cm 的无功能偶发瘤，包括肾上腺囊肿、肾上腺髓性脂肪瘤和节神经细胞瘤等。

（4）局限性肾上腺恶性肿瘤，影像学上无明显包膜或血管侵犯。

（5）原发灶明确的孤立性肾腺转移性癌。

四、特殊仪器设备

（1）摄像系统（显示屏、光源机、摄像主机、气腹机）。

（2）超声刀主机设备。

（3）单极电刀。

五、特殊手术器械

腹腔镜肾上腺肿瘤切除手术特殊手术器械见图 5 – 15。

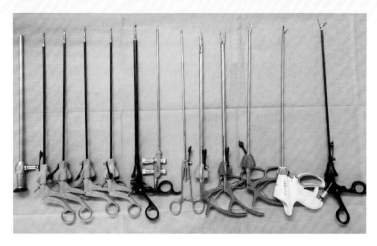

图 5 - 15　腹腔镜肾上腺肿瘤切除手术特殊手术器械

六、术前准备

（1）麻醉方式：气管内插管全身麻醉。

（2）手术体位：健侧卧位，选择可折腰桥手术床。

（3）手术间布局：术前了解入路方式，若采取经后腹腔入路，主刀医生于患者背侧操作，摄像系统放置于患者上腹侧，器械护士站于患者下腹侧。经腹膜入路则相反，主刀医生于患者腹侧操作，摄像系统放置于患者患侧上方。

七、手术方法与配合技术

腹腔镜肾上腺肿瘤切除手术方法与配合技术见表 5 - 6。

表 5 - 6　腹腔镜肾上腺肿瘤切除手术方法与配合技术

手术方法	配合技术
1. 安置健侧卧位	摆置体位前再次与医生核对影像资料，确认手术部位后才可以摆置，充分暴露手术术野，确保患者安全与舒适
2. 消毒、铺巾	传递手术单，协助医生铺设无菌单
3. 清点手术物品	洗手护士、巡回护士共同清点所有的器械及敷料，逐项清点，逐项记录
4. 连接成像系统	递摄像线、光源线、气腹管、超声刀线、双极电凝线、吸引管、电刀等，分类进行固定
5. 再次消毒手术部位	传递酒精纱消毒切口皮肤

（续上表）

手术方法	配合技术
6. 制作气囊，建立气腹	递11#尖刀，腋中线髂嵴上方2cm处切开皮肤，以能伸入术者示指为宜。以中弯提拉，用拉钩暴露术野，钝性分离肌层及腰背筋膜间隙。分离至腹膜后腔，放置气囊，注气（500~800mL），3~5min后放气，取出气囊，建立后腹膜腔。放置第一 10mm 穿刺器，连接气腹管进 CO_2，缝线加固穿刺孔
7. 建立观察通道及操作通道	用热水预热镜头，放入第一穿刺孔（观察孔），腔镜直视下避开血管，递11#尖刀，于腋前线12肋缘下，腋后线12肋缘下分别切开皮肤，放置第二、第三5mm穿刺器，第四穿刺孔根据医生操作需要再进行穿刺
8. 清理腹膜后脂肪	递超声刀、腔镜弯钳，切开锥筋膜、腰方肌筋膜，进入腰肌前间隙，分离至膈肌下方
9. 显露肾周筋膜、后腹膜反折	递超声刀分离肾周筋膜、肾周脂肪囊及肾上极，游离肾上部分及内侧缘，显露肾上腺区
10. 显露肾上腺或肿瘤	分离肾上腺及瘤体周围组织，暴露肾上腺，递 Hem-o-lok 夹结扎肾上腺动静脉，超声刀或组织剪切断
11. 显露肾上极、肾上腺中央静脉	递超声刀钝性分离肾上腺脂肪囊，游离肾上腺中央静脉，并用 Hem-o-lok 夹闭，剪刀离断，摘除肾上腺肿瘤
12. 止血	递双极电凝止血，以吸引器冲洗，检查术野无活动性出血，将游离的肾上极周围脂肪复位。降低气腹压力至3~5mmHg
13. 取肿瘤	用自制标本袋装入肾上腺肿瘤，以腔镜无损伤钳抓取，与5mm穿刺器一起取出
14. 手术结束，清点手术物品	排出残余 CO_2 气体，清点手术物品数目相符，关闭切口
15. 放置引流	递16#引流管，7#丝线、9×28角针固定
16. 覆盖伤口	伤口以纱布、眼贴覆盖

八、护理评估

（1）健康史评估：了解患者的高血压史、心血管疾病史、糖尿病史、过敏史、传染病史用药史等，术前重点了解高血压史。功能性肾上腺肿瘤患者存在不同程度的内分泌和代谢紊乱，常引起全身复杂的病理生理改变，增加麻醉手术风险，故术前充分的准备是保证患者安全的关键。

（2）身心状况评估：了解患者的生命体征、对手术的认知程度、心理支持情况。

（3）手术相关需求评估：术野皮肤的准备，手术仪器设备、专科操作器械的准备，侧卧位相关用物的准备。

九、护理措施

1. 术前健康宣教

（1）告知患者麻醉方式及手术体位：气管内插管全身麻醉后摆健侧卧位。

（2）术前1天，巡回护士去病房访视患者，了解患者心理状态，耐心倾听患者诉求，多关心、安慰患者，向患者介绍腔镜手术的优点，以及此类手术成功的案例，增加患者战胜疾病信心，取得患者配合。

（3）告知患者麻醉前会听到仪器的声音，消除患者紧张心理。解释手术需要取侧卧位，需要脱除上衣，手术完毕将及时穿上。耐心解释取得患者理解配合，注意保护患者隐私与做好保暖措施。

（4）术前告知患者如有佩戴首饰、助听器、义齿，需要暂时取下，指有指甲油需卸去；告知患者采取侧卧位使用减压材料的措施，取得患者的理解配合；告知患者手术后有留置尿管、深静脉导管、伤口引流管等管道，切勿自行拔除。

2. 手术体位安全管理

（1）体位摆放方法：患者取健侧卧位，头下置头枕，高度平下侧肩高，使颈椎处于水平位置，腋下距肩峰10cm处垫胸垫。术侧上肢屈曲呈抱球状置于可调节托手架上，远端关节稍低于近端关节；下侧上肢外展于托手板上，远端关节高于近端关节，共同维持胸廓自然舒展。肩关节外展或上举不超过90°；两肩连线与手术台成90°。腹侧用固定挡板支持耻骨联合，背侧用挡板固定骶尾部和肩胛区（离术野至少15cm），维持患者90°侧卧位。双下肢两腿间垫一大软枕，下侧自然弯曲，上侧伸直，以约束带固定。

（2）手术部位对准手术床背板与腿板折叠处，腰下置腰垫。

（3）调节手术床呈"Λ"形，使患者凹陷的腰区逐渐变平，腰部肌肉拉伸，肾区显露充分。术中调节手术床时需密切观察，防止体位移动，导致重要器官受压。缝合切口前及时将腰桥复位。

（4）采用眼贴保护眼睛，确保双眼眼睑闭合，防止健侧眼睛、耳廓及男性患者外生殖器受压。避免固定挡板压迫腹股沟，导致下肢缺血或深静脉血栓的形成。

（5）注意保护患者骨突部（肩部、健侧胸部、髋部、膝外侧及踝部），根据病情及手术时间建议使用抗压垫及预防性敷料，预防压力性损伤。

（6）体位安置完毕及拆除挡板时妥善固定患者，防止坠床。

（7）术中每30min检查患者眼睛、面部等受压部位情况，检查气管插管的位置及各管道是否通畅。

（8）库欣综合征患者多存在骨质疏松，摆放体位时须动作轻柔，以免发生骨折。

3. 管道安全管理

（1）术前巡回护士选择上肢建立外周静脉通道2条，麻醉医生穿刺动脉及深静脉，巡回护士粘贴深静脉管道标识。术前摆置手术体位和术毕翻身返回转运床时，巡回护士要做好输液管道的管理。

（2）患者全身麻醉后留置导尿管，手术完毕切口将放置伤口引流管 1 条，巡回护士做好管道二次固定及粘贴标识。

（3）妥善固定各类管道，粘贴心电监护电极片的位置应避开侧卧位时的受压部位及手术区域。

4. 手术切口感染的预防

（1）患者术前手术区备皮，术区皮肤消毒彻底不留白，消毒范围前后过正中线、上至腋窝、下至腹股沟。

（2）术前 0.5 ~ 1h 内遵医嘱使用预防性抗生素，预防手术切口感染。

（3）无菌物品开启前检查包装闭合性、完整性、是否潮湿、松散和破损等。无菌物品疑似或已经被污染立即更换。

5. 术中护理

（1）术中密切观察患者的病情变化及血压波动，积极配合麻醉医师和手术医师各项操作。

（2）术中接触或挤压肿瘤都可能诱发患者血压剧烈升高和心律失常，尤其是嗜铬细胞瘤，因此术中操作轻柔，尽量避免挤压肿瘤。

（3）瘤体切除后，用氢化可的松 100mg 加入 0.9% 生理盐水 100mL 静脉滴注。

（4）高血压危象的处理，推荐硝普钠、酚妥拉明或尼卡地平静脉泵入。

6. CO_2 并发症防治

（1）并发症：发生率为 2% ~ 3.5%，若气腹时间超过 4h 发生率高。主要包括皮下气肿、高碳酸血症、气胸。

（2）术中气腹压力设置在 12 ~ 14mmHg，对于老年人或有呼吸系统疾病的患者，术中气腹压力酌情调低，严密观察患者生命体征，监测气道压和血流动力学改变。

（3）手术结束后排尽腹腔残余 CO_2 气体。

7. 手术完毕转运

（1）手术完毕，撤除背侧挡板及约束带，四人将患者平放于转运床上。

（2）巡回护士做好管道的护理与固定，给患者穿好上衣，做好约束措施，完善所有护理记录。

（3）由麻醉医生、手术医生及巡回护士护送患者至恢复室。巡回护士与恢复室护士交接班：手术中输液量、出血量、术中生命体征、患者皮肤完整性情况及引流管等各个管道管理情况。

8. 术后护理

（1）术后严密监测生命体征，观察引流管是否通畅，注意管中液体的量及颜色。

（2）原发性醛固酮增多症患者，重点观察血压和电解质的变化。一侧腺瘤切除后，电解质失衡能迅速纠正，但血压变化不稳定。如血压控制不理想，可加用钙离子通道阻滞剂、血管紧张素转换酶抑制剂、血管紧张素受体阻滞剂等。

（3）儿茶酚胺增多症患者，术后仍有发生急性低血压的危险。尤其在体位变化时，应持续监测血压。一旦发生，应及时补充液体，使用药物维持血压，检测血糖水平，及时发现低血糖的情况。若患者出现心悸、出汗、全身乏力、饥饿感等低血糖症状，立即静脉输注 25% 葡萄糖 20mL 纠正。

（4）库欣综合征患者，术后可能发生急性肾上腺功能不全。严格按计划补充皮质激素，定期复查电解质和血糖。注意是否发生肾上腺危象，表现为厌食、腹胀、恶心、呕吐、精神不振、疲乏嗜睡、肌肉僵痛、腹泻、心率过快、血压下降、体温上升，严重者可死亡。一旦确诊，迅速静脉滴注氢化可的松 100 ~ 200mg，严密监护，及时补液、纠正电解质和酸碱平衡紊乱，应用血管活性药物纠正低血压。

（5）非切口疼痛，术后肩部疼痛发生率为 35% ~ 40%，一般症状轻且有自限性，是由于 CO_2 刺激膈肌后引起肩部反射性疼痛，人工气腹产生的张力牵拉膈肌纤维所致。这种症状一般发生在术后 1 ~ 2 天，3 ~ 5 天可自行消失。手术结束充分排尽残余的 CO_2 气体，可轻度取头低脚高位，降低肩背部疼痛。

十、护理评价

（1）术前健康宣教有成效，患者情绪稳定，表示理解配合。
（2）手术物品准备齐全，手术间布局合理，手术进程顺利完成。
（3）术前及术毕体位管理安全，未见皮肤完整性损伤、肢体神经损伤、眼部损伤。
（4）患者生命体征平稳，未出现手术并发症。

第七节　腹腔镜前列腺癌根治手术护理常规

一、概述

前列腺癌是全球男性第二大常见癌症和第六大癌症死亡原因，中国前列腺癌发病率低于欧美。目前已确定的发病影响因素包括遗传、种族、身高、肥胖、早熟、高血清水平的睾酮和胰岛素样生长因子。近年来，伴随人口老龄化及前列腺癌筛查的普及，前列腺癌发病率逐年提升。前列腺癌根治手术是目前治疗器官局限性和局部进展期前列腺癌的主要方式。腹腔镜前列腺癌根治手术可在腹腔镜的辅助下探查腹腔和病灶部位情况，以便选择最佳手术方式。该术式创伤小、出血少，有利于患者术后恢复。

二、手术操作图

腹腔镜前列腺癌根治手术操作图见图 5 - 16。

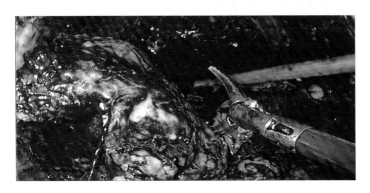

图 5 – 16 腹腔镜前列腺癌根治手术操作图

三、手术适应证

临床分期 T1 ~ T2 期，Gleason 评分 < 7，前列腺体积 < 80g，预期寿命 > 10 年，全身情况良好、无严重心肺疾病的前列腺癌患者。

四、特殊仪器设备

（1）摄像系统（监视器、摄像主机、摄像头、冷光源、导光束）。
（2）能量平台：超声刀、单双极能量设备。
（3）CO_2 气腹机。
（4）30°内窥镜、3D 30°内窥镜。

五、特殊手术器械

腹腔镜前列腺癌根治手术特殊手术器械见图 5 – 17。

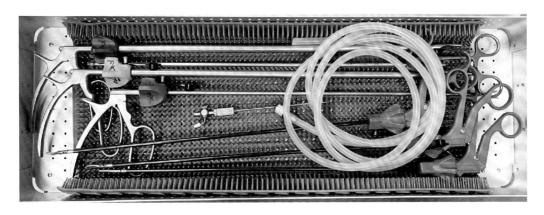

图 5 – 17 腹腔镜前列腺癌根治手术特殊手术器械

六、术前准备

（1）麻醉方式：气管内插管全身麻醉。

（2）手术体位：头低脚高位，双侧肩部垫肩托，双腿外展，骶尾部使用小方枕垫高。

（3）手术间布局：主刀医生于患者左侧操作，助手于患者右侧，摄像系统放置于患者脚侧。

七、手术方法与配合技术

腹腔镜前列腺癌根治手术方法与配合技术见表5-7。

表5-7　腹腔镜前列腺癌根治手术方法与配合技术

手术方法	配合技术
1. 摆放头低脚高仰卧手术体位	头低脚高仰卧位，双下肢屈髋10°~15°，屈膝5°~10°，外展20°~30°，头低脚高20°~25°，腘窝处垫软枕，肩背部垫肩托，并妥善固定
2. 消毒铺巾	严格遵守无菌原则
3. 连接腔镜设备、超声刀、双极、电刀	递腔镜套、镜头等
4. 导尿	纱球消毒尿道口，递16#尿管、引流袋、10mL水
5. 再次消毒皮肤	递酒精纱2块、尖刀、甲钩、弯钳、血垫
6. 建立腔镜通道	依次递10mm金属穿刺器、2个12mm一次性穿刺器、2个5mm一次性穿刺器，接气腹管（备沾湿的碘伏小纱擦镜头或者用热的灭菌注射用水浸泡镜头去雾）
7. 清理双侧闭孔淋巴结	递超声刀和分离钳，递分离钳和肠钳
8. 取出淋巴结	递分离钳，将指套套于分离钳前端并夹住
9. 分离膀胱耻骨联合面至膀胱颈	递超声刀和双极，递分离钳和肠钳
10. 游离前列腺左右两侧	递超声刀和双极，递分离钳和肠钳
11. 结扎前列腺静脉丛（位于前列腺与耻骨联合之间）	递持针器（2-0#薇乔线留20cm）、分离钳（用3-0强生倒刺线），用线剪剪线
12. 切断膀胱颈（抽去导尿管内的水）	递超声刀、双极、递吸引器、无损伤钳
13. 游离精囊腺及结扎输精管	用紫色Hem-o-lok夹夹断输精管
14. 切除前列腺及精囊腺等	递超声刀、双极、递吸引器、无损伤钳

（续上表）

手术方法	配合技术
15. 切除前列腺	将尿管里的水抽掉，递有齿抓钳和超声刀，分离钳和吸引器，超声刀切前列腺
16. 装标本，取出标本	递标本袋，装标本，取出标本
17. 吻合膀胱与尿道残端	递强生 3－0 倒刺线分离钳，将硅胶尿管插入尿道，直至尿道残端，缝第一针，打结后用紫色 Hem-o-lok 夹夹住
18. 完全缝合后	尿管注入 20mL 水并用生理盐水冲洗
19. 止血	双极止血，放止血材料
20. 放引流管，关腹	递引流管、0#薇乔线固定，清点物品无误后以 0#薇乔线关腹

八、护理评估

（1）健康史评估：了解患者的高血压病史、糖尿病史、心血管病史、过敏史、传染病史、手术史、用药史等。重点了解前列腺手术史，以及腰背部、眼部疾病史。

（2）身心状况评估：评估患者基本生命体征、心理状况、家庭支持情况、对疾病和手术的认知程度；评估患者肩背部、骶尾部、四肢运动及感觉功能，有无疼痛及疼痛的情况；评估患者骶尾部、肩背部、枕部皮肤状况。

（3）手术相关需求评估：患者术前用药的准备，术野皮肤的准备，手术仪器设备、专科器械的准备，体位摆放物品的准备，术中所需物品的准备。

九、护理措施

1. 术前健康宣教

（1）告知患者和家属手术情况，解释手术的必要性和手术的优势。简单解释腹腔镜手术的特殊性，帮助患者及家属尽快适应情况，减轻患者的恐惧心理。

（2）主动与患者沟通，了解患者心理状况，耐心与患者进行语言和文字交流，倾听患者在治疗及生活方面的要求，尽可能满足要求，做到个性化的优质护理，使其信心十足地配合手术和治疗。

2. 预防术中皮肤完整性的受损

（1）术前准确评估，于患者易受压处予赛肤润涂抹，并使用美皮康。于患者骶尾部使用啫喱软垫，足踝部使用足踝啫喱垫。保持床单平整、干燥、无异物。避免拖、拉、拽等动作，防止皮肤擦伤。

（2）洗手护士协助医生正确粘贴一次性手术敷料，并确保平整无皱褶，撕除敷料时，以180°夹角撕除。注意动作轻柔，并观察皮肤情况。

（3）杜绝手术人员或器械在术中压迫患者肢体。

（4）术中经主刀医生同意后，每1～2h调整手术床的倾斜角度，向左或者向右倾斜10°左右。

（5）与病房护士交接术中体位以及高风险部位，予重点关注。

3. 预防术中深静脉血栓的形成

（1）术前完成双下肢多普勒彩超检查，排除已有下肢静脉血栓的可能。

（2）麻醉后，对双下肢使用动静脉脉冲治疗仪治疗，并维持整个手术过程。

（3）避免同一部位、同一静脉反复穿刺，禁止双下肢静脉穿刺，术中禁止压迫双下肢。

（4）适当降低气腹的压力，调至10mmHg，流量维持在10～20L/min。

4. 预防肿瘤种植

（1）严格执行无瘤技术：建立隔离区域、加铺无菌巾、用取物袋取标本、防止标本与切口接触、接触瘤体与未接触瘤体的器械或纱布等物品均不混用。

（2）术中吸引器应保持通畅，随时吸除外流内容物，吸引器头不可污染其他部位，根据需要及时更换吸引器头。

（3）手套不直接接触有瘤组织。若有接触，及时更换手套。

（4）术腔使用无菌注射用水冲洗，并保持浸泡5min以上。

5. 预防术中低体温的发生

（1）患者进入手术室前，术前0.5h将室温设置在23℃～25℃。在术前等候区，给患者加盖棉被。

（2）消毒液、静脉液体、冲洗液体加温至38℃，防止消毒液浸湿患者衣物。

（3）术中采用被动保温措施（如加盖棉被），联合主动保温措施（如加温设备与加热毯），维持患者术中核心体温在36℃～37℃。持续监测患者鼻腔温度，根据温度变化随时调节加温仪的工作模式。

（4）患者进入麻醉恢复室后，持续使用充气式保温毯，定时监测体温，并做好交接班。

十、护理评价

（1）患者及家属情绪稳定，积极配合手术治疗。

（2）患者手术体位摆放正确舒适，术后皮肤完整，未发生皮肤损伤。

（3）患者术后下肢血管彩超显示未形成深静脉血栓。

（4）患者术中体温维持在正常范围。

（5）术中严格执行无瘤技术，未发生肿瘤种植。

第八节　腹腔镜肾癌根治手术护理常规

一、概述

肾细胞癌（简称肾癌）是起源于肾实质泌尿小管上皮系统的恶性肿瘤，又称肾腺癌，占肾恶性肿瘤的 80%～90%。其可发生于肾实质的任何部位，但以上、下级为多见，少数侵及全肾。左、右肾发病机会均等，双侧病变占 1%～2%。据调查，肾癌发病率在我国泌尿生殖系统肿瘤中占第二位，仅次于膀胱肿瘤，占成人恶性肿瘤的 2%～3%、小儿恶性肿瘤的 20% 左右。男女发病率有明显差异，据统计，男女发病比为 2∶1。肾癌的发病率随年龄增大而升高，有资料显示，肾癌的高发年龄在 40～55 岁。此外，肾癌发病率有明显的国际差异和区域差异，欧美国家发病率明显高于亚洲国家，城市发病率高于农村。腹腔镜肾癌根治手术方式创伤小、损伤少，有利于患者术后恢复。

二、手术操作图

腹腔镜肾癌根治手术操作图见图 5－18。

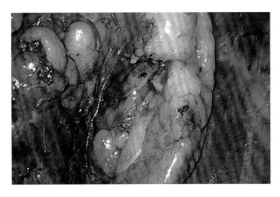

图 5－18　腹腔镜肾癌根治手术操作图

三、手术适应证

（1）局限性肾癌，无明确转移者。
（2）肾静脉、下腔静脉瘤栓形成，但无远处转移者。
（3）肿瘤侵犯邻近器官，无远处转移，术前评估可完全切除肿瘤者。

四、特殊仪器设备

（1）摄像系统（监视器、摄像主机、摄像头、冷光源、导光束）、30°镜头。
（2）气腹系统。
（3）电切系统。
（4）超声刀系统。
（5）冲洗—吸引系统。

五、特殊手术器械

腹腔镜肾癌根治手术特殊手术器械见图 5 – 19。

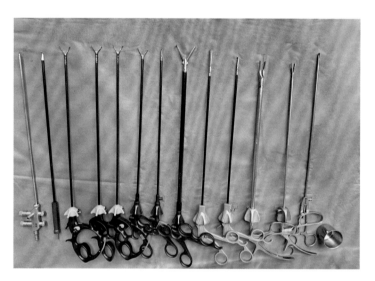

图 5 – 19　腹腔镜肾癌根治手术特殊手术器械

六、术前准备

（1）麻醉方式：气管内插管全身麻醉。
（2）手术体位：折刀侧卧位，腰部垫高，显露患侧。
（3）手术间布局：主刀医生站于患者患侧进行操作，摄像系统、气腹系统放置于患者健侧。吸引系统放置在患者头侧，电刀、超声刀系统放置于吊塔上，方便术者活动，以不影响操作为宜。

七、手术方法与配合技术

腹腔镜肾癌根治手术方法与配合技术见表5-8。

表5-8　腹腔镜肾癌根治手术方法与配合技术

手术方法	配合技术
1. 安置折刀侧卧位完成，并妥善固定患者	先将手术床复位，使手术床的中心支柱处于正常状态，再将手术床调整为折刀位，避免术后无法复位以及损坏手术床
2. 消毒铺巾	予碘酊、酒精消毒，严格执行无菌操作，传递无菌手术贴膜
3. 连接、固定各路导线及管道	传递电刀、单极导线、超声刀导线、吸引器管等，分类进行固定放置
4. 镜头连接成像系统	如使用2D镜头则需使用一次性无菌腔镜保护套，镜头、光纤与导线处紧密固定，防止脱落污染无菌台面
5. 在腋中线髂嵴上2横指处切开皮肤2mm，钝性分开皮下脂肪、肌层与腰背部筋膜，经该切口处放入自制腹膜后气囊分离器，充气约500mL，维持5min，建立后腹腔间隙	准备切皮用物：尖刀、穿刺器（3个12mm）、小干纱、中弯 自制腹膜后气囊分离器：50mL注射器、16#红色尿管、8#手套
6. 放出气囊内气体，拔出气囊，置入12mm穿刺器，经穿刺器充气，建立气腹并置入腹腔镜	用大角针双7#线缝合封闭切口，防止漏气
7. 在腹腔镜直视下，依次建立其余两操作孔，其余两通道作为器械操作通道	与建立第一个通道一致，使用穿刺器时仔细检查其完整性
8. 游离筋膜，显露肾脏	递分离钳进行钝性分离，递腔镜剪刀剪开肾周筋膜
9. 游离肾脏腹侧，显露肾动静脉，分别结扎血管，离断血管	使用Hem-o-lok夹结扎血管，近端结扎两次，远端结扎一次，然后用超声刀进行离断
10. 于肾周筋膜表面将肾脏上极完全游离，再向下游离肾脏下极，游离输尿管至与膀胱连接处，随后结扎，予以离断	使用吸引器、电钩等配合游离、止血，保持术野清晰，及时去除电钩、超声刀上面的焦痂
11. 至此肾脏连同肾周脂肪、肾周筋膜完整切除，将操作孔稍扩大后取出肾脏	使用无菌标本袋或取物袋将标本取出，使用前后检查标本袋完整性

（续上表）

手术方法	配合技术
12. 探查止血，无活动性出血后关闭气腹，留置腹膜后引流管，经穿刺孔引出，妥善固定后接引流袋	使用电钩、超声刀等止血，在离断处放置明胶海绵或止血材料；使用橡胶引流管，用角针7#丝线固定，准备"Y"形切口纱
13. 拔出穿刺器鞘，放出残余气体，缝合伤口，覆盖无菌敷料	检查使用过后的穿刺器鞘完整性，准备无菌纱布垫作为敷料
14. 切除的患肾送病理科检查	写好标签贴：患者的科室、姓名、ID号、手术间、日期、标本名称以及左右侧。与医生确认标本送检方式是常规送检还是冰冻送检，并妥善固定标本

八、护理评估

（1）健康史评估：了解患者心血管疾病史、糖尿病史、过敏史、传染病史、用药史等。术前重点了解患者既往有无原发性或继发性肾脏疾病史，近期是否有感染、血压升高、使用药物、高蛋白饮食等加重肾脏损害的因素。

（2）身心状况评估：了解患者生命体征、对手术的认知程度、心理支持情况等。术前重点了解患者的心电图、血常规、尿常规、凝血功能、疼痛程度与性质等情况。

（3）手术相关需求评估：术野的皮肤准备，手术仪器设备、专科器械的准备，摆放侧卧位相关用物的准备。

九、护理措施

1. 术前健康宣教

（1）告知患者麻醉方式和手术体位：气管内插管全身麻醉后摆折刀侧卧位，显露患侧。

（2）心理护理：询问患者的感受，对环境温、湿度进行调节。麻醉前对患者进行心理疏导，减少患者的紧张情绪，避免患者应激反应强烈，从而影响麻醉或手术正常进行。取得患者的理解与配合，注意保护患者隐私与做好保暖措施。

（3）术前告知患者需取下自身携带的首饰饰品，防止术中损坏、丢失或压伤皮肤；告知如有假牙或隐形眼镜也需摘下，以免影响气管插管或损伤眼睛；告知患者术后可能留置有尿管、引流管等管道，切勿自行拔除。

2. 手术体位安全管理

（1）安置折刀侧卧位时，巡回护士联合手术医生、麻醉医生协同进行体位摆放，麻醉医生保护头颈部，手术医生负责将患者抬起并将患者90°侧向健侧，抬起患者的同时，巡回护士将啫喱垫置于患者腋下和腰部，并用一次性约束带固定住患者耻骨联合处，患者的双手放置在高、低托手板上。巡回护士将患者的小腿适当弯曲，大腿伸直，两腿间放一软枕。手术医生在患者背侧，将患者扶好，巡回护士调节手术床。先将手术床升高，再将手术床调至折刀位，直至将患者腰部的皮肤适当绷紧为止。最后妥善固定患者，防止术中移位。

（2）患者在全麻状态下进行体位摆放，在摆放体位过程中一定要保护好患者的头部、颈椎，以免受伤。

（3）保持床单和约束单的平整、干燥，防止形成压疮。

（4）先翻转患者再垫体位垫，使患者肚脐、腰桥、腰桥垫三点一线；患者眼睛、耳廓悬空，使用眼贴膜保护眼睛，防止角膜损伤；注意保护患者骨突部位，根据病情与手术时间使用皮肤减压敷料；放置腰部约束带时，注意保护患者的会阴部，防止压伤。

3. 管道安全管理

（1）术前巡回护士在患侧上肢建立1条大流量外周静脉通路并连接1~2个三通延长管，麻醉医生在同侧建立动脉通路。

（2）患者在全身麻醉后留置导尿管，手术完毕后切口放置引流管1条。巡回护士应检查各管道并做好二次固定。

（3）在患者摆放手术体位以及术毕过床时，巡回护士需妥善固定好各路管道，防止管道脱出。

（4）术中每15~30min检查一次各路管道有无移位或脱出，保证术中各管道始终通畅。

（5）给各路管道做好标识，特别是外周静脉与动脉，防止术中用药给错静脉通道。

4. 手术切口出血过多的预防

（1）摆放体位时保证患者胸腹部不受压迫，以免影响血液回流而导致手术切口出血增多。

（2）详细询问患者病史，特别是本次疾病发病经过、主要症状；以及有无出血史，如牙龈出血、鼻出血、月经过多、慢性肝病等。

（3）针对病情较重、手术难度较大的患者，提前与输血科联系，做好随时输血的准备。

（4）器械护士应熟悉手术流程与手术步骤，术前充分准备，术中紧密配合，以缩短手术时间，减少出血风险。

5. 手术切口感染的预防

（1）术前0.5~1h内遵医嘱使用预防性抗生素，防止切口感染。

（2）采用一次性无菌防水手术巾和手术衣，预防术中血液、体液和冲洗液浸湿无菌巾而污染手术切口。

（3）如使用2D镜头，则需使用一次性无菌腔镜保护套，导线、光纤与镜头连接处应紧密固定，防止脱落污染无菌台面。

（4）在术野贴无菌手术贴膜，避免皮肤上的常居菌侵袭手术切口，降低切口感染的风险。

（5）术前 0.5h 开启层流，减少人员走动。器械护士与手术医生严格执行无菌操作，巡回护士监督提醒，如有污染立即加盖无菌巾单。

6. 手术完毕转运

（1）将手术床复位，并解除对患者的约束。麻醉医生护住患者的头颈部及气管插管，手术医生将患者抬起的同时，巡回护士迅速撤出体位垫，使患者取平卧位，再使用"四人搬运法"，将患者平移至转运床上。

（2）改变体位与过床时，巡回护士应仔细检查并妥善固定好各路管道，防止移动过程中管道脱出。

（3）手术结束后立即给患者穿好衣服，保护好患者的隐私并做好保暖措施。

（4）完善所有护理记录，巡回护士、手术医生与麻醉医生一同护送患者至恢复室。巡回护士与恢复室护士做好交接工作，内容包括：手术中输液量、出血量、尿量、生命体征、患者皮肤情况以及各管路管理情况。

十、护理评价

（1）术前健康宣教有成效，患者理解配合，情绪良好。
（2）手术物品准备齐全，手术间布局合理，手术顺利完成。
（3）患者生命体征平稳，未发生术后并发症。
（4）术中严格执行无菌操作，患者无术中感染。
（5）术前及术毕体位管理安全，无皮肤损伤、眼部损伤和肢体神经损伤，无管道脱出。

第九节　腹腔镜膀胱癌根治手术护理常规

一、概述

膀胱癌泛指各种出自膀胱的恶性肿瘤，表现为该部位有异常细胞大量增殖而不受管制。最常见的膀胱癌细胞来自膀胱内面黏膜表皮，正式名称为移行上皮细胞癌。膀胱癌以无痛性血尿、尿频、尿急、尿痛、排尿困难等为主要表现。膀胱癌一经确诊，患者要及时接受正规治疗，否则会严重影响生活质量，甚至危及生命。根治性膀胱切除术、盆腔淋巴结清扫术、尿流改道术是治疗肌层浸润性膀胱癌和高危非肌层浸润性膀胱癌的标准治疗方式。腹腔镜膀胱癌根治手术是利用腹腔镜技术切除膀胱及周围脂肪组织、输尿管远端，清扫盆腔淋巴结，并行尿道改流术建立新储尿囊的手术方式，有常规腹腔镜手术及机器人辅助腹腔镜手术两种。本节介绍的是常规腹腔镜膀胱癌根治手术。其中，男性患者还需切除前列腺、精囊；女性患者需综合考虑有无肿瘤侵犯生殖器官、肿瘤位置及临床分期、是否绝经、性功能情况、遗传家族史等，决定是否切除子宫、输卵管或卵巢。

手术需行尿流改道。尿流改道方式尚无标准治疗方案，目前有多种方法可选。尿流改道方式与术后并发症相关，需要根据患者的具体情况选择，如年龄、伴随疾病、预期寿命、盆腔手术及放疗史等，并结合患者的要求及术者经验慎重选择。目前有以下几种尿流改道术式：原位新膀胱术、回肠膀胱术、输尿管皮肤造口术等。原位新膀胱术现为尿流改道主要手术方式之一。

二、手术操作图

腹腔镜膀胱癌根治手术操作图见图 5 – 20。

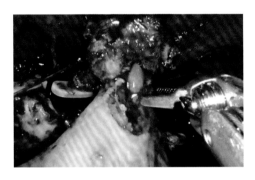

图 5 – 20　腹腔镜膀胱癌根治手术操作图

三、手术适应证

（1）无远处转移、局部可切除的肌层浸润性膀胱癌 T2 – T4a，N0 – X，M0。
（2）极高危组和部分高危组非肌层浸润性膀胱癌。
（3）挽救性膀胱切除术的指征包括：非手术治疗无效、保留膀胱治疗后肿瘤复发的肌层浸润性膀胱癌。
（4）除有严重并发症（心、肺、肝、脑、肾等疾病）不能耐受手术者外，有以上指征者，推荐根治性膀胱切除术。

四、特殊仪器设备

（1）腹腔镜摄像系统、30°视角内镜。
（2）气腹机。
（3）电外科设备、超声刀。
（4）加温水床。

五、特殊手术器械

腹腔镜膀胱癌根治手术特殊手术器械见图 5 – 21。

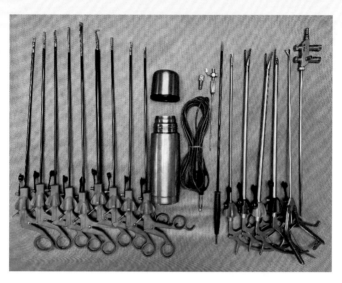

图 5 - 21　腹腔镜膀胱癌根治手术特殊手术器械

六、术前准备

（1）麻醉方式：气管内插管全身麻醉。
（2）手术体位：仰卧位。
（3）手术间布局：主刀医生于患者左侧操作，摄像系统放置在手术床尾，电外科设备放置在患者右侧。

七、手术方法与配合技术

腹腔镜膀胱癌根治手术方法与配合技术见表 5 - 9，表格以男性患者为例。

表 5 - 9　腹腔镜膀胱癌根治手术方法与配合技术

手术方法	配合技术
1. 铺水温床，安置仰卧位	用纱球消毒尿道口，插 18# 双腔尿管，连接好引流袋，保持无菌，球囊装 10mL 水，并且用布巾钳固定好。灌入化疗药，夹闭尿管，30min 后打开
2. 消毒铺巾	准备器械及无菌物品
3. 连接电外科设备、吸引管、镜头、成像系统	递电外科器械、摄像系统连接线、光纤、吸引管，分类进行固定放置
4. 建立气腹及置入穿刺器	递 11# 刀片切皮，递 10mm 穿刺器建立操作通道，气腹流量 40mL/min，压力：15mmHg

（续上表）

手术方法	配合技术
5. 盆腔淋巴结清扫	根据主刀医生需要递器械，清扫髂外、髂内、闭孔淋巴结，将清扫的淋巴结分组装入标本袋内，经操作通道取出
6. 游离膀胱、前列腺及相关韧带	递超声刀、腔镜剪刀等交替使用
7. 离断尿道，切除膀胱、前列腺、精囊	递剪刀剪开尿道前壁，可见尿管，向上侧牵拉（利用球囊压迫膀胱颈防止尿液外渗），剪断尿道后壁，更换 F22 三腔导尿管，充盈球囊牵引压迫尿道残端，夹闭导尿管避免漏气，用散开的纱球绑紧靠近尿道外口的尿管，交替递超声刀、腔镜剪刀等
8. 尿流改道（原位新膀胱术）	递 22# 刀片切皮，递电刀以及基础开放器械，切取回肠去管化制作的回肠新膀胱（如 Studer 膀胱，"M"形回肠膀胱等）
9. 输尿管重建	递组织剪取输尿管断端留标本，保留端递 7F 单 J 管插入输尿管保留端，递 4 - 0 强生可吸收缝线固定单 J 管，将双侧输尿管末端 1cm 分别插入贮尿囊后顶部两侧，4 - 0 强生线间断缝合 6 针固定，电刀于贮尿囊最低处切开直径约 0.8cm 开口做尿道吻合口
10. 重新建立气腹	递自制气腹密封圈，重新建立气腹
11. 新膀胱尿道的吻合	递腹腔镜持针器吻合新膀胱与尿道，缝合后壁，将导尿管插入贮尿囊，引导主刀辨认尿道边缘，缝合前壁。吻合完成后递注射器生理盐水充盈尿管球囊 20mL，主刀医生牵引尿管，注水检查贮尿囊无渗漏
12. 探查止血	递吸引器吸引，递双极电凝钳止血
13. 引流，固定	递引流管，置于双侧盆腔引流，妥善固定左右输尿管支架管
14. 伤口缝合、包扎	递缝线缝合伤口，递纱块棉垫覆盖手术切口

八、护理评估

（1）健康史评估：了解患者心血管疾病史、糖尿病史、过敏史、传染病史、用药史等。术前重点了解患者泌尿手术史或疾病史。

（2）身心状况评估：了解患者生命体征、对手术的认知程度、心理支持情况。术前重点了解患者身高体型、腰部疼痛性质及程度。

（3）手术相关需求评估：术野皮肤的准备，手术仪器设备、专科操作器械的准备，安置体位相关用物的准备。

九、护理措施

1. 术前健康宣教

（1）告知患者麻醉方式及手术体位：全身麻醉后摆置仰卧位。

（2）告知患者麻醉前会听到仪器的声音，消除患者紧张心理。解释手术需要取仰卧位，需要脱除全身衣物，手术完毕将及时为患者穿上。耐心解释取得患者理解配合，注意保护患者隐私与做好保暖措施。

（3）告知患者如有佩戴义齿、隐形眼镜、助听器或装有义眼植入物等需要暂时取出。

（4）告知患者采取仰卧位使用减压材料的措施，取得患者的理解配合。

（5）告知患者手术后有留置尿管、引流管等管道，切勿自行拔除。

（6）告知患者手术时间长，术后出现皮下气肿属正常现象，1至2天即可吸收。

2. 手术体位安全管理

（1）安置仰卧位时采用"四人搬运法"：转运床与手术床平行放置，紧靠床旁并锁定；四人分别站在手术床四个方位旁，三人分别托患者肩胸部、腰臀部、下肢；麻醉医生负责头颈部和固定气管导管，采取"四人搬运法"进行整体搬运。

（2）患者采用仰卧位，双侧上肢收至身体两侧，远端关节要高于近端关节。

（3）患者骨头隆突受压部位使用皮肤减压敷料保护，以防压疮发生。

（4）采用一次性眼贴膜保护眼睛，应确保双眼眼睑闭合，避免角膜损伤，受压部位避开眼眶、眼球。

（5）患者头部应合理摆放头垫，头部应处于中立位，避免颈部过伸或过屈。

（6）术前使用约束带对患者的四肢做好约束，约束带应避开腘窝部，置于膝关节上5cm处，避免术中需要调整手术床时导致坠床。

（7）术中每 15～30min 检查患者眼睛、面部等受压部位情况，检查气管插管的位置，各管道是否通畅。

3. 管道安全管理

（1）术前巡回护士选择上肢建立外周静脉通道1条，术前摆置手术体位和术毕搬运患者至转运床时，巡回护士要做好管道的管理。

（2）患者全身麻醉后留置导尿管，手术完毕切口将放置引流管2条，巡回护士做好管道固定及粘贴标识。

（3）妥善固定各类管道，粘贴心电监护电极片的位置应避开患者俯卧位时的受压部位。

4. 手术切口感染的预防

（1）术前 0.5～1h 内遵医嘱使用预防性抗生素，预防手术切口感染。

（2）手术单采用一次性无菌手术巾、手术衣，预防冲洗液打湿无菌巾而污染手术切口。

（3）摄像头与导线使用一次性无菌保护套保护，摄像头与内镜连接处使用防水3M透明敷料粘贴，避免灌注液进入摄像系统污染术野。

（4）术中灌注液有效管理：保持术野持续冲洗灌注以及做好废液的有效收集，避免污染术野和手术间地面。

5．手术完毕转运

（1）术毕，采用"四人搬运法"进行整体搬运，把患者转移至转运床。

（2）巡回护士做好管道的护理与固定，给患者穿好衣物，做好约束措施，完善所有护理记录。

（3）由麻醉医生、手术医生及巡回护士护送患者至恢复室。巡回护士与恢复室护士做好交接工作，内容包括：手术中输液量、出血量、生命体征、患者皮肤完整性情况及引流管等各个管道管理情况。

十、护理评价

（1）术前健康宣教有成效，患者情绪稳定，表示理解配合。

（2）手术物品准备齐全，手术间布局合理，手术进程顺利完成。

（3）术前及术毕体位管理安全，未见皮肤完整性损伤、肢体神经损伤、眼部损伤。

（4）患者生命体征平稳，未出现手术并发症。

（5）手术过程中，医护人员按要求安全使用电外科设备。

第十节　腹腔镜辅助活体供肾切取手术护理常规

一、概述

目前活体供肾切取手术方式主要有开放供肾切取术、腹腔镜供肾切取术、手助腹腔镜供肾切取术，以及近年出现的机器人辅助腹腔镜供肾切取术。腹腔镜供肾切取术按入路不同分为经腹腔入路和经后腹腔入路，按是否手辅助分为手助腹腔镜和全腹腔镜供肾切取。西方国家多采用经腹腔入路，国内以经后腹腔入路更为多见。其中腹腔镜辅助活体供肾切取手术具有创伤小、术后恢复快等优势，正逐步替代开放手术成为活体供肾切取的标准术式。活体供肾移植主要具有以下优势：①扩大供肾来源，缩短受者等待时间；②亲属活体供肾更容易获得较为理想的人类白细胞抗原（HLA）配型，可降低术后出现排斥反应的可能性；③术前可以全面评估供肾质量，并选择恰当的手术时机；④冷、热缺血时间明显缩短，可减少缺血再灌注损伤导致的移植肾不良事件；⑤便于在供者健康状况允许的条件下，在移植术前对受者进行免疫干预。

二、手术操作图

腹腔镜辅助活体供肾切取手术操作图见图 5－22。

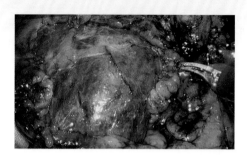

图 5 – 22　腹腔镜辅助活体供肾切取手术操作图

腹腔镜辅助活体供肾切取手术肾修整操作图见图 5 – 23。

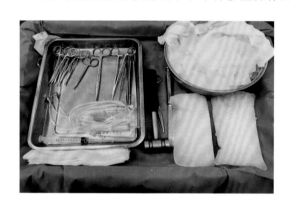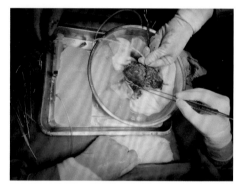

（a）　　　　　　　　　　　　　　　　（b）

图 5 – 23　腹腔镜辅助活体供肾切取手术肾修整操作图

三、手术适应证

（1）年龄一般以 20 ~ 50 岁最为合适。

（2）亲属活体供肾者，若为同卵孪生供者，则属同质移植，不存在免疫反应问题，可获长期存活，效果理想；非同卵亲属供者则必须根据 HLA 配型结果进行选择。

四、特殊仪器设备

（1）摄像系统（监视器、摄像主机、摄像头、冷光源、导光束）、30°视角内镜。

（2）高频电刀机。

（3）超声刀。

五、特殊手术器械

腹腔镜辅助活体供肾切取手术特殊手术器械见图 5 – 24。

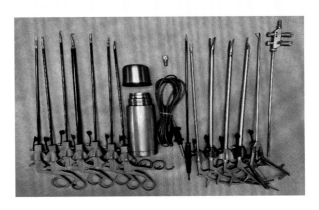

图 5 - 24 腹腔镜辅助活体供肾切取手术特殊手术器械

六、术前准备

（1）麻醉方式：气管内插管全身麻醉。

（2）手术体位：健侧90°侧卧位。

（3）手术间布局：摄像系统放置在患者腹侧，主刀医生于患者背侧操作，扶镜医生于主刀医生下方操作，电刀机及超声刀放置在患者健侧。

七、手术方法与配合技术

腹腔镜辅助活体供肾切取手术方法与配合技术见表5 - 10。

表 5 - 10　腹腔镜辅助活体供肾切取手术方法与配合技术（以获取左肾为例）

手术方法	配合技术
1. 安置体位，妥善固定患者	采用90°侧卧位，使患者向右侧自然侧卧，腰桥对准患者髂嵴的最高点，头部偏向右侧方向，双下肢自然弯曲前后分开放置（患侧下肢伸直，健侧下肢稍弯曲）。双臂自然向前伸展，顶起腰桥后，患者脊柱处于水平线上
2. 消毒铺巾	常规消毒铺巾
3. 连接每根导线及管道	摄像导线用无菌保护套隔离，测试腹腔镜光源亮度及焦距，调节白平衡，递电刀线、超声刀线、双极线、吸引管等，分别进行固定放置
4. 置入穿刺器，建立气腹	在左腋中线髂嵴上方2cm处做一长约10mm切口，用于指钝性分离腹膜后间隙，将腹膜向前推开，置入气囊，打气700mL，扩大腹膜后间隙。置入10mm穿刺器，固定后，置入腹腔镜观察。分别在左腋前线肋弓下方2cm、左腋前线腹股沟韧带上方2cm和左腋后线12肋下方1cm置入5mm、5mm和10mm穿刺器各一个，置入腹腔镜操作器械

（续上表）

手术方法	配合技术
5. 游离输尿管	在腰大肌前方找到左输尿管，分离左输尿管，向下至盆腔入口，向上至左肾下极处
6. 游离肾门	在左肾后方肾门处找到左肾动脉，向内侧游离至近腹主动脉处。在左肾动脉前上方找到左肾静脉，分离并结扎左肾上腺静脉和左生殖静脉等左肾静脉尾支，将左肾静脉游离至进主动脉处
7. 离断输尿管远端	用大号 Hem-o-lok 夹闭左输尿管远端，再用剪刀剪断输尿管
8. 结扎肾动脉、肾静脉	在左侧腹直肌外缘做长约 7cm 平行切口，置入左手，向外牵拉左肾，用 Hem-o-lok 分别结扎并切断左肾动脉和左肾静脉，迅速将左肾取出，交给台下修整肾人员
9. 止血，关闭切口	止血完毕后，逐层关闭切口

八、护理评估

（1）健康史评估：了解患者心血管疾病史、甲亢史、青光眼史、糖尿病史、过敏史、传染病史、手术史等基础疾病史评估。术前重点了解供肾的解剖结构和功能。

（2）身心状况评估：生命体征、患者对手术的认知程度、心理及社会支持情况。

（3）手术相关需求评估：术野皮肤的准备，手术仪器设备、专科操作器械的准备，侧卧位相关用物的准备。

九、护理措施

1. 术前健康宣教

（1）告知患者麻醉方式及手术体位：气管内插管全身麻醉后摆置侧卧位，垫高腰部。

（2）心理护理：麻醉前安抚患者，消除其紧张、焦虑心理。解释手术需要暴露术野，需要脱除上衣，手术完毕将及时穿上。耐心解释取得患者理解与配合，注意保护患者隐私与做好保暖措施。

（3）告知患者如有佩戴隐形眼镜或装有义眼植入物，需要暂时取出。

（4）告知患者将采取侧卧位和使用减压材料和固定带，取得患者的理解配合。

（5）告知患者手术后有留置尿管、气管导管、引流管等管道，切勿自行拔除。

2. 手术体位安全管理

（1）体位摆置：患者采用 90° 侧卧位，头部偏向一侧方向，双下肢自然弯曲前后分开放置。双臂自然向前伸展，患者脊柱处于水平线上，妥善将患者固定好，保护其受压皮肤。

（2）患者麻醉前，需调整患者位置，腰桥的下缘对准患者髂前上棘。

（3）注意保护患者骨突部（耳朵、肩部、健侧胸部、髋部、膝外侧及踝部等）。根据病情及手术时间建议使用抗压软垫（啫喱垫、流体垫）及防压敷料，预防发生皮肤压力性损伤。

（4）采用一次性眼贴膜保护眼睛，应确保患者双眼眼睑闭合，避免角膜损伤，受压部位避开眼眶、眼球。

（5）按标准侧卧位安置后，评估患者脊椎是否在一条水平线上，脊椎生理弯曲是否变形，下侧肢体及腋窝处是否悬空。

（6）防止健侧眼睛、耳廓、女性健侧乳房及男性患者外生殖器受压；避免固定挡板压迫腹股沟，导致下肢缺血或深静脉血栓的形成。

（7）体位安置完毕及拆除挡板时妥善固定患者，防止坠床。术中调节手术床时需密切观察，防止体位移位。

（8）下肢固定带需避开患者膝外侧，置于距膝关节上方或下方5cm处，防止损伤腓总神经；使双上肢处于功能位，用衬垫和手部固定带固定，松紧要适宜，防止肢端缺血。

3. 管道安全管理

（1）术前巡回护士选择术侧上肢建立外周静脉通道1条。术前摆置手术体位和术毕返回转运床时，巡回护士要做好输液管道的管理。

（2）手术完毕切口将放置引流管1条、留置导尿管1条，巡回护士做好管道二次固定及粘贴标识。

（3）术中及术毕应妥善固定各类管道。术中每30min检查各管道是否有移位或者脱落、是否保持通畅。

4. 围手术期低体温的预防

（1）围手术期严密监测患者的体温变化，加强体温管理，防止患者失温。

（2）围手术期采取主动保温措施：采用加温毯或加温机对患者予以保暖；术中冲洗液宜采用等体温液体；输血时采取加温输注。

5. 手术切口感染的预防

（1）术前0.5~1h内遵医嘱使用预防性抗生素，预防手术切口感染。

（2）手术单采用一次性无菌手术巾、手术衣，预防冲洗液打湿无菌巾而感染手术切口。

（3）参加手术的人员应严格执行无菌操作技术，手术器械须严格灭菌处理，术前做好外科手消毒。同时还要不断提高医护配合的默契度，尽量缩短手术时间，适当处理组织，减少出血以及血肿的形成，消除无效腔。

（4）摄像头与导线使用一次性无菌保护套保护。

6. 手术完毕转运

（1）转运床与手术床平行放置，紧靠床旁并锁定；三人分别站在手术床旁，患者平卧后，三人分别托患者肩胸部、腰臀部、下肢，麻醉医生负责保护患者头颈部和固定气管导管，将患者轴线移至转运床。

（2）巡回护士做好管道的标识与固定，给患者整理衣物，做好约束措施，防止患者坠床，最后完善所有护理记录。

（3）由麻醉医生、手术医生及巡回护士护送患者至恢复室。巡回护士与恢复室护士做好交接工作，内容包括：术中输液量、出血量、尿量、生命体征、患者皮肤完整性及引流管等管道情况。

十、护理评价

（1）术前健康宣教有成效，患者情绪稳定，表示理解配合。

（2）手术物品准备齐全，手术间布局合理，手术进程顺利。

（3）术前及术毕体位管理安全，无低体温发生，未见皮肤完整性损伤、肢体神经损伤、眼部损伤。

（4）患者生命体征平稳，未出现手术并发症。

第十一节 腹腔镜全膀胱切除回肠代膀胱手术护理常规

一、概述

膀胱癌是泌尿系统中最常见的恶性肿瘤。当其浸润深度达到膀胱肌层或以上，称为浸润性膀胱癌，早期症状少，病情进展快，肿瘤容易发生转移。多数为移行上皮细胞癌。发生在膀胱侧壁及后壁者最多，其次为三角区和顶部，其发生可为多中心。血尿为膀胱癌最常见的首要症状，85%的患者可出现反复发作的无痛性间歇性肉眼血尿。膀胱刺激症状表现为尿频、尿急、尿痛及持续性尿意感。癌组织脱落或肿瘤本身以及血块阻塞膀胱内口处，导致排尿困难的约占7%，其他症状包括腰部不适、下肢水肿等。

膀胱癌的治疗仍以手术为主，根据肿瘤的分期、恶性程度、病理类型、部位、有无累及邻近器官以及患者的状况等综合分析后，制订具体的手术治疗方案。腹腔镜全膀胱切除回肠代膀胱手术具有创伤小、术后恢复快的特点，近年来被广泛应用于治疗浸润性膀胱癌。当浸润性膀胱癌没有明显影像学证据证明膀胱外转移时，行根治性膀胱切除、尿流输出道重建，70% ~ 80%的患者可以获得治愈。回肠代膀胱术式由 Seiffert 首次提出，但由 Bricker 在 1950 年逐步开展起来，并逐渐成为主流的尿流改道方式，且一直被认为是膀胱癌根治术后尿流改道的金标准。

二、手术操作图

腹腔镜全膀胱切除回肠代膀胱手术操作图见图 5 – 25。

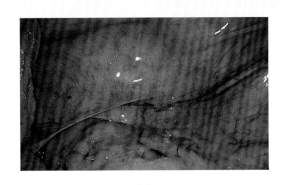

（a）

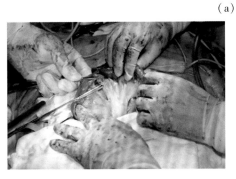

（b）

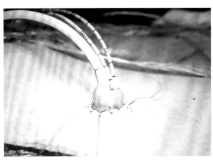

（c）

图 5 - 25　腹腔镜全膀胱切除回肠代膀胱手术操作图

三、手术适应证

（1）患膀胱基底部或颈部浸润性恶性肿瘤或膀胱广泛乳头状肿瘤，用其他方法不能治疗者。

（2）术后反复复发的非肌层浸润性膀胱癌（浅表性膀胱癌）。

（3）膀胱原位癌，膀胱活组织检查肿瘤细胞为Ⅱ～Ⅲ级者。

四、特殊仪器设备

（1）摄像系统（监视器、摄像主机、摄像头、冷光源、导光束）、30°视角内镜。

（2）气腹系统。

（3）电刀机。

（4）超声刀机。

五、特殊手术器械

腹腔镜全膀胱切除回肠代膀胱手术特殊手术器械见图 5 - 26。

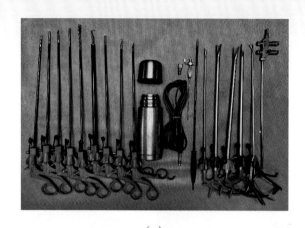

(a)

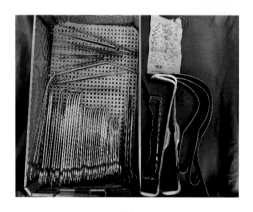

(b)

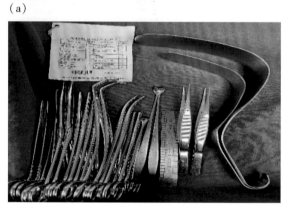

(c)

图 5 – 26　腹腔镜全膀胱切除回肠代膀胱手术特殊手术器械

六、术前准备

（1）麻醉方式：气管内插管全身麻醉。

（2）手术体位："人"字位，使用方形枕头垫高臀部，装上双侧肩托固定患者肩部。

（3）手术间布局：摄像系统、气腹机系统放置在患者两腿之间，主刀医生于患者左侧操作，扶镜医生于患者头部操作。电刀机及超声刀机放置在患者右侧。

七、手术方法与配合技术

腹腔镜全膀胱切除回肠代膀胱手术方法与配合技术见表 5 – 11。

表 5 - 11　腹腔镜全膀胱切除回肠代膀胱手术方法与配合技术

手术方法	配合技术
1. 安置体位，妥善固定患者	患者采用"人"字位，双腿使用固定带固定，采用方枕垫高患者臀部，使用肩托固定患者肩部，马蹄啫喱垫置于肩托与患者肩部之间，松紧适宜；手术开始时手术床取 30°头低脚高位
2. 消毒铺巾，留置尿管	铺巾结束后，予安多福纱球再次消毒尿道口，连接润滑好的双腔尿管，自尿道插入固定，尿管连接好引流袋
3. 连接每根导线及管道	摄像导线用无菌保护套隔离，测试腹腔镜光源亮度及焦距，递电刀线、超声刀线、双极线、吸引管等，分类进行固定放置
4. 置入穿刺器，建立气腹	于患者肚脐下做一镜头孔，置入 10mm 穿刺器，创建人工气腹；在腹腔镜监视下于两侧腹直肌依次做 2 个穿刺点，左侧为 12mm 穿刺器，右侧为 5mm 穿刺器；在脐下 2~3cm 处麦氏点与反麦氏点位置做 2 个穿刺点，右侧为 12mm 穿刺器，左侧为 5mm 穿刺器
5. 腹腔探查	探查腹腔有无积液，腹腔内各器官、大网膜有无异常和转移，并将肠管推向头侧
6. 游离并切断输尿管	分别在两侧髂血管水平处找到双侧输尿管，打开后腹膜，将双侧输尿管分别向下游离至靠近膀胱处，使用血管夹结扎切断，夹闭输尿管近端的血管夹绑上丝线用于提吊输尿管，留待吻合
7. 清扫盆腔淋巴结	切开髂外动脉的血管鞘至髂总动脉分叉处，清除髂总血管、髂外血管、髂内血管、闭孔、骶前等处的淋巴结，同时清除周围脂肪淋巴组织
8. 分离膀胱	继续向下方分离，离断前列腺血管蒂，暴露前列腺前壁尖部，以超声刀和双极电凝配合切断，离断尿道时用注射器抽水囊拔尿管，将膀胱、前列腺、精囊组织游离切除
9. 对尿道残端及盆腔创面彻底止血	用 2-0 薇乔线缝合膀胱颈断端或者重新留置 22#三腔尿管，注水 30mL 入气囊，牵引气囊，压迫尿道残端，尿道残端不封闭
10. 装取标本	使用标本袋装好标本，在下腹正中线做 4~5cm 切口，取出标本
11. 输尿管置入支架	使用输尿管改道支架分别置入双侧输尿管，并用缝线固定输尿管与支架，双侧支架远端置于袋子里引流尿液，防止污染切口
12. 游离回肠，切除阑尾	将回肠拉出切口外，切除回盲部阑尾，使用阑尾钳，小圆针 4#线缝荷包，切断根部后，以 2% 碘酊、75% 酒精、蘸生理盐水的 3 支棉签依次消毒残端；在距回盲部 10~15cm 处根据肠系膜血管的分布和走向，用电刀在无血管区切开系膜，游离出一段约 15cm 带系膜血管蒂的肠段用于构建回肠新膀胱

（续上表）

手术方法	配合技术
13. 切断回肠	递肠钳两把、直有齿钳两把、大刀切断回肠，纱块包裹肠襻并保护好术野，防止肠内容物污染切口，递三把皮钳和镊子撑开肠管，安多福纱球消毒肠管
14. 吻合回肠，关闭肠系膜缺损	使用 6×17 圆针、1#线吻合回肠近端和远端，恢复肠管的连续性
15. 清洗游离肠襻	肠腔内插入肛管，用弯盘接住肛管另一端，甘油节抽 0.1% 安多福及生理盐水反复冲洗至干净
16. 输尿管与回肠膀胱吻合	用电刀在回肠膀胱上做一小切口，将左侧输尿管支架通过此切口引入回肠膀胱内，并从远端引出，薄剪修整输尿管断面，用 5-0 缝线将输尿管断面与回肠膀胱切口间断缝合，后在距离此吻合口远端约 2cm 处同样方法行右侧输尿管回肠膀胱吻合
17. 关闭回肠膀胱近端	用 2-0 薇乔线连续缝合关闭回肠膀胱的近端
18. 造口	在右髂前上棘与脐连线中点处做一直径约 2cm 的圆形切口，电刀切开该处的肌肉腱膜，直达腹腔，用肥仔针 7#线或 2-0 薇乔线间断缝合前后鞘腹膜及皮下组织，用 3-0 薇乔线缝皮肤。用圈钳将回肠膀胱经此通道拖出腹壁外 6cm 左右，并与腹壁间断缝合固定，预防回肠膀胱回缩。薄剪剪开回肠膀胱系膜缘，将回肠膀胱远端翻转，形成外翻乳头状，间断缝合外翻肠管及皮肤固定内支架管，并放置"T"形管于回肠膀胱内
19. 固定回肠膀胱近端	将输尿管及回肠膀胱近端置入右侧腹膜后腔隙，回肠膀胱于盲肠下方用 8×20 圆针、4#线缝合固定于侧腹膜上
20. 止血，术野冲洗，放置引流管	以蒸馏水浸泡术野，检查腹腔无活动性出血，盆腔置引流管一条
21. 关腹，放置造口袋	清点台上物品，使用缝线依次关腹膜，缝合肌肉、皮肤。酒精纱球消毒皮肤，盖伤口贴，胶管接引流袋。递安多福纱球消毒造口，用凡士林纱布围好造口，在距回肠膀胱出口 4~5cm 处剪断"T"形管和支架管，并将其放入造口袋中引流

八、护理评估

（1）健康史评估：了解患者的心血管疾病史、糖尿病史、过敏史、传染病史、用药史等。术前重点了解患者心肺功能、髋部及肩部手术史。

（2）身心状况评估：了解患者的生命体征、对手术的认知程度、心理支持情况。术前重点了解患者膀胱肿瘤分期、恶性程度等。

（3）手术相关需求评估：术野皮肤的准备，手术仪器设备、专科操作器械的准备，手术体位相关用物的准备。

九、护理措施

1. 术前健康宣教

（1）告知患者麻醉方式及手术体位：气管内插管全身麻醉后摆置"人"字位，垫高臀部，加垫肩托。

（2）告知患者麻醉前会听到仪器的声音，消除患者紧张心理。解释手术需要暴露术野，需要脱除上衣，手术完毕将及时穿上。耐心解释取得患者理解配合，注意保护患者隐私与做好保暖措施。

（3）告知患者如有佩戴隐形眼镜、助听器或装有义眼植入物，需要暂时取出。

（4）告知患者采取"人"字位和使用肩托、减压材料及固定带的措施，取得患者的理解配合。

（5）告知患者手术后有留置尿管、气管导管、引流管等管道，切勿自行拔除。

2. 手术体位安全管理

（1）体位摆置：患者采用"人"字位，脚后跟使用马蹄啫喱垫保护，双腿使用固定带妥善固定，松紧适宜，选用方枕垫高臀部，使用肩托固定患者肩部，马蹄啫喱垫置于肩托与患者肩部之间，保护受压皮肤。

（2）分开患者双腿时，两腿之间角度不能大于90°。

（3）肩部啫喱垫与肩托妥善固定，松紧度适宜，避免过紧压伤肩部皮肤，过松术中摆置体位时容易滑脱。

（4）患者枕部、两侧肩部、脚后跟等骨突受压部位使用皮肤减压敷料保护以防压疮发生。

（5）采用一次性眼贴膜保护眼睛，应确保双眼眼睑闭合，避免角膜损伤，受压部位避开眼眶、眼球。

（6）患者头部摆放头垫位置应适宜，使头部应处于中立位，避免颈部过伸或过屈；

（7）术前使用约束带对患者的四肢做好约束，约束带应避开腘窝部置于膝关节上5cm处，松紧适宜，避免术中手术需要调整手术床时导致坠床。

（8）术中每15~30min检查患者枕部、肩部、脚后跟等受压部位情况，检查气管插管的位置、各管道是否通畅。

3. 管道安全管理

（1）术前巡回护士选择上肢建立外周静脉通道1条，麻醉医生穿刺中心静脉以及有创动脉血压监测管道各1条。术前摆置手术体位和术毕转移至转运床时，巡回护士要做好输液管道的管理。

（2）手术完毕切口将放置引流管1条、留置导尿管1条，巡回护士做好管道二次固定及粘贴标识。

（3）妥善固定各类管道。

（4）术中每30min检查各管道是否有移位或者脱落、各管道是否保持通畅。

4．预防手术切口出血量过多

（1）摆置头低脚高位时，保证患者安全情况下充分暴露术野，避免视野受限而导致术野出血增多。

（2）膀胱前列腺及周围盆腔组织静脉形成互相联通的网络系统，术中极易损伤；若损伤，出血速度较快，提前备好结扎血管夹和双极电凝等设备及时有效止血。

（3）准备3L袋装0.9%生理盐水6～7袋，术中对术野持续冲洗灌注，灌注液悬挂高度为距离患者躯干平面与灌注液接口70～100cm处。

5．预防手术切口感染

（1）术前0.5～1h内遵医嘱使用预防性抗生素，预防手术切口感染。若手术时间大于3h，遵医嘱使用第二次抗生素。

（2）手术单采用一次性无菌手术巾、手术衣，预防肠内容物、尿液、冲洗液打湿无菌巾而污染手术切口。

（3）处理回肠和阑尾时的器械以及敷料做好分类管理，使用安多福消毒液浸泡或者更换器械，切勿重复使用。

（4）术中冲洗液有效管理：术中引流尿液，冲洗灭菌注射用水以及使用安多福消毒液时做好废液的有效收集，避免污染术野和手术间地面。

（5）摄像头与导线使用一次性无菌保护套保护。

6．手术完毕转运

（1）术毕，将患者两腿合并后，取下肩托再将患者从手术床转移至转运床。

（2）巡回护士做好管道的护理与固定，给患者穿好上衣，做好约束措施，完善所有护理记录。

（3）由麻醉医生、手术医生及巡回护士护送患者至恢复室。巡回护士与恢复室护士做好交接工作，内容包括：手术中输液量、出血量、生命体征、患者皮肤完整性情况及引流管等各个管道管理情况。

十、护理评价

（1）术前健康宣教有成效，患者情绪稳定，表示理解配合。

（2）手术物品准备齐全，手术间布局合理，手术进程顺利完成。

（3）术前及术毕体位管理安全，未见皮肤完整性损伤、肢体神经损伤、眼部损伤。

（4）患者生命体征平稳，未出现手术并发症。

（5）手术过程使用化疗药浸泡肿瘤组织，医护人员按职业安全防护规范进行防护。

参考文献

［1］陈佩. 围手术期优质护理在截石位手术中的应用效果［J］. 中外医学研究，2020，18（21）：82－85.

［2］郭莉. 手术室护理实践指南（2023 年版）［M］. 北京：人民卫生出版社，2023.

［3］梅骅，陈凌武，高新. 泌尿外科手术学［M］. 3 版. 北京：人民卫生出版社，2009.

［4］杨龙雨禾，张贵福，杨智明，等. 输尿管镜碎石致胸腹腔大量积液一例报道［J］. 中华腔镜泌尿外科杂志（电子版），2021，15（6）：535－536.

［5］王志勇，于满，杨慧祥，等. 经皮肾镜标准通道下气压弹道－超声碎石清石系统治疗复杂性肾结石（附 26 例报告）［J］. 中国微创外科杂志，2010，10（4）：295－297.

［6］张旭召. 泌尿外科腹腔镜与机器人手术学［M］. 2 版. 北京：人民卫生出版社，2015.

［7］郭莉. 手术室护理实践指南（2022 年版）［M］. 北京：人民卫生出版社，2022.

［8］侯本国，金讯波，曲华伟，等. 腹腔镜肾上腺切除术安全共识［J］. 现代泌尿外科杂志，2022，27（2）：97－103.

［9］黄健，张旭. 中国泌尿外科和男科疾病诊断治疗指南：2022 版［M］. 北京：科学出版社，2022.

［10］曾丽. 对接受腹腔镜手术后出现非切口疼痛的泌尿外科患者进行针对性护理的效果探究［J］. 当代医药论丛，2020，18（2）：263－264.

［11］潘剑，朱耀，戴波，等. 2022 年度前列腺癌基础研究及临床诊疗新进展［J］. 中国癌症杂志，2023，33（3）：210－217.

［12］刘大乐，肖克峰，刘岩峰，等. 腹腔镜前列腺癌根治术对前列腺癌患者的疗效及对转化生长因子－β1、转化生长因子－β3 及前列腺特异性抗原水平的影响［J］. 临床外科杂志，2020，28（4）：374－377.

［13］WITJES J A，BRUINS H M，CATHOMAS R，et al. European association of urology guidelines on muscle-invasive and metastatic bladder cancer：summary of the 2020 guidelines［J］. European urology，2021，79（1）：82－104.

［14］LEOW J J，BEDKE J，CHAMIE K，et al. SIU-ICUD consultation on bladder cancer：treatment of muscle-invasive bladder cancer［J］. World journal of urology，2019，37（1）：61－83.

［15］解俊杰，石炳毅，李钢，等. 后腹腔镜下亲属活体右侧供肾切取术经验总结［J］. 中华移植杂志（电子版），2020，14（3）：164－167.

［16］柏艳芳，李润仪，李凤姣，等. 集束干预改良泌尿科手术升桥侧卧位护理流程的应用效果观察［J］. 护理实践与研究，2021，18（7）：1074－1076.

［17］肖候兰，李文裕，刘庭姣. 体位垫在泌尿外科手术侧卧位摆放中的应用效果［J］. 中国当代医药，2020，27（26）：58－60.

［18］刘定益，周彦，夏维木. 经尿道等离子前列腺切除术中膀胱爆炸 3 例分析［J］. 海南医学院学，2021，27（3）：229－230.

［19］索杰，孙欣，毛凯，等. 自制比色卡法测定冲洗液颜色即刻计算泌尿外科手术中出血量的研究［J］. 国际泌尿系统杂志，2022，42（6）：1057－1060.

［20］王纯玉，杨瑞，任伟，等. 前列腺电切术中灌洗液吸收量监测方法研究进展［J］. 陕西医学杂志，2021，50（2）：248－250.

［21］高景宇，王兴存，徐学军，等．输尿管软镜钬激光碎石与体外冲击波碎石治疗输尿管结石比较［J］．现代中西医结合杂志，2020，29（19）：2098－2102．

［22］宁博，纪宏伟，陈雪磊．经皮肾镜与输尿管软镜治疗孤立肾肾盂结石的疗效及对肾功能的影响［J］．中国医疗器械信息，2019，25（11）：94－95．

［23］胡素芳．加强护理干预对钬激光碎石术治疗输尿管结石患者生活质量的影响［J］．现代诊断与治疗，2023，34（13）：2044－2046．

第六章　骨科手术护理常规

第一节　单侧双通道脊柱内镜腰椎间盘摘除手术护理常规

一、概述

腰椎间盘突出症是腰椎间盘变性、纤维环破裂，髓核组织突出，刺激压迫神经根导致腰腿痛、肢体麻木等一系列症状的疾病。当保守治疗无效或严重影响生活质量时，须行手术治疗。传统开放手术对脊柱后方周围组织破坏大，后期会造成继发性腰椎不稳和顽固性腰背部疼痛。单侧双通道脊柱内镜手术作为一种微创手术，综合了开放式手术和传统微创手术的优势，在高清视野下进行手术操作的同时保留了椎旁肌肉，减少了对于椎旁骨、关节和韧带的损伤，具有术后疼痛少、患者可早日恢复正常活动等优点，因此被广泛应用于各种脊柱疾病的诊治中。

二、手术操作图

单侧双通道脊柱内镜腰椎间盘摘除手术操作图见图6－1。

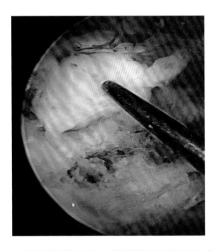

图6－1　单侧双通道脊柱内镜腰椎间盘摘除手术操作图

三、手术适应证

（1）临床上有椎间盘突出症状。

（2）CT 或 MRI 诊断为椎间盘突出。

（3）腰椎退变性疾病、腰椎管狭窄症。

（4）保守治疗无效者。

四、特殊仪器设备

（1）摄像系统（监视器、摄像主机、摄像头、冷光源、导光束），0°、30° 视角内镜。

（2）脊柱骨微动力系统。

（3）射频消融设备。

（4）C 形臂 X 线机。

（5）生理盐水灌注系统助力升降架。

五、特殊手术器械

单侧双通道脊柱内镜腰椎间盘摘除手术特殊手术器械见图 6-2。

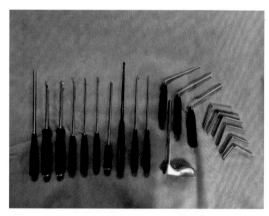
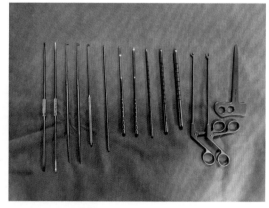

（a）　　　　　　　　　　　　　　（b）

图 6-2　单侧双通道脊柱内镜腰椎间盘摘除手术特殊手术器械

六、术前准备

（1）麻醉方式：气管内插管全身麻醉。

（2）手术体位：俯卧位，选择可透过 X 线的手术床。

（3）手术间布局：术前了解患者患侧下肢引起疼痛的症状，主刀医生于患侧操作，摄像系统放置在健侧。脊柱骨微动力系统、射频消融设备及生理盐水灌注系统放置在患者头颈部。

七、手术方法与配合技术

单侧双通道脊柱内镜腰椎间盘摘除手术方法与配合技术见表 6 - 1。

表 6 - 1　单侧双通道脊柱内镜腰椎间盘摘除手术方法与配合技术

手术方法	配合技术
1. 安置俯卧位完成，术前病椎节段定位	C 形臂 X 线机透视下确定病椎节段及病变椎间隙
2. 消毒铺巾，制作"U"形防水装置	完成术野消毒铺巾后，递一次性手术治疗巾制作"U"形防水装置，使用抗菌薄膜、双袋薄膜粘贴固定
3. 连接动力系统、灌注管道、负压吸引装置	连接等离子射频消融电极，动力系统、灌注管、负压吸引管等进行固定放置
4. 镜头连接摄像系统，进行防水操作	递光纤、镜头连接摄像系统，以无菌镜套包裹完毕，使用两张无菌透明贴膜密封镜头与摄像头连接处
5. 定位病椎节段	递 2 个针头穿刺椎弓根内侧缘做标志
6. 建立观察通道、器械操作通道，术中于病变节段上位椎板下缘连线与椎弓根内侧缘连线交点上下间距行切口	递 11# 刀片切皮，递微创扩张器，1 至 4 级逐级扩大
7. 剥离上位椎板与棘突交界	递"T"形剥离器分离
8. 暴露椎板、黄韧带	递等离子射频消融电极消融组织，递动力系统磨头打磨椎板骨性及软骨组织，或椎板咬骨钳交替使用
9. 暴露关节突，清除关节突内缘，暴露浅层黄韧带	递神经剥离子剥离黄韧带，递椎板咬骨钳咬掉骨赘
10. 清理黄韧带，暴露神经根	递等离子刀头消融组织、椎板咬骨钳、微磨钻交替使用，暴露神经根
11. 探查神经根张力及椎间盘突出程度	递神经根拉钩，神经剥离子剥离
12. 摘除椎间盘	递 11# 刀片切开纤维环，递髓核钳摘除髓核
13. 探查止血	递等离子射频消融电极止血，骨质出血使用骨蜡止血
14. 伤口引流、缝合切口	递并放置好引流管，以缝合线固定。退出镜头及操作通道，逐层缝合关闭切口

八、护理评估

（1）健康史评估：了解患者心血管疾病史、糖尿病史、过敏史、传染病史等。术前重点了解患者是否有眼部疾病史、脊柱手术史、乳腺手术史。

（2）身心状况评估：了解患者生命体征、对手术的认知程度、心理支持情况。术前重点了解患者身高体型，腰椎疼痛性质、程度及有放射痛的肢体侧向。

（3）手术相关需求评估：患者术野皮肤的准备，手术仪器设备、专科操作器械的准备，俯卧位相关用物的准备。

九、护理措施

1. 术前健康宣教

（1）告知患者麻醉方式及手术体位：气管内插管全身麻醉后摆置俯卧位。

（2）告知患者麻醉前会听到仪器的声音，消除患者紧张心理。解释手术需要取俯卧位，需要脱除上衣，手术完毕将及时穿上。耐心解释取得患者理解配合，注意保护患者隐私与做好保暖措施。

（3）告知患者如有佩戴隐形眼镜或装有义眼植入物需要暂时取出。

（4）告知患者采取俯卧位使用减压材料的措施，取得患者的理解配合。

（5）告知患者手术后有留置尿管、气管导管、引流管等管道，切勿自行拔除。

2. 手术体位安全管理

（1）安置俯卧位时采用"七人搬运法"：转运床与手术床平行放置，紧靠床旁并锁定；三人分别站在手术床旁，另有三人分别站于转运车的一侧，并分别托患者肩胸部、腰臀部、下肢；麻醉医生负责保护患者头颈部和固定气管导管，以"七人搬运法"对患者进行轴线翻身。

（2）患者采用俯卧位，双侧上肢向前置于手架上，远端关节要低于近端关节，胸腹部悬空。

（3）患者头部前额、两侧颧骨、下颌部、两侧肩部、髂前上刺、膝关节、踝关节等骨突受压部位使用皮肤减压敷料保护，以防压力性损伤发生。

（4）采用一次性眼贴膜保护眼睛，应确保双眼眼睑闭合，避免角膜损伤，受压部位避开眼眶、眼球。

（5）患者头部摆放头垫位置应适宜，应使头部处于中立位，避免颈部过伸或过屈；下颌部支撑应避开口唇部。

（6）术前使用约束带对患者的四肢做好约束，约束带应避开腘窝部，置于膝关节上5cm处，避免术中手术需要调整手术床时导致坠床。

（7）粘贴心电监护电极片的位置应避开俯卧位时的受压部位。

（8）术中每30min检查患者眼睛、面部等受压部位情况。

3. 管道安全管理

（1）术前巡回护士选择上肢建立外周静脉通道 1 条。术前摆置手术体位和术毕患者翻身返回转运床时，巡回护士要做好输液管道的管理。

（2）全身麻醉后留置导尿管，手术完毕切口将放置引流管 1 条，巡回护士做好管道二次固定及粘贴标识。

（3）妥善固定各类管道，术中每 30min 检查各管道是否有移位或者脱落、各管道是否保持通畅。

4. 手术切口出血量过多的预防

（1）摆置俯卧位时保证患者胸腹部最大范围不受压，避免影响血液回流而导致手术切口出血增多。

（2）腰部静脉丛分布较广泛，术中采用等离子射频消融电极设备进行有效止血。

（3）术中准备 3L 袋装 0.9% 生理盐水 6 ~ 7 袋，术野持续冲洗灌注，灌注液悬挂高度为距离患者躯干平面与灌注液接口 70 ~ 100 cm 处。

5. 手术切口感染的预防

（1）术前 30min 遵医嘱使用预防性抗生素，预防手术切口感染。

（2）手术单采用一次性无菌手术巾、手术衣，预防冲洗液打湿无菌巾而感染手术切口。

（3）摄像头与导线使用一次性无菌保护套保护，摄像头与内镜连接使用防水 3M 透明敷料粘贴连接处，避免灌注液进入摄像系统污染术野。

（4）术中灌注液有效管理：保持术野持续冲洗灌注，同时做好术野废液的有效收集，避免污染术野和手术间周围环境。

（5）术中 C 形臂 X 线机定位时使用无菌保护套保护，术野区域增加铺设无菌中单保护，避免污染术野。

6. 手术完毕转运

（1）患者术毕翻身搬运方法与术前方法相同，采用"七人搬运法"进行轴线翻身把患者从手术床转移至转运床。

（2）巡回护士做好管道的护理与固定，给患者穿好上衣，做好约束措施，并完善所有护理记录。

（3）由麻醉医生、手术医生及巡回护士护送患者至恢复室。巡回护士与恢复室护士做好交接工作，内容包括：手术中输液量、出血量、生命体征、患者皮肤完整性情况及引流管等各个管道管理情况。

十、护理评价

（1）术前健康宣教有成效，患者情绪稳定，表示理解配合。

（2）手术物品准备齐全，手术间布局合理，手术进程顺利完成。

（3）术前及术毕体位管理安全，未见皮肤完整性损伤、肢体神经损伤、眼部损伤。

（4）患者生命体征平稳，未出现手术并发症。

（5）手术过程使用 C 形臂 X 线机定位，医护人员按职业安全防护规范进行防护。

第二节　椎间孔镜髓核摘除手术护理常规

一、概述

腰椎间盘突出症是指腰椎间盘发生退行性病变后，纤维环部分或全部破裂，髓核单独或者连同纤维环、软骨终板向外突出，刺激或压迫窦椎神经和神经根引起的以腰腿痛为主要症状的一种综合征。

随着外科手术技术的发展，椎间孔镜髓核摘除手术已成为治疗腰椎间盘突出症的重要微创手术技术，主要适应证包括：椎间孔外的极外侧椎间盘突出、复发性突出、滑膜囊肿、活检术、椎间孔狭窄等；相对禁忌证包括：马尾综合征、凝血障碍、腰椎不稳定等。该术式系在椎间孔中插入细小的导针和扩张器，使用内窥镜系统进行操作，从而达到摘除病变组织的目的，具有创伤小、出血少、并发症少、恢复快、对脊柱稳定性影响较小的特点。

二、手术操作图

椎间孔镜髓核摘除手术操作图见图 6 - 3。

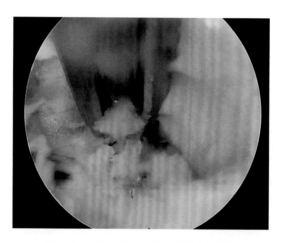

图 6 - 3　椎间孔镜髓核摘除手术操作图

三、手术适应证

（1）临床上有椎间盘突出症状。
（2）CT 或 MRI 诊断为椎间盘突出。

（3）腰椎退变性疾病、腰椎管狭窄症。

（4）保守治疗无效者。

四、特殊仪器设备

（1）摄像系统（监视器、摄像主机、摄像头、冷光源、导光束），0°、30°视角内镜。

（2）脊柱微动力系统。

（3）射频等离子设备。

（4）C形臂X线机。

（5）生理盐水灌注系统助力升降架。

五、特殊手术器械

椎间孔镜髓核摘除手术特殊手术器械见图6-4。

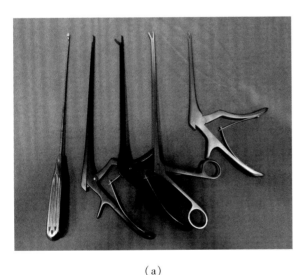
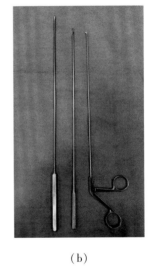

（a）　　　　　　　　　　　　　　　　　　　　（b）

图6-4　椎间孔镜髓核摘除手术特殊手术器械

六、术前准备

（1）麻醉方式：气管内插管全身麻醉。

（2）手术体位：俯卧位，选择可透过X线的手术床。

（3）手术间布局：术前了解患者患侧下肢疼痛的症状，主刀医生于患侧操作，摄像系统放置在健侧。脊柱骨微动力系统及生理盐水灌注系统放置在患者头颈部。

七、手术方法与配合技术

椎间孔镜髓核摘除手术方法与配合技术见表 6-2。

表 6-2 椎间孔镜髓核摘除手术方法与配合技术

手术方法	配合技术
1. 透视下定位建立工作通道	C 形臂 X 线机透视定位病变椎间隙，于病变节段上位椎板下缘连线与椎弓根内侧缘连线交点上下 15mm 各做约 10mm 切口。头端通道置入内镜套管，尾端置入半套管。根据手术医生操作习惯决定内镜及工作通道，分别置入内镜和镜下操作手术器械及设备
2. 剥离或切除椎板间隙软组织	磨钻配合椎板咬骨钳切除上位椎板下缘及下位椎板上缘。将肥厚的黄韧带、增生内聚的关节突内侧缘切除，显露神经根，探查神经根张力及椎间盘突出程度
3. 神经根探查、椎间盘摘除	若椎间盘游离脱出，则切除突出的髓核；若为椎间盘突出，神经根张力较大，神经剥离子剥离活动度 <5mm，则切除突出的髓核，反之则保留椎间盘。减压的标准是神经根通道通畅、神经根活动好、硬脊膜搏动好。若探查为多节段狭窄，重复上述操作
4. 检查手术创面	生理盐水冲洗椎间隙，镜下彻底止血
5. 术毕	退出内镜与工作通道，伤口缝合 1~2 针，予 3M 敷料覆盖手术切口

八、护理评估

（1）健康史评估：了解患者心血管疾病史、糖尿病史、过敏史、传染病史等。术前重点了解患者眼部手术及眼部疾病史、腰部手术、乳腺手术史。

（2）身心状况评估：了解患者生命体征、对手术的认知程度、心理支持情况。术前重点了解身高体型、患者腰椎疼痛性质、程度及放射痛的肢体侧向。

（3）手术相关需求评估：术野皮肤的准备，手术仪器设备、专科操作器械的准备，俯卧位相关用物的准备。

九、护理措施

1. 术前健康宣教

（1）告知患者麻醉方式及手术体位：气管内插管全身麻醉后摆置俯卧位。

（2）主动积极与患者沟通，简单介绍整个手术流程及原理，让其了解手术。

（3）主动与患者交谈，予保暖，保护患者隐私，给予目光交流、语言安慰等心理支持，缓解患者紧张焦虑的情绪，倾听患者心声并且了解、解决患者的需求。

（4）向患者说明良好诊疗条件和先进技术，告知患者其病情的任何变化都在医护人员的严密监护之下，可安心接受手术。

（5）提示手术间内医护人员术前工作紧张有序，忙而不乱，给患者以信赖。

2. 手术体位安全管理

（1）手术体位的安置采用"七人搬运法"：转运床与手术床平行放置，紧靠床旁并锁定；三人分别站在手术床旁，另外三人分别站于转运车的一侧，并分别托患者肩胸部、腰臀部、下肢；麻醉医生负责保护患者头颈部和固定气管导管。

（2）患者采用俯卧位，双侧上肢向前置于手架上，远端关节要低于近端关节，胸腹部悬空。

（3）患者头部前额、两侧颧骨、下颌部、两侧肩部、髂前上棘、膝关节、踝关节等骨突受压部位使用皮肤减压敷料保护，以防压疮发生。

（4）采用一次性眼贴膜保护眼睛，应确保双眼眼睑闭合，避免角膜损伤，受压部位避开眼眶、眼球。

（5）摆放头垫位置应适宜，使患者头部处于中立位，避免颈部过伸或过屈；下颌部支撑应避开口唇部。

（6）术前使用约束带对患者的四肢做好约束，约束带应避开腘窝部，置于膝关节上5cm处，避免术中需要调整手术床时导致坠床。

（7）术中每30min检查患者眼睛、面部等受压部位情况，检查气管插管的位置，各管道是否通畅。

3. 皮肤安全管理

（1）体位垫选用材质比较柔软的可调节式俯卧位垫，摆放体位前在患者受力部位涂上凡士林，可形成一层保护膜，起润滑作用，能降低对皮肤的摩擦力和剪切力，从而降低皮肤与俯卧位垫之间的摩擦力。

（2）搬动患者摆放体位时，避免拖、拉、推等动作。

（3）皮肤消毒时注意挤压消毒纱块上的消毒液，避免把床单弄湿，摆放体位前保证床单平整。

（4）患者肩颈部和颈纹处用3M含碘薄膜粘贴，防止消毒液向下流。

（5）手部输液管、动脉检测管、血氧探头等管道采用高举平台法粘贴固定，抵消管道对皮肤的压力。

（6）术后撕胶布时动作必须轻柔，必要时湿润胶布后再撕。

4. 手术切口出血量过多的预防

（1）摆置俯卧位时保证胸腹部最大范围不受压，避免影响血液回流而导致手术切口出血增多。

（2）腰部静脉丛分布较广泛，采用射频等离子设备及时有效止血。

（3）术中准备3L袋装0.9%生理盐水6~7袋，术野持续冲洗灌注，灌注液悬挂的高度为距离患者躯干平面与灌注液接口70~100cm处。

5．手术切口感染的预防

（1）术前30min遵医嘱使用预防性抗生素，超过3h追加第二次，预防手术切口感染。

（2）选用一次性防水消毒巾进行铺巾，并粘贴3M含碘薄膜。

（3）手术过程严格执行无菌操作，合理摆放器械，及时清洁使用后器械表面的血液污迹。

（4）摄像头与导线使用一次性无菌保护套保护，摄像头与内镜连接处使用防水3M透明敷料粘贴，避免灌注液进入摄像系统污染术野。

（5）术中灌注液有效管理：保持术野持续冲洗灌注以及做好废液的有效收集，避免污染术野和手术间周围环境。

（6）术中做X线透视时避免对术区造成污染，C形臂X线机定位时使用无菌保护套保护，术野区域增加铺设无菌中单保护。

（7）术中做好保温，避免术中患者发生低体温。

6．手术完毕转运

（1）采用"七人搬运法"进行轴线翻身把患者转移至转运床。

（2）巡回护士做好管道的护理与固定，给患者穿好上衣，做好约束措施，完善所有护理记录。

（3）由麻醉医生、手术医生及巡回护士护送患者至恢复室。巡回护士与恢复室护士做好交接工作，内容包括：手术中输液量、出血量、生命体征、患者皮肤完整性情况及引流管等各个管道情况。

十、护理评价

（1）医护人员耐心地进行术前宣教，用简单易懂的表达方式向患者讲解有关麻醉、手术的知识，让患者对病情和手术有进一步的了解，缓解紧张情绪。

（2）患者麻醉和手术过程顺利，围手术期生命体征平稳。

（3）患者术后无手术相关并发症发生，未见皮肤损伤、循环和呼吸功能的异常。

第三节　踝关节镜韧带修复手术护理常规

一、概述

踝关节不稳是指踝关节周围韧带受损后导致踝关节结构或功能不稳定，引起踝关节反复扭伤，可造成关节软骨损伤，重者形成创伤性关节炎。踝关节镜韧带修复手术是一种微创手术，修复缝合、固定损伤韧带均在关节镜下进行，术后不会出现大范围的组织粘连，术后早期可以进行康复锻炼，功能恢复较开放手术明显加快。

二、手术操作图

踝关节镜韧带修复手术操作图见图 6 – 5。

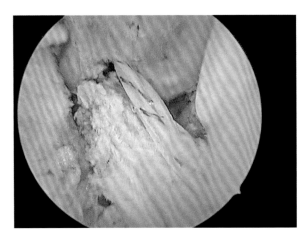

图 6 – 5 踝关节镜韧带修复手术操作图

三、手术适应证

（1）下胫腓联合损伤。
（2）踝关节外侧副韧带损伤。
（3）踝关节内侧副韧带损伤。
（4）踝关节多韧带损伤。

四、特殊仪器设备

（1）摄像系统（监视器、摄像主机、摄像头、冷光源、导光束），0°、30°视角内镜。
（2）关节镜微动力系统。
（3）射频消融设备。
（4）生理盐水灌注系统助力升降架。
（5）吸引器（两套）。
（6）踝关节专用足跟垫。
（7）电动止血仪器。

五、特殊手术器械

踝关节镜韧带修复手术特殊手术器械见图6-6。

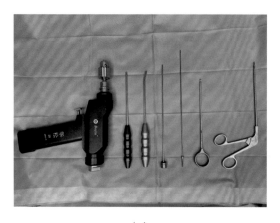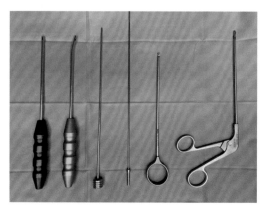

　　　　　　　（a）　　　　　　　　　　　　　　　　（b）

图6-6　踝关节镜韧带修复手术特殊手术器械

六、术前准备

（1）麻醉方式：腰硬联合麻醉。

（2）手术体位：平卧位，垫高患侧臀部。

（3）手术间布局：主刀医生站于患者脚侧，摄像系统放置在头部偏健侧，动力系统及等离子系统放置在健侧，生理盐水灌注系统放置在健侧靠近头部位置。

七、手术方法与配合技术

踝关节镜韧带修复手术方法与配合技术见表6-3。

表6-3　踝关节镜韧带修复手术方法与配合技术

手术方法	配合技术
1. 安置体位	患者取平卧位，用腋枕垫高患侧臀部，充分暴露外踝，做好患者固定
2. 消毒铺巾，完成摄像系统、等离子及动力系统安装工作	患肢消毒后完成无菌巾铺设；连接摄像系统、动力系统
3. 连接每根导线及管道	递光纤、等离子射频消融电极、动力系统、冲水管、吸引管，分类进行固定放置

（续上表）

手术方法	配合技术
4. 镜头连接摄像系统防水操作	无菌镜套包裹完毕，使用两张无菌透明输液贴密封粘贴连接处
5. 定位画线，充盈关节腔	患肢使用止血仪，递无菌画线笔，10mL 折射针头穿刺，递5mL 注射器注入生理盐水注液充盈关节腔
6. 建立观察通道及操作通道	递11#刀片切皮，递12cm 弯钳撑开，递关节镜镜鞘
7. 探查关节腔，检查胫距关节	递动力系统，清理关节滑膜
8. 探查距腓韧带，检查韧带情况	递等离子刀头消融组织，充分暴露韧带
9. 距腓韧带修补	根据患者情况使用不同规格的铆钉，准备腰穿针、高强线及抓线器，反复进行缝合步骤直到缝合完成
10. 探查止血	递等离子刀头消融止血
11. 伤口缝合	递丝线缝针缝合皮肤
12. 探查止血关节腔注药	遵医嘱给药，递 5mL 注射器注射
13. 伤口包扎	递无菌纱块及棉垫覆盖手术切口

八、护理评估

（1）健康史评估：了解患者心血管疾病史、糖尿病史、过敏史、传染病史等。术前重点了解患者患肢神经血管有无损伤及皮肤完整性。

（2）身心状况评估：了解患者生命体征、对手术的认知程度、心理支持情况。

（3）手术相关需求评估：术野皮肤的准备，手术仪器设备、专科操作器械的准备。

九、护理措施

1. 术前健康宣教

（1）告知患者麻醉方式及手术体位：腰硬联合麻醉后取平卧位，垫高患侧臀部。

（2）心理护理：告知患者为双下肢麻醉，麻醉后为清醒状态，有任何不适感及时沟通。手术需要脱除裤子，手术完毕将及时穿上。耐心解释取得患者理解配合，注意保护患者隐私与做好保暖措施。

（3）术前告知止血带引起不适为正常现象，消除患者紧张情绪。

2. 手术体位安全管理

（1）患者麻醉后采用平卧位，患侧臀部垫高，患侧踝关节使用专用足跟垫后保持内旋状态，由麻醉医生、手术医生及巡回护士共同完成体位摆放。

（2）摆放时合理安排人力，麻醉医生一名、巡回护士一名、手术医生两名，保证患者体位摆放安全。

（3）妥善固定患者，防止坠床。

3. 管道安全管理

（1）术前巡回护士选择上肢建立外周静脉通道 1 条。术前摆置手术体位和术毕患者翻身返回转运床时，巡回护士要做好输液管道的管理。

（2）妥善固定各类管道。

4. 手术切口感染的预防

（1）术前 30min 遵医嘱使用预防性抗生素，预防手术切口感染。

（2）手术单采用一次性无菌手术巾、手术衣，预防冲洗液打湿无菌巾而污染手术切口。

（3）摄像头与导线使用一次性无菌保护套保护，摄像头与内镜连接处使用防水 3M 透明敷料粘贴，避免灌注液进入摄像系统污染术野。

（4）术中灌注液有效管理：保持术野持续冲洗灌注以及做好废液的有效收集，避免污染术野和手术间周围环境。

5. 生命体征检测及体温管理

（1）与麻醉医生沟通，确保术中患者血压控制在 100～110mmHg，预防血压过高引起出血导致术野出血不清晰。

（2）注意保温毯的使用，及时关注患者术中体温变化，适时调节保温毯温度。

6. 手术完毕转运

（1）注意转运床与手术床之间的间隙，做好患者的固定，避免坠床。

（2）巡回护士做好管道的护理与固定，给患者穿好衣裤，做好约束措施，完善所有护理记录。

（3）患者由手术医生送返病房。巡回护士与手术医生做好交接工作，内容包括：手术方式，手术中输液量、出血量、尿量、生命体征，患者皮肤完整性情况。

十、护理评价

（1）术前健康宣教有成效，患者情绪稳定，表示理解配合。

（2）手术物品准备齐全，手术间布局合理，手术进程顺利完成。

（3）术前及术毕体位管理安全，患者生命体征平稳，无并发症发生。

第四节　膝关节镜前交叉韧带重建手术护理常规

一、概述

前交叉韧带是膝关节的重要稳定结构，主要阻止胫骨相对于股骨的向前移位。前交叉韧带最常见的损伤机制是非接触性的，通常是"剪切"，涉及突然减速并改变方向。前交叉韧带重建手术使用自体移植物有如下优点：降低成本、没有疾病传播的风险、与同种异体移植物相比腱骨愈合时间更快。经典的自体腘绳肌腱移植物通常由半腱肌腱和股薄肌腱组成，将两个肌腱对折以形成 4 股移植物。此外，已经有关于最新的移植物准备技术的报道，使用 3 股或 4 股半腱肌腱，或者使用双股半腱肌腱及双股股薄肌腱联合的方法准备移植物。与自体骨—髌腱—骨移植物相比，自体腘绳肌腱移植的优点是降低供区并发症发生率，减少膝前疼痛的发生，降低膝关节伸直无力发生的风险。

二、手术操作图

膝关节镜前交叉韧带重建手术操作图见图 6-7。

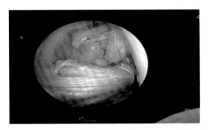

图 6-7　膝关节镜前交叉韧带重建手术操作图

三、手术适应证

前交叉韧带损伤造成膝关节明显稳定性差、膝关节伸直受限者。

四、特殊仪器设备

（1）摄像系统（监视器、摄像主机、摄像头、冷光源、导光束）。
（2）关节镜动力系统。
（3）射频消融设备。
（4）生理盐水灌注系统助力升降架。

五、特殊手术器械

膝关节镜前交叉韧带重建手术特殊手术器械见图 6-8。

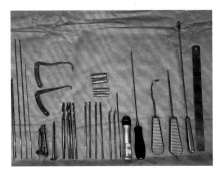

图 6-8　膝关节镜前交叉韧带重建手术特殊手术器械

六、术前准备

（1）麻醉方式：腰硬联合麻醉或全身麻醉。

（2）手术体位：仰卧位。

（3）手术间布局：术前了解患者患侧下肢引起疼痛的症状，主刀医生于患侧操作，摄像系统放置在健侧。

七、手术方法与配合技术

膝关节镜前交叉韧带重建手术方法与配合技术见表6-4。

表6-4　膝关节镜前交叉韧带重建手术方法与配合技术

手术方法	配合技术
1. 绑扎气囊止血带、常规消毒、铺巾	巡回护士在患肢大腿根部绑扎气囊止血带 消毒术肢皮肤铺设无菌巾：上至大腿根部，下至踝关节
2. 开机，连接好各系统	洗手护士：整理摄像头数据线、光纤、刨削刀手柄线、等离子刀头、吸管、冲洗管，将设备连接端传递给巡回护士 巡回护士：将安装好的关节镜主机系统放在患肢对侧，以便于术者观察监视器上的图像，再次检查摄像系统、灌注、刨削系统、射频等离子刀性能，确保各系统性能良好，将其连接到各设备端口
3. 韧带移植物切取和准备	洗手护士递驱血带予医生驱血，巡回护士跟麻醉医生、手术医生共同确认后开始行气压止血带充气 取腱：递15#刀在胫骨结节内侧做3cm切口，切开"鹅足腱"最表层的缝匠肌腱，递小甲钩牵拉暴露股薄肌腱和半腱肌腱，递直角钳分离薄肌腱和半腱肌腱，递12×20圆针×2提吊薄肌腱和半腱肌腱，递中弯钳、薄剪分离半肌腱和股薄肌附着点，套入取腱器，以取腱器向肌腹处推进，递15#刀并切取整个肌腱，中弯钳夹住肌腱边推边旋转取出半肌腱和股薄肌 编腱：将取下的肌腱在生理盐水中清洗，递22#刀、骨膜剥离子清理肌腱上多余肌肉组织，递带袢钢板、Arthrex缝线×2、中弯钳×2编织肌腱。拉力弓预拉肌腱：拉力15磅，时间15～30min。Ⅲ型安尔碘纱包裹肌腱放好备用
4. 建立操作通道	中弯钳夹酒精纱球消毒切口周围皮肤，递15#刀尖在内侧、外侧入路上切一小口，递直钳扩口，递镜头穿刺鞘经切口穿透关节囊后插入镜头，打开灌注系统，灌注充盈关节腔及冲洗关节腔，使术野更清晰，连接出水管，递关节镜

（续上表）

手术方法	配合技术
5. 清理关节内病变组织	根据疾病性质放入刨刀头、探钩、等离子刀头等不同器械，清理病变组织、关节内的碎屑及炎性物质
6. 半月板修补	递半月板锉使半月板损伤新鲜化，以半月板入路器入路，用半月板缝合器缝合撕裂部位，推结器剪线。探针检查半月板稳定性
7. 髁间窝成形	递探针探查断裂的前交叉韧带，用刨刀头清理断裂的交叉韧带及髁间窝的滑膜，必要时用磨头行髁间窝扩大
8. 建立骨隧道	与编腱组医生确认肌腱直径，选取与肌腱胫骨端直径匹配的钻头及工具 胫骨隧道：递胫骨定位器（一般调至50°或者55°）在关节镜下对准前交叉韧带胫骨下止点，从胫骨结节内侧45°用电钻钻入2.5 mm导针，递钥匙解锁导针，选用与移植肌腱胫骨端直径匹配的空心钻沿导针扩大胫骨隧道 股骨隧道：屈膝90°，从胫骨隧道置入股骨定位器，尖部对准股骨外髁后侧皮质，屈膝110°，递钻入带尾孔的导针，穿透股骨外髁，撤除定位器，用与移植肌腱股骨端相匹配的空心钻扩大股骨隧道3~4cm
9. 植入肌腱	去除刨刀内芯，递刨刀从关节腔入路，生理盐水充分冲洗骨道和关节腔，清除骨渣 用带尾孔导针自胫骨隧道将移植肌腱拉入关节腔，递持物钳或髓核钳，以半月板入路器协助将两条牵拉线分别引入股骨、胫骨两骨隧道内，股骨端至少需2.5 cm位于骨道内，股骨端缝线穿过带袢钢板固定于股骨外髁皮质上，递中弯钳×2并依次拉紧股骨端及胫骨端 递小甲钩暴露视野，递导针，在导针引导下以可吸收挤压螺钉固定股骨端和胫骨端
10. 检查及缝合包扎	检查重建韧带的张力和膝关节活动度，冲洗关节腔，缝合皮肤切口，酒精纱湿敷，棉垫×6包裹患膝，绷带加压包扎切口，于膝关节伸直位给予石膏外固定

八、护理评估

（1）健康史评估：了解患者心血管疾病史、糖尿病史、过敏史、传染病史等。术前重点了解患者下肢手术史。

（2）身心状况评估：了解患者生命体征、对手术的认知程度、心理支持情况。术前重点了解患者身高体型、下肢疼痛性质和程度。

（3）手术相关需求评估：手术器械的准备，植入物的准备，术野皮肤的准备，手术仪器设备、专科操作器械及相关用物的准备。

九、护理措施

1. 术前健康宣教

（1）告知患者麻醉方式及手术体位：腰硬联合麻醉或全麻后取仰卧位。

（2）告知患者麻醉前会听到仪器的声音，消除患者紧张心理。解释手术需要，需要脱除手术侧下肢裤子，手术完毕将及时穿上。耐心解释取得患者理解配合，注意保护患者隐私与做好保暖措施。

（3）告知患者手术后有石膏外固定，会致使行动不便。

2. 手术体位安全管理

（1）头部置头枕并处于中立位置，头枕高度适宜，头和颈椎处于水平中立位置。

（2）上肢掌心朝向身体两侧，肘部微屈，用布单固定。远端关节略高于近端关节，有利于上肢肌肉韧带放松和静脉血液回流。肩关节外展不超过90°，以免损伤臂丛神经。

（3）巡回护士严格执行三方核查制度，注意区分左右侧。

3. 管道安全管理

（1）术前巡回护士选择上肢建立外周静脉通道1条。术前摆置手术体位时，巡回护士要做好输液管道的管理。

（2）妥善固定各类管道，谨防硬外管脱出。

4. 手术切口出血量过多的预防

（1）合理使用止血带减少手术切口出血。

（2）采用射频等离子设备及时有效止血。

（3）术中准备3L袋装0.9%生理盐水2~3袋，术野持续冲洗灌注，灌注液悬挂的高度为距离患者躯干平面与灌注液接口70~100cm处。

5. 止血带并发症的预防

（1）术前认真检测气压止血仪的性能。

（2）双人核对止血带的压力和时间，并准确记录。

（3）放松止血带前须与麻醉医生沟通，缓慢放气，并注意观察患者的生命体征变化，及时做出处理。

（4）非全麻下使用止血带，患者容易烦躁，应注意观察并做好对患者的心理安慰。

6. 手术切口感染的预防

（1）术前30min遵医嘱使用预防性抗生素，预防手术切口感染。

（2）手术单采用一次性无菌手术巾、手术衣，预防冲洗液打湿无菌巾而污染手术切口。

（3）摄像头与导线使用一次性无菌保护套保护，摄像头与内镜连接处使用防水3M透明敷料粘贴，避免灌注液进入摄像系统污染术野。

（4）术中灌注液有效管理：保持术野持续冲洗灌注以及做好废液的有效收集，避免污染术野和手术间周围环境。

7. 手术完毕转运

（1）采用"四人搬运法"把患者转移至转运床。

（2）巡回护士做好管道的护理与固定，给患者穿好衣裤，做好约束措施，完善所有护理记录。

（3）由麻醉医生、手术医生及巡回护士护送患者至恢复室。巡回护士与恢复室护士做好交接工作，内容包括：手术中输液量、出血量、生命体征、患者皮肤完整性情况及引流管等各个管道管理情况。

十、护理评价

（1）术前健康宣教有成效，患者情绪稳定，表示理解配合。

（2）手术物品准备齐全，手术间布局合理，手术进程顺利完成。

（3）术前及术毕体位管理安全，未见皮肤完整性损伤、肢体神经损伤。

（4）患者生命体征平稳，未出现手术并发症。

第五节　膝关节镜半月板部分切除成形修补手术护理常规

一、概述

膝关节镜半月板部分切除成形修补手术的基本原则：首先通过内镜检查明确诊断，全面了解半月板损伤的类型和程度；其次尽可能保留半月板，采用部分切除或次全切除的手术方法，争取保留半月板的边缘部分。有关力学实验和临床观察研究表明，保留半月板边缘比全部切除能更好地维持膝关节的稳定性和缓冲作用，减缓关节不稳和退行性病变的发生。当半月板的边缘从滑膜附着处分离，同时伴半月板内部损伤和撕裂，此时须行半月板全切除。如仅是半月板边缘的体部分离，而无半月板内部的损伤，则应考虑施行半月板缝合术。

解剖学研究和临床观察证实，当半月板撕裂发生在其外侧10%~25%的有血供区时，有可能通过缝合修补和固定而使半月板愈合。近年来，由于手术器械的改进，使得在镜下缝合撕裂半月板的治疗方法受到重视。目前，临床上已开始应用单套管和双套管系统的手术方法治疗半月板边缘的撕裂，取得较好效果。

二、手术操作图

膝关节镜半月板部分切除成形修补手术操作图见图6-9。

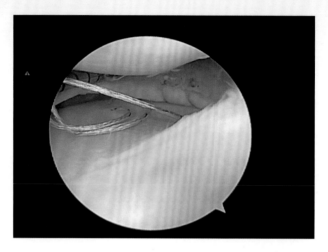

图6-9　膝关节镜半月板部分切除成形修补手术操作图

三、手术适应证

半月板外侧10%~25%的纵行撕裂，且撕裂半月板的内侧部分是完整的。

四、特殊仪器设备

（1）摄像系统（监视器、摄像主机、摄像头、冷光源、导光束）。
（2）关节镜动力系统。
（3）射频消融设备。
（4）生理盐水灌注系统助力升降架。

五、特殊手术器械

膝关节镜半月板部分切除成形修补手术特殊手术器械见图6-10。

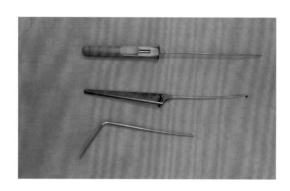

图6-10　膝关节镜半月板部分切除成形修补手术特殊手术器械

六、术前准备

（1）麻醉方式：腰硬联合麻醉或全身麻醉。

（2）手术体位：仰卧位。

（3）手术间布局：术前了解患者患侧下肢疼痛的症状，主刀医生于患侧操作，摄像系统放置在健侧。

七、手术方法与配合技术

膝关节镜半月板部分切除成形修补手术方法与配合技术见表6-5。

表6-5　膝关节镜半月板部分切除成形修补手术方法与配合技术

手术方法	配合技术
1. 予止血带、常规消毒、铺巾	巡回护士在患肢大腿根部绑扎气囊止血带 消毒术肢皮肤铺设无菌巾：上至大腿根部，下至踝关节
2. 开机，连接好各系统	洗手护士：整理摄像头数据线、光纤、刨削刀手柄线、等离子刀头、吸管、冲洗管，将设备连接端传递给巡回护士 巡回护士：将安装好的关节镜主机系统放在患肢对侧，以便术者观察监视器上的图像，再次检查摄像系统、灌注系统、刨削系统、射频等离子刀，确保各系统性能良好，将其连接到各设备端口
3. 切口入路	洗手护士递驱血带予医生驱血，巡回护士跟麻醉医生、手术医生共同确认后开始行气压止血带充气 递11#或15#刀于膝关节间隙上1横指与髌腱内侧边缘连接的交界切开，镜头穿刺鞘经切口穿透关节囊后插入镜头，打开灌注系统，灌注充盈关节腔及冲洗关节腔，使术野更清晰
4. 建立操作通道	递11#或15#刀于髌上两横指与髌骨内侧缘交界处切开皮肤，直钳穿透关节囊后作为操作孔
5. 检查半月板损伤情况	递探针从操作孔进入检查半月板损伤的情况及关节腔
6. 切除、取出撕裂半月板	递刨刀蓝钳切碎损伤的半月板，髓核钳及刨刀将碎屑取出，用等离子刀对半月板、滑膜、韧带进行处理
7. 缝合修补半月板	递半月板锉使半月板损伤新鲜化，半月板入路器入路，用半月板缝合器缝合撕裂部位，推结器剪线。探针检查半月板稳定性；冲洗并再次检查关节腔
8. 缝合伤口	递酒精纱布消毒切口，缝合切口。酒精纱湿敷伤口，棉垫覆盖伤口，弹性绷带加压包扎后松止血带

八、护理评估

（1）健康史评估：了解患者心血管疾病史、糖尿病史、过敏史、传染病史等。术前重点了解患者下肢手术史。

（2）身心状况评估：了解患者生命体征、对手术的认知程度、心理支持情况。术前重点了解患者身高体型、下肢疼痛性质及程度。

（3）手术相关需求评估：手术器械的准备，植入物的准备，术野皮肤的准备，手术仪器设备、专科操作器械的准备及相关用物的准备。

九、护理措施

1. 术前健康宣教

（1）告知患者麻醉方式及手术体位：腰硬联合麻醉或全麻后取仰卧位。

（2）告知患者麻醉前会听到仪器的声音，消除患者紧张心理。解释手术需要，需要脱除手术侧裤子，手术完毕将及时穿上。耐心解释取得患者理解配合，注意保护患者隐私与做好保暖措施。

2. 手术体位安全管理

（1）头部放置头枕并处于中立位置，头枕高度适宜，使患者头和颈椎处于水平中立位置。

（2）使患者上肢掌心朝向身体两侧，肘部微屈用布单固定。远端关节略高于近端关节，有利于上肢肌肉韧带放松和静脉回流。肩关节外展不超过 90°，以免损伤臂丛神经。

（3）巡回护士严格执行三方核查制度，注意区分左右侧。

3. 管道安全管理

（1）术前巡回护士选择上肢建立外周静脉通道 1 条。术前摆置手术体位时，巡回护士要做好输液管道的管理。

（2）妥善固定各类管道，谨防硬外管脱出。

4. 手术切口出血量过多的预防

（1）合理使用止血带减少手术切口出血。

（2）采用射频等离子设备及时有效止血。

（3）术中准备 3L 袋装 0.9% 生理盐水 2～3 袋，对术野持续冲洗灌注，灌注液悬挂的高度为距离患者躯干平面与灌注液接口 70～100 cm 处。

5. 预防止血带并发症的发生

（1）术前认真检测气压止血仪的性能。

（2）双人核对止血带的压力和时间，并准确记录。

（3）放松止血带前需跟麻醉医生沟通，缓慢放气，并注意观察患者的生命体征变化，及时做出处理。

（4）非全麻下使用止血带，患者容易烦躁，应注意观察并做好心理安慰。

6．手术切口感染的预防

（1）术前30min遵医嘱使用预防性抗生素，预防手术切口感染。

（2）手术单采用一次性无菌手术巾、手术衣，预防冲洗液打湿无菌巾而导致手术切口感染。

（3）摄像头与导线使用一次性无菌保护套保护，摄像头与内镜连接使用防水3M透明敷料粘贴连接处，避免灌注液进入摄像系统污染术野。

（4）术中灌注液有效管理：保持术野持续冲洗灌注以及做好废液的有效收集，避免污染术野和手术间地面。

7．手术完毕转运

（1）采用"四人搬运法"把患者转移至转运床。

（2）巡回护士做好管道的护理与固定，给患者穿好裤子，做好约束措施，完善所有护理记录。

（3）由麻醉医生、手术医生及巡回护士护送患者至恢复室。巡回护士与恢复室护士做好交接工作，内容包括：手术中输液量、出血量、生命体征、患者皮肤完整性情况及引流管等各个管道管理情况。

十、护理评价

（1）术前健康宣教有成效，患者情绪稳定，表示理解配合。

（2）手术物品准备齐全，手术间布局合理，手术进程顺利完成。

（3）术前及术毕体位管理安全，未见皮肤完整性损伤、肢体神经损伤。

（4）患者生命体征平稳，未出现手术并发症。

第六节　髋关节镜清理手术护理常规

一、概述

髋关节镜是使用关节镜器械进行检查和手术的微创技术。该技术是一种微创检查手段，能够直接确定损伤部位和损伤程度；同时，关节镜器械可以到达病损部位，实行微创手术修复。

二、手术操作图

髋关节镜清理手术操作图见图 6 – 11。

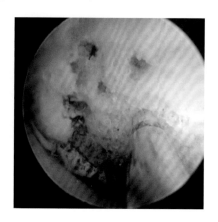

图 6 – 11　髋关节镜清理手术操作图

三、手术适应证

（1）髋关节撞击综合征。
（2）髋关节骨性关节炎。
（3）盂唇病变。
（4）髋关节游离体。
（5）不明原因的髋关节疼痛。

四、特殊仪器设备

（1）摄像系统（监视器、摄像主机、摄像头、冷光源、导光束）、30°和70°视角内镜。
（2）骨微动力系统。
（3）射频消融设备。
（4）C 形臂 X 线机。
（5）生理盐水灌注系统助力升降架。

五、特殊手术器械

髋关节镜清理手术特殊手术器械见图 6 – 12。

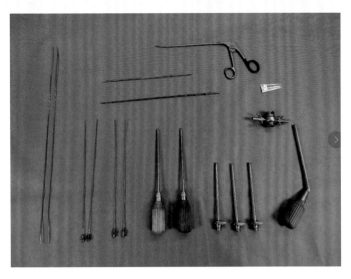

图 6 - 12　髋关节镜清理手术特殊手术器械

六、术前准备

（1）麻醉方式：气管内插管全身麻醉。

（2）手术体位：仰卧位，双下肢牵引，患侧髋关节内收、外展、中立位，屈髋10°～20°，足部内旋。

（3）手术间布局：主刀医生于患侧操作，摄像系统放置在健侧，骨动力系统及生理盐水灌注系统放置在患者头部。

七、手术方法与配合技术

髋关节镜清理手术方法与配合技术见表6-6。

表6-6　髋关节镜清理手术方法与配合技术

手术方法	配合技术
1. 常规消毒皮肤，铺巾	碘酒消毒液涂抹1次，75%酒精脱碘涂抹2遍。协助铺巾，无菌袋粘贴固定
2. 连接各类导线及管道	连接摄像系统、灌注系统；依次递光纤摄像、刨刀手柄、水管、吸引管、等离子电极等；分类进行固定
3. 外侧入路 AL：股骨粗隆顶点的前方1 cm	依次递11#刀、长腰穿针、内装空气的20 mL注射器、4.5中空闭孔器、5.0中空闭孔器、镜头

（续上表）

手术方法	配合技术
4. 中前入路 AM：中前入路 AM 和远端外侧入路 DALA 之间画一条垂线，两个入路之间再画一条连线，形成等边三角形，取顶点位置	递长腰穿针在视野下进行穿刺定位，步骤同远端外侧入路DALA
5. 切开关节囊	递香蕉刀切开关节囊
6. 关节镜下探查，清理软组织	递刨刀进行软组织清理并探查
7. 头颈接合部打磨成形	递打磨头在头颈接合部进行打磨成形
8. 整理器械、清点	与巡回护士清点镜头、等离子刀头等，确认完整性
9. 缝合、包扎	递75%酒精消毒切口周围，递有齿镊、7×17角针、1#线缝合。递大棉垫和大薄膜包扎伤口

八、护理评估

（1）健康史评估：了解患者心血管疾病史、糖尿病史、过敏史、传染病史等。术前重点了解患者髋部手术及髋部疾病史、腰部手术史。

（2）身心状况评估：了解患者生命体征、对手术的认知程度、心理支持情况。术前重点了解患者身高体型。

（3）手术相关需求评估：术野皮肤的准备，手术仪器设备、专科操作器械的准备，仰卧位及牵引体位相关用物的准备。

九、护理措施

1. 术前健康宣教

（1）告知患者麻醉方式及手术体位：全身麻醉后摆放仰卧位。

（2）心理护理：告知患者麻醉前会听到仪器的声音，缓解患者紧张心理。解释因手术需要，需要脱除裤子，手术完毕将为患者及时穿上。耐心解释取得患者理解配合，注意保护患者隐私与做好保暖措施。

（3）术前告知患者手术后有留置尿管、气管导管等管道，切勿自行拔除。

2. 手术体位安全管理

（1）安置平卧位时采用"七人搬运法"：转运床与牵引床平行放置，紧靠床旁并锁定；三人分别站在手术床旁，另有三人分别站于转运车一侧，并分别托患者肩胸部、腰臀部、下肢；麻醉医生负责保护患者头颈部和固定气管导管，七人将患者由转运床搬运至牵引床。

（2）头部置头枕并处于中立位置，头枕高度适宜。

（3）健侧上肢掌心朝向身体两侧，肘部微屈用布单固定。远端关节略高于近端关节，有利于上肢肌肉韧带放松和静脉回流。肩关节外展不超过90°，以免损伤臂丛神经。

（4）患者上身固定稳妥，预防术中牵引造成患者移位。患侧肘部垫软垫抬高内收。

（5）术中髋关节持续牵引时间不宜超过90min，固定双足时注意保护皮肤，预防牵引过程中导致的皮肤损伤。

（6）男性患者需提起阴囊，予薄膜固定保护，防术中牵引导致损伤。

3. 管道安全管理

（1）术前选择健侧上肢建立外周静脉通道1条，摆放手术体位和术毕返回转运床时，做好输液管道的管理。

（2）全身麻醉后留置导尿管，做好固定，标识清晰。

（3）妥善固定各类管道。

（4）术中每30min检查各管道的位置是否有移位或者脱落、各管道是否保持通畅。

4. 手术切口出血量过多的预防

（1）采用射频等离子设备及时有效止血。

（2）术中使用3 000mL 0.9%生理盐水持续灌注冲洗术野，灌注液悬挂高度为距离患者躯干平面与灌注液接口70~100 cm处。

5. 手术切口感染的预防

（1）术前0.5~1h遵医嘱使用预防性抗生素，预防手术切口感染。

（2）手术单采用一次性无菌手术巾、手术衣，避免冲洗液打湿无菌巾而污染手术切口。

（3）妥善固定光纤摄像头，避免掉落污染。

（4）术中灌注液有效管理：保持术野持续冲洗灌注并做好废液的有效收集，避免污染术野和地面。

6. 手术完毕转运

（1）患者术毕搬运方法与术前方法相同，采用"七人搬运法"将患者从手术床转移至转运床。

（2）做好管道的护理与固定，为患者穿好衣物并做好约束，完善护理文书。

（3）由麻醉医生及巡回护士护送患者至恢复室。巡回护士和恢复室护士做好交接工作，内容包括：术中输液量、出血量、灌注量、尿量、生命体征、皮肤完整性、管道情况等。

十、护理评价

（1）术前健康宣教有成效，患者情绪稳定，表示理解并配合。

（2）术前评估患者体位安全，牵引床牵引压迫位置皮肤完整，牵引时间合理，未导致神经损伤。

（3）手术物品及腔镜器械准备齐全，术中腔镜显示系统和等离子机器摆放合理，手术顺利完成。

（4）患者生命体征平稳，未发生手术并发症。

（5）术中冲洗液较多，下肢皮肤暴露面积较大，术中及复苏期间保温措施得当，患者无低体温发生。

第七节　肩关节镜肩袖修复手术护理常规

一、概述

肩袖损伤是肩袖肌腱部位的撕裂，以肩部疼痛、无力、活动受限为主要表现的一种疾病。肩袖损伤有多种分型方法，主要根据肩袖损伤的深度、撕裂的大小、肌腱的质量等因素进行分型，如根据肩袖损伤的深度，可分为肩袖部分撕裂和肩袖全层撕裂。当保守治疗无效或严重影响生活质量时，须手术治疗。肩关节镜肩袖修复手术是一种微创手术，创伤小，不损伤三角肌，缝合、固定损伤肩袖均在关节镜下进行，术后不会出现大范围的组织粘连，术后早期即可进行康复锻炼，功能恢复较开放手术明显加快。总体而言，肩关节镜肩袖修复手术术后满意率较高。

二、手术操作图

肩关节镜肩袖修复手术操作图见图6－13。

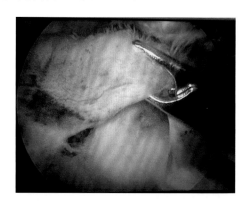

图6－13　肩关节镜肩袖修复手术操作图

三、手术适应证

（1）肩袖损伤诊断明确，患者出现肩关节疼痛，上肢上举外展无力，肩关节夜间疼痛明显者。

（2）病程6个月及以上，曾接受保守治疗，效果差，影响患者的生活及工作。

（3）B超及MRI结果显示肩袖全层撕裂。

四、特殊仪器设备

（1）摄像系统（监视器、摄像主机、摄像头、冷光源、导光束）、0°或30°视角内镜。

（2）关节镜微动力系统。

（3）射频消融设备。

（4）生理盐水灌注系统助力升降架。

（5）吸引器（两套）。

五、特殊手术器械

肩关节镜肩袖修复手术特殊手术器械见图6-14。

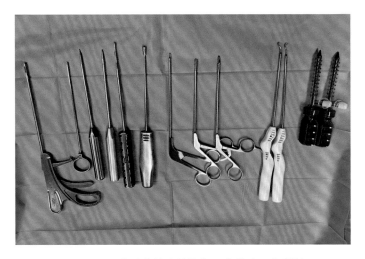

图6-14　肩关节镜肩袖修复手术特殊手术器械

六、术前准备

（1）麻醉方式：全麻插管和臂丛神经阻滞。

（2）手术体位：采用侧卧牵引位。

（3）手术间布局：主刀医生站于患者患侧，摄像系统放置在健侧，同肩平齐，动力系统及等离子系统放置在健侧靠下位置，生理盐水灌注系统放置在健侧靠近头部位置。

七、手术方法与配合技术

肩关节镜肩袖修复手术方法与配合技术见表6-7。

表6－7　肩关节镜肩袖修复手术方法与配合技术

手术方法	配合技术
1. 安置侧卧牵引位完成	手术医生、麻醉医生、巡回护士三方完成体位摆放
2. 消毒铺巾，完成摄像系统、等离子及动力系统安装工作	用Ⅱ型含醇碘伏消毒液消毒手术部位，将患者摆置侧卧位，按顺序铺巾（四块治疗巾铺切口四周，上下铺中单，准备两张治疗巾包裹患侧手臂）
3. 连接每根导线及管道	递光纤、射频、等离子电极、动力系统、冲水管、吸引管，分类进行固定放置
4. 镜头连接摄像系统，防水操作	将无菌镜套包裹完毕，使用两张无菌透明输液贴密封粘贴连接处
5. 定位画线，充盈关节腔	三方执行 time-out。递无菌画线笔，腰穿针穿刺，递 10mL 注射器注入生理盐水注射液，充盈关节腔
6. 建立观察通道及操作通道	递 11#刀片切皮，递 14cm 直钳撑开，递关节镜镜鞘
7. 探查关节腔，检查肩袖损伤情况	递动力系统，清理关节滑膜
8. 探查肩峰，检查肩峰情况	递 90°等离子刀头消融组织，递动力系磨头打磨肩峰，行肩峰成形术
9. 缝合肩袖	根据患者情况使用不同规格的铆钉，准备过线器及肩袖缝合枪，反复交替步骤直到缝合完成
10. 探查止血	递 90°等离子刀头消融止血
11. 伤口缝合	递 1#丝线 8×24 角针缝合皮肤，2－0 可吸收缝合线缝合皮下
12. 探查止血关节腔，注药	遵医嘱给药，递 5mL 注射器注射
13. 伤口包扎	递无菌纱块及棉垫覆盖手术切口

八、护理评估

（1）健康史评估：了解患者心血管疾病史、糖尿病史、过敏史、传染病史等。术前重点了解患肢神经血管有无损伤，以及患者皮肤完整性。

（2）身心状况评估：了解患者生命体征、对手术的认知程度、心理支持情况。

（3）手术相关需求评估：术野皮肤的准备，手术仪器设备、专科操作器械的准备，侧卧牵引位相关用物的准备。

九、护理措施

1. 术前健康宣教

（1）告知患者麻醉方式及手术体位：全身麻醉气管插管和臂丛神经阻滞麻醉后摆置侧卧牵引位。

（2）告知患者麻醉前会听到仪器的声音，缓解患者紧张心理。解释手术需要取侧卧牵引位，必须脱除上衣，手术完毕将及时穿上。耐心解释取得患者理解配合，注意保护患者隐私与做好保暖措施。

（3）告知患者如有佩戴假牙、隐形眼镜、手镯等物品，暂时取下。

（4）告知患者手术后有留置尿管、气管导管，切勿自行拔除。

2. 手术体位安全管理

（1）患者麻醉后采用侧卧牵引位，由一名麻醉医生、至少两名手术医生及一名手术室巡回护士共同完成体位摆放。麻醉医生负责抬头，保护患者气管通道，避免脱管，手术医生站在患者患侧，两人合作，一人托肩，一人托髂骨，使患者侧卧，巡回护士负责固定患者并安装牵引架。

（2）摆放时合理安排人力，保证患者体位摆放安全。

（3）手臂牵引力量＜6kg，注意观察患者末梢血运，防止压力过大影响末梢血运循环。

（4）体位安置后，注意患者耳廓、健侧髂部、健侧膝关节、健侧踝关节等受压点，避免压力性损伤。

（5）评估脊椎是否在一条水平线上、下侧肢体及腋窝处是否悬空、颈枕是否呈中立位。

（6）下肢固定带应在膝关节上5cm，避免损伤腓神经。

（7）术毕拆除固定架时妥善固定患者，防止坠床。

3. 管道安全管理

（1）术前巡回护士选择上肢建立外周静脉通道1条。术前摆置手术体位和术毕翻身返回转运床时，巡回护士要做好输液管道的管理。

（2）全身麻醉后留置导尿管，巡回护士做好管道二次固定及粘贴标识。

（3）妥善固定各类管道，粘贴心电监护电极片的位置应避开术野消毒区域。

4. 手术切口感染的预防

（1）术前30min遵医嘱使用预防性抗生素，预防手术切口感染。

（2）手术单采用一次性无菌手术巾、手术衣，预防冲洗液打湿无菌巾而污染手术切口。

（3）摄像头与导线使用一次性无菌保护套保护，摄像头与内镜连接处使用防水3M透明敷料粘贴，避免灌注液进入摄像系统污染术野。

（4）术中灌注液有效管理：保持术野持续冲洗灌注以及做好废液的有效收集，避免污染术野和手术间地面。

5. 术中患者生命体征检测及术中体温管理

（1）与麻醉医生沟通，确保术中患者血压控制在 100～110mmHg，预防血压过高引起出血导致术野不清晰。

（2）注意保温毯的使用，及时关注患者术中体温变化，适时调节保温毯温度。

6. 手术完毕转运

（1）于患者背侧过床，注意转运床与手术床的间隙，做好患者的固定，避免坠床。

（2）巡回护士做好管道的护理与固定，给患者穿好上衣，做好约束措施，完善所有护理记录。

（3）由麻醉医生、手术医生及巡回护士护送患者至恢复室。巡回护士与恢复室护士做好交接工作，内容包括：手术方式，手术中输液量、出血量、尿量，生命体征，患者皮肤完整性情况。

十、护理评价

（1）术前健康宣教有成效，患者情绪稳定，表示理解配合。

（2）手术物品准备齐全，手术间布局合理，手术进程顺利完成。

（3）术前及术毕体位管理安全，未见皮肤完整性损伤、肢体神经损伤、耳部损伤。

（4）患者生命体征平稳，未出现手术并发症。

参考文献

[1] 许世东，张景贺，邢建强，等. 单侧双通道内镜与椎间孔镜治疗腰椎管狭窄症的近期疗效比较 [J]. 中国微创外科杂志，2022，22（9）：712-716.

[2] 陈伟菊，梁文仙，林清然. 骨科患者快速康复全过程护理案例 [M]. 广州：广东科技出版社，2021.

[3] 郭莉. 手术室护理实践指南（2021版）[M]. 北京：人民卫生出版社，2021.

[4] 田伟，陈伯华，王岩，等. 腰椎间盘突出症诊疗指南 [J]. 中华骨科杂志，2020，40（8）：477-487.

[5] 中华医学会疼痛学分会脊柱源性疼痛学组. 腰椎间盘突出症诊疗中国疼痛专家共识 [J]. 中国疼痛医学杂志，2020，26（1）：2-6.

[6] 傅浩强，莱斯尼亚克. 运动医学：下肢 [M]. 2版. 沈阳：辽宁科学技术出版社，2022.

[7] 邱贵兴，戴尅戎. 骨科手术学 [M]. 4版. 北京：人民卫生出版社，2016.

[8] 奈特. 奈特人体解剖学彩色图谱 [M]. 张卫光，译. 北京：人民卫生出版社，2019.

[9] 梁宝富，朱娟丽，肇刚，等. 髋关节镜术前准备与手术配合 [J]. 中国矫形外科杂志，2022，30（5）：476-477，480.

［10］朱娟丽，魏钰，李春宝，等．仰卧牵引体位髋关节镜手术的护理要点［J］．中国矫形外科杂志，2022，30（5）：478－480．

［11］吴毅东，于康康，李春宝，等．髋关节镜手术适应证的选择与禁忌证［J］．中国矫形外科杂志，2022，30（5）：431－435．

［12］郭莉．手术室护理实践指南（2022 版）［M］．北京：人民卫生出版社，2022．

第七章　神经外科手术护理常规

第一节　颅内镜经鼻蝶窦垂体瘤手术护理常规

一、概述

垂体瘤是一种起源于垂体前、后叶和颅咽管上皮残余细胞的神经系统肿瘤，发病率在颅内肿瘤中排第 2 位，占神经系统肿瘤总患病数的 10% ~25%，人口发病率为 8.2% ~14.7%。

近年来，随着社会经济水平和人们健康意识的提高，垂体瘤的发现率逐年增高。垂体瘤不仅具有肿瘤的各种特性，而且可以引起内分泌功能的异常，主要临床表现为：头痛、视力视野障碍、肿瘤压迫邻近组织引起的其他相应症状，以及功能性垂体腺瘤的相应症状体征。

垂体瘤是良性肿瘤，外科手术治疗是多种类型垂体瘤治疗的主要方法。如果治疗得当，大多数患者可以治愈。目前对于药物保守治疗无效和具有明显占位效应的垂体瘤，仍以手术治疗为主，入路多采取经鼻蝶窦入路。

随着内镜技术的发展，颅内镜经鼻蝶窦入路手术已日趋成熟，逐步取代了显微镜手术而成为治疗垂体瘤的主流微创术式。颅内镜技术镜头灵活，能够从不同角度探查瘤腔内情况，且照明系统更有利于手术医生观察鼻内细微结构，可减少手术盲区，更为精准地切除肿瘤，降低正常组织结构误伤及发生脑脊液漏的风险。垂体功能不全、脑脊液漏、鼻部并发症是经鼻蝶窦入路垂体瘤切除手术最常见的并发症。

二、手术操作图

颅内镜经鼻蝶窦垂体瘤手术操作图见图 7 –1。

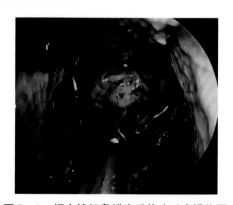

图 7 –1　颅内镜经鼻蝶窦垂体瘤手术操作图

三、手术适应证

（1）无明显鞍上扩展的Ⅰ—Ⅳ级0、A级肿瘤。
（2）有明显蝶窦侵袭的Ⅲ、Ⅳ级肿瘤，无视力、视野改变。
（3）向海绵窦侵袭的Ⅴ级肿瘤，无视力、视野改变。
（4）有蝶鞍及鞍膈孔扩大，可经蝶窦入路向鞍上操作，且鞍上瘤块位于中线，左右对称。

四、特殊仪器设备

（1）摄像系统（监视器、摄像主机、摄像头、冷光源、导光束）、0°和30°视角内镜。
（2）神经外科微动力系统。
（3）射频消融设备。
（4）生理盐水灌注系统。

五、特殊手术器械

颅内镜经鼻蝶窦垂体瘤手术特殊手术器械见图7-2。

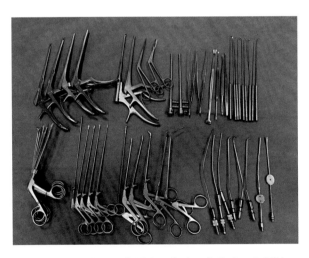

图7-2 颅内镜经鼻蝶窦垂体瘤手术特殊手术器械

六、术前准备

（1）麻醉方式：气管内插管全身麻醉。
（2）手术体位：采用脑科头钉仰卧位，上半身抬高约20°。

（3）手术间布局：术前了解患者症状，主刀医生于患者右侧操作，摄像系统放置在患者左侧肩峰上，神经外科微动力系统及生理盐水灌注系统放置在手术床尾端。

七、手术方法与配合技术

颅内镜经鼻蝶窦垂体瘤手术方法与配合技术见表7－1。

表7－1　颅内镜经鼻蝶窦垂体瘤手术方法与配合技术

手术方法	配合技术
1. 碘伏消毒鼻周、面部皮肤、鼻孔，铺手术巾	递消毒钳及消毒碗消毒面部，20mL注射器抽0.5%碘伏消毒冲洗鼻腔；递手术巾及无菌贴膜固定
2. 固定吸引管、双极电凝线、冷光源导光线、摄像系统、射频设备	递布巾钳、无菌橡皮筋、吸引器、双极电凝钳、无菌摄像连接头、射频头
3. 用肾上腺素＋利多卡因＋生理盐水＋脑棉片收缩鼻黏膜	递枪状颞夹持肾上腺素棉片（肾上腺素6支＋利多卡因6支＋生理盐水30mL）
4. 用0°镜头进鼻腔找到蝶窦入口	递0°镜头
5. 在内镜监视下，切开鼻中隔黏膜，离断鼻中隔根部，暴露对侧蝶窦开口，扩大蝶窦入路，止血，保持视野清晰	递尖细头电刀或者射频消融刀切开分离或烧灼黏膜，以不同角度枪状咬骨钳咬除部分蝶窦前壁，双极电凝钳＋骨蜡止血，侧孔吸引器持续吸引
6. 内镜＋显微器械进入鞍底，去除鞍底骨性组织，烧灼鞍底硬脑膜，反复确认硬脑膜后，一字切开硬脑膜	根据不同角度选择枪状咬骨钳咬除骨性组织，双极电凝钳烧灼，显微剥离子确认，递15#手术刀切开
7. 切除肿瘤组织	递各角度取瘤钳、刮圈、吸引器，用小量杯装少许生理盐水固定肿瘤组织，术后送病检
8. 用30°镜观察术野，检查肿瘤切除情况，止血，封闭鞍底	更换30°镜，递双极电凝钳、止血纱、流体明胶、骨蜡等止血。清点棉片，根据情况递5－0普理灵线缝合硬膜，以硬膜修补材料填补，生物蛋白胶封闭
9. 蝶窦入路处用碘纺纱填塞	递碘纺纱2条，长短根据鼻腔深度确定

八、护理评估

（1）健康史评估：了解患者心血管疾病史、糖尿病史、过敏史、传染病史等。术前重点了解患者出现的症状（如视力、语言能力、活动能力等）、有无植入物手术史。

（2）身心状况评估：了解患者生命体征、对手术的认知程度、心理支持情况。术前重点了解患者出现的症状，术前能否活动自如、对话顺畅。

（3）手术相关需求评估：术野皮肤的准备，手术仪器设备、专科操作器械的准备，脑科头钉仰卧位相关用物的准备。

九、护理措施

1. 术前健康宣教

（1）告知患者麻醉方式及手术体位：气管内插管全身麻醉后摆置脑科头钉仰卧体位，骶尾部提前粘贴皮肤保护装置（美皮康），双腘窝双足底垫水囊。

（2）手术作为强烈应激源，常导致患者产生焦虑、恐惧等心理反应。术前一天对患者进行访视，尽量消除患者负面的心理反应。

（3）手术当日亲切地向患者问好及核对身份信息，进行任何操作前都应该进行详细的解释，主动给予患者保暖，注意隐私保护，维护患者的尊严。

（4）有创操作如留置尿管，动脉穿刺等都应该在全麻后进行，减轻患者的不适。

2. 手术体位安全管理

（1）手术体位的安置方法：患者采用脑科头钉仰卧体位，双手自然摆放于身体两侧，中单包裹防坠落，骶尾部贴美皮康，双腘窝双足跟垫水囊。

（2）采用一次性眼贴膜保护眼睛，应确保双眼眼睑闭合，避免角膜损伤，受压部位避开眼眶、眼球。

（3）患者头部脑科头钉体位应固定稳固，颈椎应处于中立位，避免颈部过伸或过屈；下颌部支撑应避开口唇部。

（4）术前使用约束带对患者的四肢做好约束，约束带应避开腘窝，置于膝关节上5cm处，避免术中手术需要调整手术床时导致坠床。

3. 管道安全管理

（1）术前巡回护士选择上肢建立外周静脉通道1条。术前摆置手术体位和术毕患者返回转运床时，巡回护士要做好输液管道的管理。

（2）全身麻醉后留置导尿管，巡回护士做好管道二次固定及粘贴标识。

（3）妥善固定各类管道，粘贴心电监护电极片的位置应避开仰卧位时的受压部位。

4. 手术切口出血量多的预防

（1）鞍底手术紧靠颈内动脉，术前评估情况，必要时建立两条以上静脉通路。

（2）术中采用射频等离子、双极电凝钳、流体明胶、止血纱及时有效止血。

5. 手术切口感染的预防

（1）做好充分的术前准备，术中密切观察手术切口，严格执行无菌操作。

（2）摄像头使用一次性无菌保护套保护，摄像头与内镜使用无菌连接头连接，避免冲洗液进入摄像系统污染术野，冷光源光纤使用低温等离子消毒灭菌。

（3）按照规定要求合理使用预防性抗生素。

（4）加强手术室环境管理，全面控制手术室内人流，减少术中出入次数。

（5）控制手术室内环境温度在21℃～25℃，相对湿度40%～60%。

6. 手术异物残留的预防

术中使用的仪器、设备、器械较为精细，棉片较多，术中应严格执行手术物品清点制度，避免异物残留。

十、护理评价

（1）手术和麻醉过程顺利，呼吸及循环监测指标平稳，无麻醉并发症的发生。

（2）手术物品准备齐全，手术间布局合理，手术进程顺利完成。

（3）术前及术毕体位管理安全，无并发症发生，未见皮肤完整性受损、肢体神经损伤、眼部损伤。

第二节　内镜下经鼻蝶颅咽管瘤手术护理常规

一、概述

颅咽管瘤为鞍区常见肿瘤，占颅内原发性肿瘤的 2.0% ~ 5.0%，占儿童颅内肿瘤的 54%，多发生于幼儿及年轻人群，是儿童最常见的鞍区肿瘤，发病年龄常见于 5 ~ 15 岁以及 50 ~ 74 岁，男女发病率无明显差异。瘤体多沿垂体柄—下丘脑生长，多数与第三脑室底（下丘脑）关系紧密，病理变化缓慢，患者除视力视野受损外，还可因激素分泌影响出现发育停止、性器官发育不良、巨人症、侏儒症等临床表现，体积比较大的肿瘤还会导致颅内压增高症状。临床影像学上多数病例肿瘤表现有囊变、钙化。肿瘤生长多数位于鞍上、垂体组织和鞍内底部。目前微创经鼻手术治疗是治疗颅咽管瘤首选方式，内镜经鼻手术有良好的手术视野，对肿瘤的全切率、临床症状缓解率更高，对垂体功能保护更好，部分并发症发生率更低。

二、手术操作图

内镜下经鼻蝶颅咽管瘤切除手术操作图见图 7 - 3。

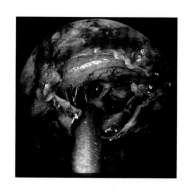

图 7 - 3　内镜下经鼻蝶颅咽管瘤
切除手术操作图

三、手术适应证

（1）漏斗型颅咽管瘤。

（2）漏斗前型颅咽管瘤。

（3）漏斗后型颅咽管瘤。

四、特殊仪器设备

（1）摄像系统（监视器、摄像主机、摄像头、冷光源、导光束）、0°和30°视角内镜。

（2）骨动力系统。

（3）射频消融设备。

（4）神经导航系统。

五、特殊手术器械

内镜下经鼻蝶颅咽管瘤切除手术特殊手术器械见图7-4。

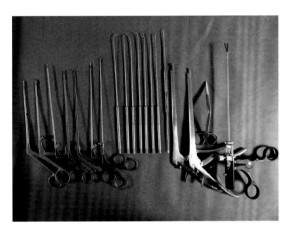

图7-4 内镜下经鼻蝶颅咽管瘤切除手术特殊手术器械

六、术前准备

（1）麻醉方式：气管插管全身麻醉，气管插管固定在患者左侧口角。

（2）手术体位：患者取仰卧位，头部后仰15°~20°，左偏10°。

（3）填塞口腔：患者口腔内填塞无菌纱布，防止术中鼻腔内血液及冲洗液流入口腔。

（4）手术间布局：主刀医生站于患者头部右下方侧身45°；摄像系统于患者头部左上方旋转45°，与主刀医生相对；神经导航系统置于患者头部正上方。

七、手术方法与配合技术

内镜下经鼻蝶颅咽管瘤切除手术方法与配合技术见表 7 - 2。

表 7 - 2　内镜下经鼻蝶颅咽管瘤切除手术方法与配合技术

手术方法	配合技术
1. 手术前准备	提前 15min 洗手上台，逐一检查手术器械数量、完整度，与巡回护士、手术医生共同清点脑棉片、无菌纱布数量
2. 消毒术野	递消毒盘、消毒钳，消毒范围以鼻孔为中心，于半径 5cm 圆形范围内消毒
3. 常规铺单	递手术巾粘贴手术部位，艾利斯钳 + 橡皮筋固定双极电凝、单极电刀、吸引器管
4. 收缩鼻腔	递盐酸肾上腺素棉片（50mL 生理盐水注射液 + 5mL 盐酸肾上腺素），肾上腺素的使用能良好地收缩鼻黏膜血管，使得术中鼻腔黏膜出血少，并获得良好的手术视野
5. 切口	递钩状单极电刀用于切割黏膜，以蝶窦开口后下方 0.5 ~ 1cm 处为蒂，绕行蝶窦开口前方向上切开鼻中隔黏膜，上界为鼻中隔至颅底转折线以下0.5cm，下界为鼻中隔至上颚转折线，剥离子用于剥离切割后的黏膜，做带蒂黏膜瓣，鼻钳抓取黏膜瓣放于后鼻道待用，双极电凝镊、吸引器、棉片用于发现出血点，灼烧止血
6. 开骨窗	递高速磨钻对蝶窦前下壁以及鼻中隔骨质进行磨除处理，枪状咬骨钳用以扩大骨窗，充分暴露视神经隆起、颈内动脉隆起及内外侧视神经 - 颈内动脉隐窝（OCR）等骨性标志，吸引器、鼻钳用以取出碎骨渣
7. 定位	递导航系统以定位肿瘤位置
8. 去除鞍底黏膜	递剥离子剥离鞍底黏膜，鼻钳取出黏膜
9. 鞍底开窗	递高速磨钻对鞍底骨质进行磨除，向前扩大骨窗至鞍结节及蝶骨平台，上界两侧到视神经进入视神经管处的内侧缘，下界两侧至海绵窦内侧缘，鼻钳取出碎骨渣、双极电凝灼烧硬脑膜
10. 切除肿瘤	递脑膜钩刀及剪刀对鞍底硬膜于海绵前间窦上下"工"字形切开硬膜，暴露上界至视交叉前，下界至垂体，从垂体 - 视交叉进入鞍区及鞍上，挑开蛛网膜即见肿瘤腹侧，运用双吸引技术对肿瘤内部进行减压，再使用剥离子对肿瘤包膜进行分离，仔细保护视交叉、垂体柄，双极电凝用以术中止血
11. 标本留取	递取瘤钳抓取肿瘤组织，标本杯收取肿瘤组织并妥善保管
12. 清理瘤床	肿瘤完全切除后彻底止血，用大量温生理盐水冲洗术腔，双极电凝灼烧周围黏膜止血，予吸收性明胶海绵、流体吸收性明胶海绵用于术腔内止血

270

（续上表）

手术方法	配合技术
13. 修复鞍底	取自体皮下脂肪、肌肉阔筋膜填塞漏口、鞍内以及蝶窦腔内，配合取皮下脂肪，一般取大腿外侧。递自体脂肪、阔筋膜用以封闭窗口、人工硬脑膜放于筋膜外，生物蛋白胶加固
14. 手术结束	递鼻钳复位黏膜瓣，黏膜瓣上以生物蛋白胶加固，鼻腔内用膨胀止血海绵填塞，以利止血和黏膜愈合
15. 覆盖切口	递小纱布、胶布固定于鼻口处

八、护理评估

（1）健康史评估：了解患者心血管疾病史、糖尿病史、过敏史、传染病史等。术前重点了解眼部手术及鼻部手术史。

（2）身体状况评估：了解患者生命体征、对手术的认知程度、心理支持情况。术前重点了解患者身高体型、头痛性质、视力情况、出入量情况。

（3）手术相关需求评估：鼻腔的准备，手术仪器设备、专科操作器械的准备，仰卧位头架、头钉的准备，神经手术导航的准备情况。

九、护理措施

1. 术前健康宣教

（1）告知患者麻醉方式及手术体位：气管内插管全身麻醉后摆置仰卧位，使用头架固定，头部会留有钉孔。

（2）告知患者麻醉前会听到仪器的声音，缓解患者紧张心理。解释手术需要监测生命体征，需要脱除上衣，手术完毕将及时穿上。耐心解释取得患者理解配合，注意保护患者隐私与做好保暖措施。

（3）告知患者如有佩戴隐形眼镜或装有义眼植入物，需要暂时取出。

（4）告知患者手术前留置尿管相关事项，取得患者理解配合后，术前一天进行无菌导尿。

（5）告知患者术后双侧鼻腔需要填塞止血，详细解释术后呼吸方式发生的变化，取得患者理解配合后，辅助患者进行术前呼吸训练。

2. 手术体位安全管理

（1）患者采用仰卧位，双手放于胸部外侧，双腿自然伸直，腘窝及足跟部放置软垫，避免受压。

（2）安置仰卧位时，一人站于患者头部，两人分别站于患者左右两侧，一人站于患者足下部，四人共同抬起患者头部、肢体下床单上下缘、足部，缓慢向上平移，使患者肩膀与床垫平齐，麻醉医生负责固定气管导管。

（3）采用一次性眼贴膜保护眼睛，应确保双眼眼睑闭合，避免角膜干涩，避免消毒液流入眼内损伤角膜。

（4）患者头部使用头架固定，颈部应处于中立位，避免颈部过伸。

（5）术前使用约束带对患者进行约束，约束带应避开大腿切口及胸部，约束带置于患者腹部及膝关节上方5cm处，避免术中需要旋转手术床时导致坠床。

3. 管道安全管理

（1）术前巡回护士选择下肢建立外周静脉通道1条。全身麻醉后，麻醉医生进行中心静脉穿刺。术前摆放体位及术后患者返回转运床时，巡回护士要做好输液管道的管理。

（2）妥善固定各种管道，固定位置应避开大腿外侧手术切口。

4. 手术切口感染的预防

（1）术前30min遵医嘱使用预防性抗生素，术中出血量大于1 000mL或手术时长大于3h，遵医嘱追加使用抗生素，预防术后感染风险。

（2）鼻腔为污染手术通道，消毒时鼻腔内使用碘伏稀释液进行浸泡消毒；术中切开硬脑膜前，再次使用碘伏稀释液浸泡消毒。

（3）术中腿部切口，提取组织后，应立即进行缝合，使用无菌敷料贴敷，外层加盖无菌巾。

（4）冲洗液一般为生理盐水和复方林格液，冲洗液进入颅内时温度应与体温一致，可使用输液加温器或温箱加热冲洗液至36℃～37℃。可以遵医嘱加入激素类或抗菌药物，以防止感染和术后不良反应。

5. 术中患者安全监护

（1）术中使用肾上腺素棉片浸润时，患者血压会上升，应提前与麻醉医生进行沟通，避免患者血压过高，造成手术出血增加。

（2）术中严密监护患者生命体征变化，严密进行出入量管理记录，如出现术中尿崩情况可及早发现并处理。

6. 手术人员注意事项

洗手护士注意事项：

（1）严格执行手术物品清点制度，防止棉片、异物遗留。

（2）术中使用动力系统时避免与内镜系统发生碰撞，以免内镜损坏。

（3）选用湿纱布或专业无损伤布及时擦除电外科器械焦痂，禁用锐器刮除，避免损伤头端或镊尖的合金材质。

（4）使用导光束，整理过程中避免用力拉扯，应环形盘绕，严禁小角度弯曲或折叠，防止导光纤维内芯断离损坏。

（5）术中变换手术体位时，注意保护好摄像头及内镜，防止碰撞或坠落损坏。

（6）术中使用动力钻时，提醒主刀医生取出鼻腔内棉片，避免动力钻绞碎棉片。

巡回护士注意事项：

（1）严格遵守操作规程。对于体内安装心脏起搏器或有金属植入物的患者，建议应用电外科双极技术。

（2）手术开始前开机检查设备状态；检查摄像系统图像是否清晰，光源灯泡是否处于有效寿命时间内；正确安装、连接内镜附件，再打开设备电源开关。

（3）术前检查患者鼻腔清洁、消毒情况，观察鼻腔黏膜有无损伤；鼻腔感染为手术禁忌证。

（4）按照标本管理原则，及时妥善固定肿瘤标本。

（5）明确手术进度、时长，及时准备术中止血材料，配置化学黏合剂。

十、护理评价

（1）术前健康宣教有成效，患者情绪稳定，表示理解配合。

（2）手术物品准备齐全，手术间布局合理，手术进程顺利完成。

（3）术前及术毕体位管理安全，未见皮肤完整性损伤、肢体神经损伤、眼部损伤。

（4）患者生命体征平稳，未出现手术并发症。

第三节 脑室镜行脑室肿瘤切除手术护理常规

一、概述

脑室肿瘤占颅内病变的2%，是一种比较少见的疾病类型，但是种类比较复杂。根据肿瘤起源以及性质不同，分为星形细胞瘤、髓母细胞瘤、室管膜瘤、脉络丛乳头状瘤、脑膜瘤、血管母细胞瘤、表皮样囊肿等。脑室肿瘤主要是肿瘤起源于脑室壁组织或脑室周边组织结构后突入脑室内部，肿瘤生长相对比较缓慢，并且特异性比较缺乏，发病早期没有明显的体征，极易被忽视，多数是在体检时发现。但随着病情发展，肿瘤逐渐增大，或影响脑室内脑脊液正常循环，会引发颅内压急剧升高、头痛、头晕、呼吸骤停等症状，外科手术切除是首选治疗方案。因脑室位于脑的中心部位，周围有许多神经团及血管，常规手术入路需切开胼胝体、扣带回、额颞顶叶皮质或穹隆等重要结构才能到达，手术难度较大。随着微创理念及技术的日益发达，脑室镜行脑室肿瘤切除为手术治疗提供了新的选择。该治疗方式对肿瘤要求较高，其应用指征为肿瘤最大直径小于2.5cm，边界清晰，与周围组织粘连轻，蒂部较窄且游离于脑室内。

二、手术操作图

脑室镜行脑室肿瘤切除手术操作图见图7-5。

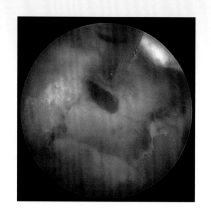

图 7 - 5　脑室镜行脑室肿瘤切除手术操作图

三、手术适应证

（1）肿瘤大小直径 < 2.5 cm。
（2）肿瘤边界清晰。
（3）肿瘤蒂狭窄且游离在脑室内。

四、特殊仪器设备

（1）摄像系统（监视器、摄像主机、摄像头、冷光源、导光束）、6°脑室镜。
（2）骨动力系统。
（3）射频消融设备。

五、特殊手术器械

脑室镜行脑室肿瘤切除手术特殊手术器械见图 7 - 6。

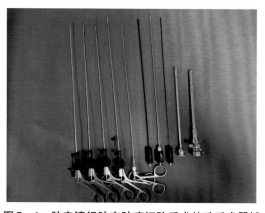

图 7 - 6　脑室镜行脑室肿瘤切除手术特殊手术器械

六、术前准备

（1）麻醉方式：气管内插管全身麻醉。

（2）手术体位：根据肿瘤位置、血管与肿瘤关系确定手术入路，额角入路取仰卧位，三角区入路取侧卧位，枕角入路取俯卧位。

（3）手术间布局：术前了解手术入路，根据不同入路，监视器摆放位置不同。手术医生站于患者头部，监视器与手术医生平行相对放置。

七、手术方法与配合技术

脑室镜行脑室肿瘤切除手术方法与配合技术见表7-3。

表7-3 脑室镜行脑室肿瘤切除手术方法与配合技术

手术方法	配合技术
1. 手术前准备	提前15min洗手上台，逐一检查手术器械数量、完整度，与巡回护士共同清点手术缝针、棉片、纱布数量
2. 消毒术野	递卵圆钳、治疗弯盘，消毒范围以手术切口为中心，半径5cm圆形消毒
3. 常规铺单	递带漏液的手术巾粘贴手术部位，用电凝袋、皮钳和橡皮筋固定双极电凝、单级电刀、吸引器管
4. 切口	递22#刀片，马蹄形切开术区皮肤，双极电凝灼烧止血，10×24圆针7#线缝扎皮瓣翻开固定，骨膜剥离器剥离骨膜
5. 取出骨瓣	递栗子型钻头，于切口外缘骨头磨孔，铣刀铣下骨头，使用骨蜡对骨质出血点止血，双极电凝灼烧硬脑膜止血，使用6×10小圆针1#线，于骨质外缘悬吊硬脑膜
6. 连接脑室镜	递摄像线、冷光源线，连接好后，检查摄像系统性能，连接脑室镜冲洗/吸引通道
7. 建立手术通道	递11#刀片，于硬脑膜开一小口，使用脑膜剪刀剪开硬脑膜，使用带鞘芯的操作鞘穿刺脑室，见脑脊液流出后，取出鞘芯，6°脑室镜进入操作鞘
8. 切除肿瘤	递双极电凝电极，灼烧肿瘤，剪刀分块切除肿瘤，使用抓钳取出肿瘤
9. 标本留取	递取瘤钳抓取肿瘤组织，标本杯收取肿瘤组织并妥善保管
10. 冲洗术腔	冲洗口连接37℃林格冲洗液，冲洗术腔至脑脊液清亮，无血性渗液
11. 清点用物	与主刀医生、巡回护士共同清点手术器械、术中用物完整，数量无误
12. 关闭术腔	递6×10圆针1#线缝合硬脑膜，硬膜外使用可吸收人工硬膜加固，还原颅骨，使用可吸收外科缝合线缝合手术切口
13. 覆盖切口	递手术敷料、无菌敷料覆盖手术切口

八、护理评估

（1）健康史评估：了解患者心血管疾病、糖尿病史、过敏史、传染病史、手术史。

（2）身体状况评估：了解患者生命体征、对手术的认知度、心理支持情况。术前重点了解患者身高体重、肿瘤部位、体温变化。

（3）手术相关需求评估：术野皮肤的准备，手术仪器设备、专科操作器械、体位摆放用物的准备。

九、护理措施

1. 术前健康宣教

（1）告知患者麻醉方式及手术体位：气管内插管全身麻醉后摆置体位，使用头架固定，头部会留有钉孔。

（2）告知患者麻醉前会听到仪器的声音，缓解患者紧张心理。解释手术需要监测生命体征，需要脱除上衣，手术完毕将及时穿上。耐心解释取得患者理解配合，注意保护患者隐私与做好保暖措施。

（3）告知患者如有佩戴隐形眼镜或装有义眼植入物，需要暂时取出。

（4）告知患者摆放体位会使用减压材料，取得患者的理解配合。

（5）告知患者手术后有留置尿管、气管导管，切勿自行拔除。

2. 手术体位安全管理

（1）采用一次性眼贴膜保护眼睛，应确保双眼眼睑闭合，避免角膜损伤，受压部位避开眼眶、眼球。

（2）术前使用约束带对患者的四肢做好约束，约束带应避开腘窝部，置于膝关节上5cm处，避免术中手术需要调整手术床时导致坠床。

（3）安置俯卧位时，采用"七人搬运法"：转运床与手术床平行放置，紧靠床旁并锁定；三人分别站在手术床旁，另外三人分别站于平车的一侧，并分别托患者肩胸部、腰臀部、下肢；麻醉医生负责托举头颈部和固定气管导管，七人搬运进行轴线翻身。

（4）安置仰卧位时，一人站于患者头部，两人分别站于患者左右两侧，一人站于患者足部，四人共同抬起患者头部、肢体下床单上下缘、足部，缓慢向上平移，使患者肩膀与床垫平齐，麻醉医生负责固定气管导管。

（5）安置侧卧位时，一人站于患者头部，两人分别站于患者左右两侧，一人站于患者足部，四人共同抬起患者头部、肢体下床单上下缘、足部，共同旋转患者，取健侧位，头部使用头架固定，腋下距肩峰10cm处垫胸垫，使患者头部与颈椎处于同一水平线，术侧上肢屈曲呈抱球状置于托手架上，肩关节上举或外展不超过90°，两肩连线与手术台成90°，腹侧用固定板支持耻骨联合，背侧用固定板固定骶尾部，双下肢约45°分开放置，两腿间用软垫承托，小腿及上肢用约束带固定。

3. 管道安全管理

(1) 术前巡回护士选择下肢建立外周静脉通道 1 条。麻醉医生进行中心静脉穿刺。术前摆置手术体位和术毕患者翻身返回转运床时，巡回护士要做好输液管道的管理。

(2) 患者全身麻醉后留置导尿管，巡回护士做好管道二次固定及粘贴标识。

(3) 妥善固定各类管道，粘贴心电监护电极片的位置应避开俯卧位或侧卧位时的受压部位。

4. 手术切口感染的预防

(1) 术前 30min，遵医嘱使用预防性抗生素，术中出血量大于 1 000mL 或手术时长大于 3h，再次遵医嘱追加使用抗生素，预防术后感染风险。

(2) 冲洗液一般为生理盐水和复方林格液，冲洗液进入颅内时温度应与体温一致，可使用输液加温器或温箱加热冲洗液至 36℃ ~ 37℃。可以遵医嘱加入激素类或抗菌药物，以防止感染和术后不良反应。

(3) 术中灌注液有效管理：保持术野持续冲洗灌注以及做好废液的有效收集，避免污染术野和手术间地面。

5. 手术完毕转运

(1) 根据术中体位不同，仰卧位使用"四人搬运法"，缓慢将患者转移至转运车；侧卧位和俯卧位均使用"七人搬运法"进行轴线翻身把患者转移至转运车。

(2) 巡回护士做好管道的护理与固定，给患者穿好上衣，做好约束措施，完善所有护理记录。

(3) 由麻醉医生、手术医生及巡回护士护送患者至恢复室。巡回护士与恢复室护士做好交接工作，内容包括：手术中输液量、出血量、术中生命体征、患者皮肤完整性情况及各个管道管理情况。

十、护理评价

(1) 术前健康宣教有成效，患者情绪稳定，表示理解配合。

(2) 手术物品准备齐全，手术间布局合理，手术进程顺利完成。

(3) 术前及术毕体位管理安全，未见皮肤完整性损伤、肢体神经损伤、眼部损伤。

(4) 患者生命体征平稳，未出现手术并发症。

参考文献

[1] 殷延毅，李煜，邱晓渝，等. 脑室镜下脑室肿瘤切除术的手术配合 [J]. 分子影像学杂志，2019，42 (1)：31 - 34.

[2] 周律，王斌，程宏伟，等. 神经内镜下手术切除侧脑室三角区肿瘤 [J]. 中国临床神经外科杂志，2019，24 (9)：568 - 569.

[3] 中国垂体腺瘤协作组，中华医学会神经外科学分会. 中国难治性垂体腺瘤诊治专家共识 (2019) [J]. 中华医学杂志，2019，99，(19)：1454 - 1459.

［4］赵君爽，李龙，陈炼，等. 多模态神经导航系统联合神经内镜在颅咽管瘤手术中的临床应用［J］. 临床神经外科杂志，2020，17（4）：413－416.

［5］魏宜功，徐建国. 颅咽管瘤的诊治现状［J］. 中国临床神经外科杂志，2020，25（12）：890－893.

［6］周伟，邵雪非，狄广福，等. 侧脑室肿瘤42例临床分析［J］. 临床神经外科杂志，2020，17（3）：335－338，342.

［7］赵蕊，李翠，高红伟，等. 颅咽管瘤患者行内镜经鼻微创手术后的并发症护理［J］. 护理学报，2020，27（15）：63－65.

［8］李操，郭庆喜，唐光才，等. 侧脑室原发肿瘤影像特征与病理对照分析［J］. 社区医学杂志，2021，19（24）：1479－1483.

［9］钮优生，孙含蓄，刘飞皎，等. 经鼻蝶入路神经内镜手术治疗复发性颅咽管瘤［J］. 中国临床神经外科杂志，2022，27（8）：678－679.

［10］中国医师协会神经外科分会神经内镜专家委员会，中国医师协会内镜医师分会神经内镜专业委员会，中国医师协会神经修复学专业委员会. 内镜经鼻颅底外科手术后中枢神经系统感染诊治中国专家共识［J］. 中华神经外科杂志，2022，38（3）：220－226.

［11］王建标，杨思明，乔洋，等. 神经内镜下经Endoport通道切除侧脑室肿瘤的疗效分析［J］. 中国临床神经外科杂志，2023，28（3）：164－166.

［12］郭莉. 手术室护理实践指南（2021版）［M］. 北京：人民卫生出版社，2021.

［13］张亚卓，邸虓. 内镜神经外科学［M］. 北京：人民卫生出版社，2012.

第八章　胸腔外科手术护理常规

第一节　胸腔镜手汗症交感神经切断手术护理常规

一、概述

手汗症发病原因未明，现在普遍认为是由于交感神经过度兴奋引起汗腺分泌汗液过多的一种疾病。常见的发病部位有手部、脚部、腋部和头面部。交感神经支配全身的出汗，正常情况下交感神经通过控制出汗散热来调节人体的体温，但是多汗症患者的出汗完全失去了正常的控制。手汗症是多汗症临床表现的一种，以双手汗液分泌异常增多为特点。胸腔镜手汗症交感神经切断手术属于微创技术，创伤小、康复快。

二、手术操作图

胸腔镜手汗症交感神经切断手术操作图见图8-1。

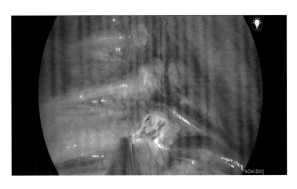

图8-1　胸腔镜手汗症交感神经切断手术操作图

三、手术适应证

已明确诊断的中、重度病例，疾病给患者的学习、工作、生活带来极大的不便，患者有强烈手术愿望。

四、特殊仪器设备

（1）摄像系统（监视器、摄像主机、摄像头、冷光源、导光束）、5mm 30°视角内镜。

（2）电刀。

五、特殊手术器械

胸腔镜手汗症交感神经切断特殊手术器械见图 8 – 2。

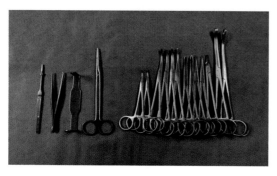
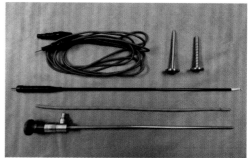

（a）　　　　　　　　　　　　　　　（b）

图 8 – 2　胸腔镜手汗症交感神经切断特殊手术器械

六、术前准备

（1）麻醉方式：双腔气管插管全身麻醉。

（2）手术体位：沙滩椅位。

（3）手术间布局：胸腔镜显示系统放置在患者头部偏左侧。

七、手术方法与配合技术

胸腔镜手汗症交感神经切断手术方法与配合技术见表 8 – 1。

表 8 – 1　胸腔镜手汗症交感神经切断手术方法与配合技术

手术方法	配合技术
1. 消毒铺巾，于腋后线第 5 肋间/第 3 肋间做 1 cm 的切口	弯钳钝性分离皮下及肌层

（续上表）

手术方法	配合技术
2. 于腋后线第 5 肋间/第 3 肋间做 1 cm 的切口，经穿刺器插入镜头	观察有无胸膜腔粘连及交感神经链的显露程度
3. 探查胸腔，分离找到第 3、4 肋	探查有无侧支
4. 麻醉师单侧通气后，镜头由上往下观察肋间，找出第 3 或第 4 肋间的交感神经	停止通气，让肺尖塌陷，暴露术野，确定胸交感神经链的位置；电凝钩横行切开壁层胸膜显露交感神经链，用电凝钩轻触滑动感知交感神经
5. 再次确认所要切断的肋间交感神经	电刀缓慢切断 T3 和 T4 交感神经，手温度升至较术前高 1℃ 即可停止
6. 冲洗胸腔、止血，放置胸腔引流器，逐层关闭胸腔	仔细检查术野无活动性出血后放入胸管，胸管一端置于胸顶，一端在体外浸入生理盐水中，构成临时胸腔闭式引流管，膨肺，充分排气后拔出，缝合切口。一侧术毕，同法实施对侧手术

八、护理评估

（1）健康史评估：了解患者心血管疾病史、糖尿病史、过敏史、传染病史。

（2）身心状况评估：了解患者生命体征、对手术的认知程度、心理支持情况。长年累月的出汗可能导致部分患者自卑心理强，性格内向，因此应加强手术前宣教，打消患者的顾虑，以使患者能积极配合手术。

（3）手术相关需求评估：术野皮肤的准备，手术仪器设备、专科操作器械的准备，沙滩椅位相关用物的准备。

（4）呼吸道护理：术前患者应戒烟，注意保暖避免呼吸道感染；指导患者进行腹式呼吸锻炼，缩唇呼吸锻炼及咳嗽、咳痰训练，教会患者使用深呼吸功能锻炼器。

九、护理措施

1. 术前健康宣教

（1）告知患者麻醉方式及手术体位：气管内插管全身麻醉后摆置沙滩椅位。

（2）心理护理：告知患者麻醉前的注意事项，消除患者紧张心理。解释手术消毒范围较大，需要脱除上衣，手术完毕将及时穿上。耐心解释取得患者理解配合，注意保护患者隐私与做好保暖措施。

（3）术前告知患者如有佩戴隐形眼镜或者装有义眼植入物需要暂时取出；告知患者采取沙滩椅位使用减压材料的措施，取得患者的理解配合。

2. 手术体位安全管理

（1）患者取半坐卧位，患者全麻后缓慢将手术床板头侧调节至 45°。为防止出现直立性低血压，应尽量缓慢调节角度，并密切观测血压变化。双上肢充分水平外展，稍高于肩关节平面后用弹力绷带固定，充分暴露术野。为防止下肢静脉血栓形成，促进静脉回流，可抬高下肢至15°左右。

（2）患者采用沙滩椅位，双上肢外展90°置于托手架上。为防止患者头颈部移动，固定枕后，注意维持头部与颈椎的生理弧度，脖子垫纱布卷，保证颈后不悬空。

（3）密切观察患者术中情况，在切断术侧2－4交感神经干前与后，分别测量手掌皮肤温度。

3．管道安全管理

（1）术前巡回护士选择上肢建立外周静脉通道1条。术前摆置手术体位和术毕转运过床时，巡回护士做好输液管道的管理。

（2）术前每30min检查各管道的位置是否有移位或者脱落、各管道是否保持通畅。巡回护士应妥善固定各类管道。

4．术中出血的预防

（1）一种方法是在T3附近，可先靠近神经干的两侧无血管区域电灼壁层胸膜，然后将隐约可见的神经干用电凝钩头挑出电灼切断；另一方法是先在神经干的一侧用电凝钩稍用力将神经干向另一侧边推移边电灼。

（2）在T4附近，在行T4切断时可不必游离挑起神经，而是将电钩紧贴肋骨表面，将壁层胸膜和交感神经一并灼断。

（3）遇到有并行的肋间动脉时，可采用从血管两侧逐步靠拢的办法予以电凝灼断。

（4）一旦出血，切不可慌乱而盲目烧灼电凝，应立即用内镜钳钳夹电凝止血，或夹取小纱布球压迫止血。

5．手术切口感染的预防

（1）严格遵守手术无菌技术规范要求，手术单采用一次性无菌手术巾、手术衣。

（2）摄像头与导线使用一次性无菌保护套保护。

6．手术完毕转运

（1）患者术毕采用过床板把患者从手术床转移至转运床。

（2）巡回护士做好管道的护理与固定，给患者穿好上衣，做好约束措施，完善所有护理记录。

（3）由麻醉医生、手术医生及巡回护士护送患者至恢复室。巡回护士与恢复室护士做好交接工作，内容包括：手术中输液量、出血量、生命体征、患者皮肤完整性情况及引流管等各个管道管理情况。

十、护理评价

（1）术前健康宣教有成效，患者情绪稳定，表示理解配合。

（2）手术物品准备齐全，手术间布局合理，手术进程顺利完成。

（3）术前及术毕体位管理安全，未见皮肤完整性损伤、肢体神经损伤、眼部损伤，肢体活动自如。

（4）术中患者体温正常，术后无发抖、寒战。

（5）手术过程顺利，术中、术后无大出血及肺胀。

（6）手术期间无感染发生。

（7）术后患者呼吸通畅，手汗消失，手掌温暖干燥。

（8）患者生命体征平稳，未出现手术并发症。

第二节　胸腔镜纵隔肿瘤切除手术（儿童）护理常规

一、概述

大多数纵隔肿瘤病例的纵隔肿块是行普通胸片或高级影像学检查（如 CT 或 MRI）无意发现的，胸片表现多种多样，轻可表现为轻微的纵隔异常，重可表现为纵隔增宽或纵隔内大肿块。如有症状，可能是纵隔异常的直接占位效应所致，或是疾病的全身效应所致。纵隔直接占位效应是指肿块直接侵犯或压迫纵隔正常结构，可产生多种症状，包括咳嗽、喘鸣、咯血、呼吸急促、疼痛、吞咽困难、声嘶、血管受压所致面部和/或上肢肿胀（如上腔静脉综合征）、心脏压塞或心脏受压所致低血压、交感神经链受累所致Horner 综合征。全身效应是指发热、盗汗和体重减轻等全身症状，可见于淋巴瘤，也可能是由多种副肿瘤综合征所致，例如胸腺瘤带来的重症肌无力。

纵隔内存在较多的组织和器官，以及较为复杂的胎生结构。因此，纵隔内可发生的肿瘤种类较多，如：胸腺瘤、胸腺癌、胸腺神经内分泌肿瘤、生殖细胞肿瘤、淋巴瘤、神经源性肿瘤、间叶性肿瘤。

纵隔肿瘤的良恶性无法通过辅助检查确定，所以绝大部分原发性纵隔肿瘤发现后都需要行手术治疗。当肿瘤包裹重要血管和神经，不能完整切除肿瘤时，会通过针芯穿刺活检或微创外科活检诊断。

二、手术操作图

胸腔镜纵隔肿瘤切除手术（儿童）操作图见图 8 - 3。

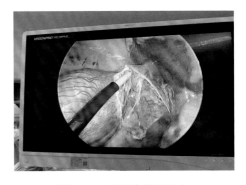

图 8 - 3　胸腔镜纵隔肿瘤
切除手术（儿童）操作图

三、手术适应证

一旦被确诊为原发性纵隔肿瘤，除对恶性的淋巴源性肿瘤进行放疗外，若无手术禁忌证，大部分的原发性纵隔肿瘤均需尽快手术；手术禁忌证指的是恶性肿瘤对附近器官造成侵犯而无法切除或转移到远处。

四、特殊仪器设备

监视器、成像系统、录像系统、光源主机、CO_2 主机。

五、特殊手术器械

胸腔镜纵隔肿瘤切除手术（儿童）特殊手术器械见图 8-4。

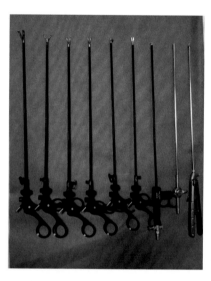

图 8-4 胸腔镜纵隔肿瘤切除手术（儿童）特殊手术器械

六、术前准备

（1）麻醉方式：全身麻醉，气管插管单肺通气；配合麻醉医生行气管插管，动脉穿刺，中心静脉穿刺，吸痰，纤维支气管镜检，以及支气管封堵。

（2）手术体位：健侧卧位（手术侧在上）；准备好体位用物，头枕（流体垫）、胸垫、前后固定挡板、下肢支撑垫（流体垫）、上肢可调节托手架上或抱枕、约束带。

（3）手术间布局：可移动的胸腔镜设备系统放置在患儿头部左侧，手术时主刀医生站在患儿右侧胸部位置，助手医生站在患儿左侧，洗手护士站在主刀医生右边进行配合。

七、手术方法与配合技术

胸腔镜纵隔肿瘤切除手术（儿童）手术方法与配合技术见表 8 - 2。

表 8 - 2 胸腔镜纵隔肿瘤切除手术（儿童）手术方法与配合技术

手术方法	配合技术
1. 安置侧卧位，术前标记切口位置	打开 CT/MRI 结果，确定病变范围，标好胸腔镜进入的肋间
2. 消毒铺巾	递两块小治疗巾放于两侧胸壁，再常规铺巾（前三块无菌巾折边对着医生，第四块无菌巾折边对着自己，铺中单完全展开予患儿胸部以下并盖过器械卡台，最后铺大孔巾）
3. 连接胸腔镜系统及固定各种线路和管道	递胸腔镜镜头，腔镜保护套给手术医生，与巡回护士一起配合连接胸腔镜成像系统、录像系统等，洗手护士对吸引管、排烟管、超声刀连接线、电钩电凝线等进行妥善分类固定
4. 建立工作通道	根据病变位置于相应肋间用 11# 刀片切开皮肤及肌层，置入 5mm 穿刺器建立首个工作通道，置入胸腔镜，胸腔镜直视下再置入 3～4 个穿刺器，置入镜下操作器械
5. 分离切除纵隔肿瘤	电钩及超声刀交替使用，电凝止血分离肿瘤，离断肿瘤供血血管，最后切除肿瘤
6. 取出肿瘤，做好标本管理	切口保护器保护切口，取出肿瘤。装好标本，打印病理标签，与医生核对标本的名称和数量
7. 检查手术创面	腔镜直视下检查手术创面，彻底止血，使用 42℃ 灭菌注射用水浸泡，5min 后递吸引器吸干净
8. 关闭切口	退出内镜，撤除工作通道，切口缝合 1～2 针，组织胶水粘贴皮肤，3M 敷料覆盖手术切口

八、护理评估

（1）健康史评估：了解患儿心血管疾病史、过敏史、传染病史，手术史等。

（2）身心状况评估：了解患儿生命体征、留置管道情况、患儿家庭社会支持情况。

（3）手术相关需求评估：了解患儿全身皮肤情况、营养情况、身高、体型、体重，根据评估结果，准备合适的侧卧位用具；评估患儿术前眼部、胸部情况，以用于侧卧位手术后情况对比；术野皮肤的准备，手术仪器设备、专科手术器械的准备。

九、护理措施

1. 术前健康宣教

（1）告知患儿家属麻醉方式及手术体位：气管内插管全身麻醉后摆置侧卧位。

（2）告知患儿家属在手术室门口等候，麻醉医生会使用静脉镇静药物让患儿安静，在镇静状态下离开家属，缓解患儿紧张心理，避免患儿哭闹。告知患儿家属手术为侧卧位，会采取相关措施预防压力性损伤的发生，家属须签署体位高风险同意书。手术需要脱除上衣，手术完毕将及时穿上，术前术中术后都有保温措施，请家属放心。

（3）告知身上不能佩戴任何饰品，特别是金属类的；如有佩戴隐形眼镜需要暂时取出。

（4）告知患儿家属手术后将留置尿管、中心静脉导管、动脉置管、气管导管、引流管等管道，术后患儿直接送至重症监护室继续治疗。

2. 手术体位安全管理

（1）取健侧卧，头下置头枕（流体垫），根据患儿耳廓大小塑造出一个凹陷，使头枕高度与下侧肩高平齐，使脊柱处于水平中立位。

（2）距肩峰 10cm 处根据手术需要放置胸垫。

（3）术侧上肢屈曲呈抱球状于可调节托手架上，托手架上放置软垫，远端关节稍低于近端关节。

（4）下侧上肢外展放置于托手架上，托手架上放置软垫，远端关节高于近端关节，共同维持胸廓自然舒展。

（5）肩关节外展或上举不超过 90°，两肩连线和手术台成 90°。

（6）腹侧用软挡板支撑耻骨联合，背侧用软挡板样固定骶尾部或肩胛区（离术野至少 15cm），共同维持患儿 90° 侧卧位。

（7）双下肢约 45° 自然屈曲，前后分开放置，保持两腿呈跑步时姿态屈曲位。两腿使用流体垫承托并保护膝盖内外侧、外踝。膝关节上方 5cm 使用约束带固定，防止坠床。

（8）术中每 30min 检查患儿眼睛、面部等受压部位情况，各管道是否通畅。

3. 管道安全管理

（1）术前巡回护士选择下肢大隐静脉建立外周静脉通道。气管插管后麻醉医生会继续中心静脉穿刺。术前摆置手术体位和术毕翻身过床转运时，做好输液管道的管理。

（2）全身麻醉后留置导尿管，手术完毕切口将放置引流管 1 条。巡回护士做好管道二次固定及粘贴标识。

（3）妥善固定各类管道，粘贴心电监护电极片的位置应避开取侧卧位时的受压部位。

4. 手术切口感染的预防

（1）术前 30min 遵医嘱预防性使用抗生素，预防手术切口感染。

（2）手术单采用一次性无菌手术巾、手术衣，预防冲洗液打湿无菌巾而污染手术切口。

（3）摄像线与光源线使用一次性无菌保护套保护。

5. 严格执行手术隔离技术（内镜下肿瘤隔离技术）

（1）建立隔离区域：明确有瘤、污染、感染、种植概念；在无菌区域建立明确隔离区域；隔离器械、敷料放置在隔离区域分开使用，不得混淆。

（2）隔离前操作：切口至器械台加铺无菌巾，以保护切口周围及器械台面，隔离结束后撤除。

（3）被污染的器械、敷料应放在隔离区域内，注意避免污染其他物品，禁止再使用于正常组织。

（4）切除部位断端应用纱布垫保护，避免污染周围；术中吸引应保持通畅，及时吸出渗液和渗血，减少脱落肿瘤细胞污染的机会。

（5）擦拭器械的湿纱布垫只能用于擦拭隔离器械。

（6）洗手护士的手不得直接接触污染隔"源"（隔离器械、隔离区域、隔离组织）。

（7）先放气再拔出穿刺器，避免"烟囱"效应造成穿刺针道肿瘤种植转移。

（8）建议采用有气体加温功能的 CO_2 机，降低肿瘤细胞的雾化状态，减少肿瘤种植概率。

（9）小切口手术使用切口保护器，取出标本必须使用取瘤袋，防止瘤体与切口接触；同时防止接触肿瘤的器械上下移动，造成切口种植。取下的标本放入专用容器。

（10）肿瘤取出后立即撤下隔离区内的物品，包括擦拭器械的湿纱布垫；用未被污染的容器盛装冲洗液彻底清洗术野，一般使用灭菌注射用水；更换被污染的无菌手套、器械、敷料等；切口周围加盖无菌单以重新建立无菌区。

6. 胸腔镜中途转开放手术的应急预案

（1）所有胸腔镜下纵隔肿瘤切除的手术，都应准备开放手术用的开胸包，以应对中途转开放手术的可能。

（2）台下吸引器常规准备 3 个：麻醉医生专用 1 个，供手术使用的手术床左右各放置 1 个。

（3）中途转开放手术应急清单：15#圆刀片、带灯扁电刀、阻断钳、吸引管、一次性吸引头、大小血垫、血管缝线等。

7. 手术完毕转运

（1）提前通知重症监护室准备好呼吸机，转运组将床单位送到手术室，巡回护士准备好转运监护仪、转运氧设备。

（2）巡回护士做好管道的护理与固定，清洁患儿皮肤，替患儿穿好衣裤，做好约束措施，完善所有护理记录。

（3）由麻醉医生、手术医生及巡回护士护送患儿至重症监护室。巡回护士与监护室护士做好交接工作，内容包括：术中输液量、血制品使用情况、出血量、术中生命体征、患儿皮肤情况及引流管等各个管道管理情况。

十、护理评价

（1）术前健康宣教有成效，患儿家属表示理解配合。

（2）手术物品准备齐全，手术间布局合理，手术进程顺利。

（3）术前及术毕体位管理安全，未发生皮肤压力性损伤，未发生周围神经损伤及眼部损伤。

（4）患儿生命体征平稳，未出现手术并发症。

第三节　经胸腔镜纵隔肿瘤切除手术护理常规

一、概述

纵隔肿瘤是临床胸部常见疾病，包括原发性肿瘤和转移性肿瘤。纵隔是左右纵隔胸膜及其间所包含的组织及器官的统称，因为纵隔所包含的组织结构较为复杂，通常以心包前后方为界限，分为前、中、后纵隔。纵隔肿瘤组织学来源较多，前纵隔最常见的肿瘤为：胸腺瘤、畸胎瘤、异位甲状腺肿瘤、淋巴瘤等；中纵隔最常见的为先天性囊肿、淋巴瘤等；后纵隔最常见的是神经源性肿瘤。传统纵隔肿瘤治疗手段为常规开胸治疗，虽然手术操作空间大，但手术伤口较大，恢复较慢。随着微创技术的发展，目前临床上常采用胸腔镜进行手术治疗，相比于传统手术，具有创伤小、恢复快的特点。根据手术入路不同，可将其分为经侧胸入路和经剑突下入路，临床上经侧胸入路最为常见。

分区的方法有常见的四分法和三分法。四分法以胸骨角和第四胸椎下缘的连线为界，分为上下纵隔。下纵隔以心包为界，分为前、中、后三区。三分法即将前自胸骨后至心包、大血管所形成的假想界面之间的区域称为前纵隔；前纵隔的后界至前竖脊肌之间为内脏纵隔区，主要为纵隔内脏器、大血管所在的区域；内脏纵隔往后包括脊柱与后肋所形成的脊柱旁沟称为脊柱旁沟区。

二、手术操作图

经胸腔镜纵隔肿瘤切除手术操作图见图 8 – 5。

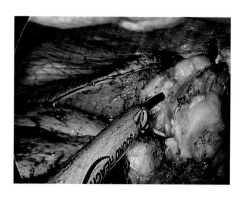

图 8 – 5　经胸腔镜纵隔肿瘤切除手术操作图

三、手术适应证

原发性纵隔肿瘤及囊肿，绝大多数首先考虑手术治疗。少数病例可选用放疗或者化疗，如恶性淋巴瘤适合放疗、非精原细胞性生殖细胞瘤适合化疗等。

四、特殊仪器设备

摄像系统（监视器、摄像主机、摄像头、冷光源、导光束）、30°视角内镜。

五、特殊手术器械

经胸腔镜纵隔肿瘤切除手术特殊手术器械见图8-6。

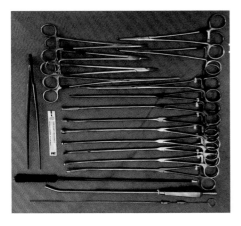

（a）

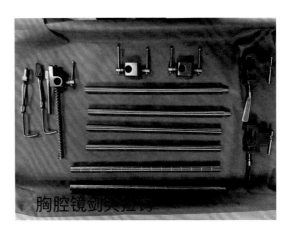

（b）

图8-6 经胸腔镜纵隔肿瘤切除手术特殊手术器械

六、术前准备

（1）麻醉方式：支气管内插管全身麻醉。
（2）手术体位：侧卧位或仰卧位，根据手术入路选择。
（3）手术体位的变化：根据肿瘤的位置，手术入路会相应改变，有正侧卧位、45°侧卧位及仰卧位。

七、手术方法与配合技术

经胸腔镜纵隔肿瘤切除手术方法与配合技术见表8-3。

表 8 - 3　经胸腔镜纵隔肿瘤切除手术方法与配合技术

手术方法	配合技术
1. 安置手术所需体位	根据肿瘤位置遵医嘱摆放体位
2. 消毒铺巾	递胸腹手术专用一次性无菌铺巾，于根治手术部位进行铺设
3. 连接摄像系统、冲洗液	递导光束、电切线、超声刀线，分类进行固定放置
4. 镜头连接成像系统	调节好镜头焦距，调节好白平衡
5. 在肋间隙做两个 1～2cm 切口，建立人工气胸	准备胸腔镜穿刺器及切口保护器，做观察孔和操作孔
6. 镜下根据肿瘤的大小、性质、位置以及与周围组织的关系决定手术方式	根据手术方式准备相应腔镜手术器械及切割器，根据手术需要及时传递器械
7. 应用电凝钩及超声刀进行钝性分离	针对囊性病变，穿刺抽吸减压，充分暴露肿瘤基底部后再进行钝性分离并止血
8. 取出肿瘤，留置病理标本	使用腔镜标本袋取出肿瘤，防止肿瘤掉落胸腔造成肿瘤种植
9. 冲洗胸腔，膨胀肺部，充分止血	冲洗胸腔，麻醉医生协助膨肺，检查是否漏气，彻底止血
10. 放置胸腔引流管，关闭切口	传递胸腔引流管，准备针线固定引流管，巡回护士准备水封瓶连接管道

八、护理评估

（1）健康史评估：了解患者心血管疾病史、糖尿病史、过敏史、传染病史等。术前重点了解患者是否有关节置换史以及植入物史。

（2）身心状况评估：了解患者生命体征、对手术的认知程度、心理支持情况。

（3）手术相关需求评估：术野皮肤的准备，手术仪器设备、专科操作器械的准备，相关体位用物的准备。

九、护理措施

1. 术前健康宣教

（1）告知患者麻醉方式及手术体位：支气管内插管全身麻醉后摆置侧卧位或仰卧位。

（2）术前针对性疏导患者心理，使其心理情绪保持稳定，增强其手术信心。

（3）告知患者术前会调节好手术室温度，解释因手术需要，需要脱除上衣，手术结束会为患者及时穿上，术中亦会做好保暖及隐私保护工作。

（4）告知患者采取手术体位的减压措施，取得患者的理解及配合。

（5）告知患者手术后有留置胸腔引流管、尿管、气管导管等管道，切勿自行拔除。

2．手术体位安全管理

（1）患者采用健侧卧位，腋下垫一软垫，双上肢外展固定，外展不可大于90°，避免损伤臂丛神经。骨盆固定耻骨联合及骶尾部、双下肢呈跑步姿势摆放，两膝之间垫一软枕。

（2）体位固定稳妥，防止前后摆动。

（3）注意术后体位改变对于机体的影响，翻身时会引起呼吸、循环功能的改变。

3．术中冲洗液的管理

（1）胸腔冲洗液选择37℃～40℃的0.9% NaCl注射液。

（2）倒冲洗液时须缓慢倒入，避免对心脏及循环系统造成影响。

4．管道安全管理

（1）术前巡回护士选择上肢建立外周静脉通道1条。根据手术需要，可建立深静脉置管保证术中输液通道的畅通，及建立动脉置管实时监测术中动脉血压与血气分析的变化。各种管道应妥善固定。

（2）术前摆放手术体位时及术毕翻身前，巡回护士要做好输液管道的管理。

（3）全身麻醉后留置尿管，术毕留置胸腔闭式引流管，巡回护士做好管道的固定及标识。

（4）患者支气管插管后，摆放体位时需轻柔，配合麻醉医生关注管道，以免管道从支气管中脱出移位。准备好吸痰装置，及时处理呼吸道分泌物，避免影响术中单肺通气的效果。

5．胸腔引流管的管理

（1）放置胸腔引流管后，及时连接胸腔闭式引流瓶，麻醉医生膨肺，排除胸腔残气，观察肺部膨胀情况，及时检查肺部是否漏气及胸腔是否出血。

（2）在术毕患者翻身返回转运床时，夹闭胸腔引流管，避免液体倒流；妥善固定胸腔引流管，避免扭曲受压、打折及滑脱，防止术后皮下气肿、气胸。

十、护理评价

（1）术前健康宣教有成效，患者情绪稳定，表示理解配合。

（2）手术物品准备齐全，手术间布局合理，手术进程顺利完成。

（3）术前及术毕体位管理安全，未见皮肤完整性损伤、肢体神经损伤。

（4）术后胸腔引流管管理有效。

（5）患者生命体征平稳，未出现手术并发症。

第四节　胸腔镜荧光定位肺段切除手术护理常规

一、概述

胸腔镜肺段切除术作为一种微创手术方式，可彻底清除病灶，在保留术后肺功能、安全性等方面具有优势，有助于促进患者术后康复。但因术中不能很好地判断肺段间平面，如不能够准确识别肺段间交界线，可能导致手术切除肿瘤边缘的距离不够、靶段或病变残留、肺组织的大范围过度切除甚至转为肺叶切除、术后肺部感染、肺不张等。

吲哚菁绿（ICG）是一种荧光染色剂，由中国食品药品监督管理局批准投入使用，目前已广泛应用于临床。ICG 经静脉注入体内后迅速与血浆蛋白结合，并通过肝脏代谢，以原型通过胆汁排出。当 ICG 结合蛋白受到 750～810nm 光源激发时，会发出波长约 840nm 的荧光。由于血红蛋白或水并不会吸收此种波长的光，相关设备便可以捕捉含有 ICG 的组织。ICG 荧光染色法是按照肺动脉对肺段进行划分，本质是对不同肺段组织血流灌注的差异进行可视化分析而辨别肺段分界，在胸腔镜肺段切除术中可快速、准确、清晰地显示肺段间交界面，对准确切除肺病灶有一定辅助作用，减轻手术对机体造成的损伤，可将对周围组织的损伤降至最低，因此逐渐被应用于胸外科手术，从而实现精准切除、微创目标。

二、手术操作图

胸腔镜荧光定位肺段切除手术操作图见图 8 - 7。

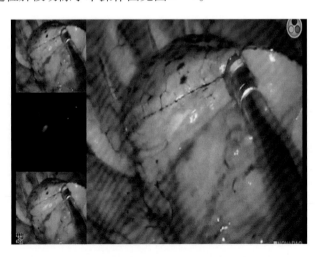

图 8 - 7　胸腔镜荧光定位肺段切除手术操作图

三、手术适应证

（1）局限于某个肺段肺内周围型的肺部良性病变。

（2）CT 提示为肺内周围型非侵袭性病变，且病变直径≤2 cm。

（3）肿瘤恶性程度低（AIS 和 MIA）或 GGO 成分≥50%。

（4）心肺功能差，无法耐受肺叶手术。

（5）患者年龄＞75 岁，存在多种并发症。

四、特殊仪器设备

荧光成像系统（监视器、荧光摄像系统、荧光冷光源、30°视角荧光内镜）。

五、特殊手术器械

胸腔镜荧光定位肺段切除手术特殊手术器械见图 8 - 8。

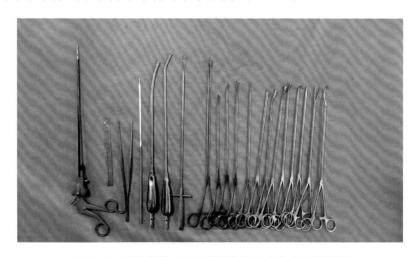

图 8 - 8　胸腔镜荧光定位肺段切除手术特殊手术器械

六、术前准备

（1）麻醉方式：气管内插管全身麻醉。

（2）手术体位：健侧卧位。

（3）手术间布局：荧光胸腔镜置于患者肩背部。

七、手术方法与配合技术

胸腔镜荧光定位肺段切除手术方法与配合技术见表8-4。

表8-4 胸腔镜荧光定位肺段切除手术方法与配合技术

手术方法	配合技术
1. 安置健侧卧位	与手术医生、麻醉医生共同安置侧卧位
2. 消毒铺巾	监督消毒范围,规范铺巾
3. 连接胸腔镜系统	保护套固定目镜,连接套好摄像头,递光纤并连接好,固定放置
4. 建立观察操作孔	递11#刀片切皮,电刀切开肋间组织,递切开保护扩张器扩张并保护切口
5. 探查胸腔及肺组织	开启胸腔镜系统及白光源,调节白平衡与焦距
6. 根据影像学报告显示确定肺病变位置,游离肺裂,沿叶间动脉斜裂部游离	递肺科蓝色电钩
7. 解剖游离病变肺段与邻近肺段组织	递胸科分离钳、蓝色电钩
8. 荧光显影定位	用配用溶剂充分溶解ICG,根据医嘱静脉注射ICG,并调节腔镜为荧光功能
9. 根据荧光显影确定病变位置,游离、悬吊病变肺段动脉、静脉及支气管	递分离钳、肺科长电钩,递腔镜分离钳带线
10. 结扎、离断游离病变肺段动脉、静脉及支气管	递鹰嘴直线切割闭合器、30血管钉仓分别离断肺段动脉、静脉及支气管
11. 离断病变肺段间组织	递直线切割闭合器、钉仓分别离断肺段间组织
12. 取出病变肺段间组织	递标本取出器、O形钳装载标本后取出,切开查看后送检
13. 冲洗、检查肺漏气情况、创面止血	予38℃温生理盐水或注射用水缓慢冲洗胸腔,嘱麻醉医生膨肺,检查有无气泡
14. 胸腔引流、缝合切口	递20#或24#胸腔引流管做引流,准备胸腔闭式引流瓶连接,4#丝线8×24角针固定,以2/0鱼钩针或薇乔线、3/0薇乔线逐层缝合手术切口

八、护理评估

1. 健康状况的评估

（1）既往病史：了解患者心血管疾病史、糖尿病史、传染病史、手术史、用药史、过敏史等。

（2）现病史：评估患者肺病灶的位置、大小、诊治过程。

（3）评估患者相关客观检查指标（血常规、出凝血指标、肝肾功能）、生命体征。

（4）评估患者全身皮肤黏膜、视力、听力情况，重点评估四肢关节活动、感觉，颈部活动情况。

2. 术前准备评估

（1）术前检查完善：

①胸透，血常规、肝、肾功能，出凝血指标。

②心电图。

③配血。

（2）知情同意书签署：

①手术知情同意书签署。

②麻醉同意书签署。

③输血同意书签署。

④自费耗料使用同意书签署。

（3）入室前准备：

①禁食禁饮：术前禁食 6h，禁水 2h。

②皮肤准备：患侧腋毛剔除。

③随身物品：假牙、义肢、义眼、隐形眼镜、美瞳、助听器、起搏器暂时取出。

3. 心理状况的评估

评估患者对手术的认知程度、心理、社会支持情况。

4. 手术相关需求评估

（1）术野皮肤的准备。

（2）静脉输液。

（3）手术仪器设备。

（4）专科操作器械、直线切割闭合器的准备。

（5）侧卧位相关用物的准备。

九、护理措施

1. 术前健康宣教

（1）介绍手术室环境、手术团队及手术程序。

（2）告知患者麻醉方式及手术体位：气管内插管全身麻醉后摆置侧卧位及术后可能出现的不适。

（3）告知患者麻醉前会听到仪器的声音，消除患者紧张心理。

（4）麻醉前防坠床的安全宣教。

（5）术后复苏时各种管道（引流管、输液管、气管插管）的存在及维护。

2．手术体位安全管理

（1）遵循原则：安全与舒适、防压力性损伤及神经损伤、利于暴露术野。

（2）患者皮肤准备：健侧季肋部皮肤、健侧股骨大转子相应皮肤喷涂润滑油，润滑皮肤。

（3）用物准备：啫喱头圈、啫喱胸垫或流体垫，海绵垫、布单布套平整。

（4）采用"四人二步法"安置体位：

①预安置好托手架、侧挡板。

②四人共同安置：麻醉医生站患者头部负责托头，手术医生1人站在患者患侧胸背部负责抬胸，1人站在患者患侧臀背部负责抬髋部，巡回护士站患者健侧胸部负责放置胸垫、头垫。

③二步法：先将患者从平卧位轴线转为侧卧，两腿间垫软垫，再抬起患者放置胸垫、头垫、患者上肢。

④检查胸垫离开肩峰10cm，勿压迫腋窝。

⑤头枕高度平健侧肩高，颈椎与胸腰椎在一轴线水平。

⑥肩关节上举＜90°，两肩连线与手术床成90°。

⑦双下肢前后分开，微屈45°跑步位。

⑧骨突处（健侧股骨大转子、膝关节外侧、踝关节外侧）、耻骨联合、腰骶部垫软垫保护皮肤，耳廓对准啫喱头圈圈口悬空。

⑨健侧上肢远端关节高于近端关节，患侧上肢远端关节低于近端关节，妥善固定双下肢、双上肢，约束带避开患侧膝外侧防损伤腓总神经。

⑩粘贴心电监护电极片及电极线的位置应避开侧卧位受压部位。

⑪术中每30min观察受压部位皮肤受压情况，调节手术床或抬举受压部位以缓解局部受压皮肤血运。

3．管道安全管理

（1）静脉输液管：

①术前巡回护士选择健侧上肢建立外周静脉通道1条。

②术前安置手术体位和术毕翻身返回转运床时，巡回护士要做好输液管道的管理。

③术中每15～30min观察静脉通道情况，防脱管。

④目标导向性补液：通过监测中心静脉压（central venous pressure，CVP）、平均动脉压（mean arterial pressure，MAP）、尿量和混合静脉血氧饱和度（oxygen saturation in mixed venous blood，SvO_2）等决定输液量或术中控制补液速度与补液量：1 000mL/3h。

（2）尿管：全身麻醉后留置尿管，保持通畅，术中观察尿量及尿色。

（3）气管插管：体位变动时观察气管插管有无脱落、受压、扭曲。

（4）胸腔引流管：

①胸腔放置胸腔引流管或艾贝尔引流管，巡回护士做好管道二次固定及粘贴标识。

②正确安装连接水封瓶及胸腔引流管。

③检查胸引流管瓶的密闭性、引流管的牢固性及水柱波动情况。

④妥善放置水封瓶，过床及转运过程中避免引流管脱落。

4．术中手术护理

（1）维持正常生命体征：

①随时观察血压、心率、血氧饱和度。

②留意生命体征监测仪的警示声音。

③发现异常及时检查、报告、处理。

（2）预防术中出血：

①观察术野出血情况，评估术中出血量。

②准备好无损伤血管钳及血管缝线应急使用。

③了解术前血常规（血红蛋白）指标，结合出血量，评估是否需要输血，加快输液补充血容量。

④术中监测血红蛋白指标。

（3）精准配合：

①了解术野解剖结构，熟悉手术程序。

②观察手术进展，评估手术所需物品，及时准确提供器械，尤其是贵重的切割闭合器及钉仓。

（4）管理好手术标本，安全、及时、正确送检。

（5）管理好手术器械及腔镜纱条等敷料，清点对数，确保器械完整性。

（6）预防刺激性心搏骤停：

①胸腔冲洗时提醒麻醉医生在岗，密切观察心电监护。

②给予38℃温生理盐水或注射用水冲洗胸腔。

③缓慢少量注入胸腔，勿快速注入。

④避免大量冷冲洗液压迫心脏，引起心搏骤停。

5．预防手术切口感染、肿瘤种植

（1）术前30min遵医嘱使用预防性抗生素，手术超过3h，追加使用一次抗生素，预防手术切口感染。

（2）规范消毒铺巾，严格执行无菌操作。

（3）手术切口使用切口保护套。

（4）使用标本取出器取出切除的肺段标本。

（5）术中严格执行隔离技术，手术器械洁污区分使用。

（6）离断支气管后碘伏消毒支气管残端。

6．术中体温管理

（1）麻醉后体温监测：鼻温监测或测温尿管监测术中体温。

（2）动态调节环境温度：

①入室到麻醉前室温调为25℃。

②术中手术室温度调为21℃～23℃。

③手术快结束（关闭胸腔前）室温调为25℃。

（3）覆盖非手术部位体表：布单覆盖。

（4）静脉输液加温处理：

①输入液体温箱预加温至37℃输注。

②使用输液加温器加温输入液体。

（5）体腔冲洗液加温处理：液体温箱预加温至37℃。

（6）使用充气式保温毯。

7. 手术完毕转运

采用"四人二步搬运法"进行轴线翻身把患者转移至转运床：

（1）转运车床紧靠手术床与手术床在同一水平面并刹车固定好。

（2）手术医生一人、巡回护士一人各站在患者胸背侧，麻醉医生站在患者头部侧，另一名手术医生站在患者脚部。

（3）松解上下肢约束带、腰骶部挡板，妥善安置各种管道，将患者由侧卧轴线翻身至仰卧位。

（4）撤走胸垫，四人平稳将患者移至转运车床。

（5）检查患者受压部位皮肤情况，重新妥善固定各管道，安全转运。

十、护理评价

（1）术前健康宣教有成效，患者情绪稳定，表示理解配合。

（2）手术物品准备齐全，手术间布局合理，手术进程顺利完成。

（3）术前及术毕体位管理安全，未见皮肤完整性损伤、肢体神经损伤、耳部损伤。

（4）患者生命体征平稳，血流动力学平稳。

（5）患者术中体温维持在正常范围，未出现低体温及其他手术并发症。

第五节　胸腔镜肺癌根治手术护理常规

一、概述

肺癌是一种常见的恶性肿瘤，其发病率在我国城市人口中居高不下。随着医疗技术的不断进步，肺癌的外科治疗已经成为一种重要的治疗手段。2006—2010年的《美国国家癌症综合肺癌治疗指南》中均明确指出：VATS肺叶切除术对于可切除的肺癌类型来说是一种可行的选择，这意味着胸腔镜下肺叶切除术用于治疗肺良性病变或肺早期恶性病变的作用已经得到肯定。

二、手术操作图

胸腔镜肺癌根治手术操作图见图8-9。

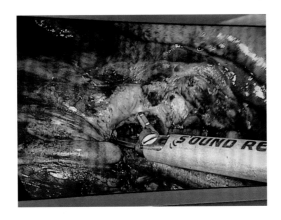

图8-9 胸腔镜肺癌根治手术操作图

三、手术适应证

(1) 需要肺叶切除的良性病变。
(2) 早期 I—IIa 期肺癌;肿瘤小于5 cm;周围型无淋巴结外侵或钙化。

四、特殊仪器设备

(1) 摄像系统(监视器、摄像主机、摄像头、冷光源、导光束)、0°和30°视角内镜。
(2) 电外科设备(高频电刀、超声刀)。
(3) 腔镜切割闭合器。
(4) 切口保护套(60/40 mm)。

五、特殊手术器械

胸腔镜肺癌根治手术特殊手术器械见图8-10。

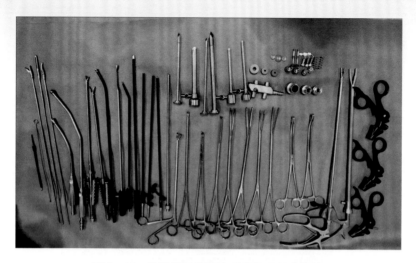

图 8 - 10　胸腔镜肺癌根治手术特殊手术器械

六、术前准备

（1）麻醉方式：双腔气管插管全身麻醉。

（2）手术体位：侧卧位（健侧卧位）。

（3）手术间布局：术前了解患者的手术部位，摄像系统放于患者的头侧。

七、手术方法与配合技术

胸腔镜肺癌根治手术方法与配合技术见表 8 - 5。

表 8 - 5　胸腔镜肺癌根治手术方法与配合技术

手术方法	配合技术
1. 安置健侧卧位，消毒皮肤、铺巾	与麻醉医生、手术医生再次共同核对、摆放体位
2. 消毒铺巾	手术开始前清点各种手术器械及物品；手术部位周围垫单，防消毒液渗漏；递无菌巾协助铺单，贴手术薄膜
3. 连接导线与管道	连接每根导线及腔镜设备，递光纤、镜头、消融电极、超声刀、吸引管等，分类进行固定放置
4. 手术切口：腔镜孔一般选择在第 7 或 8 肋间腋前 - 中线间，切口位置的选择因患者不同及所切除肺叶的不同而略有差异	递 10#刀片切开皮肤；弯钳、消融电极打开胸腔，递切口保护套；清洗镜头。主操作孔：第 4 或 5 肋间腋前线，可根据手术需要和切除肺叶的不同而定，一般应遵循距离肺门较近的原则，长约 3cm；放置切口保护套

（续上表）

手术方法	配合技术
5. 胸膜和肺裂处理	递腔镜无损伤钳牵引肺组织，及时按需传递消融电极或超声刀，并于使用后及时清洁干净；按需给予内镜切割缝合器。分离粘连，卵圆钳牵引肺组织，给予一定的张力，分离见到脂肪层即为界面；可以使用消融电极或超声刀。分离肺裂（水平裂）内镜切割缝合器切开肺组织，分离上肺静脉的中、上叶之间隧道，内镜切割缝合器切口
6. 血管处理：游离出肺静脉、肺动脉及分支	根据血管及医生习惯选用内镜切割缝合器、血管夹夹闭或4#丝线结扎
7. 支气管处理：游离出支气管，用内镜切割缝合器离断支气管	递腔镜直角钳分类支气管，用内镜切割缝合器切割支气管
8. 清扫肺门及纵隔淋巴结，取出标本	递超声刀或电凝钩分离淋巴结，手术医生、器械护士、巡回护士三方核对并及时固定标本
9. 冲洗胸腔、止血，放置胸腔引流管，逐层关闭胸腔	清点手术器械及物品；用灭菌注射用水冲洗胸腔，放置胸腔引流管，关闭切口

八、护理评估

（1）健康史评估：了解患者是否有心血管疾病史、糖尿病史、过敏史、传染病史等。术前重点了解是否有头颈部、上肢、乳腺手术史，体内是否有植入物。

（2）身心状况评估：了解患者生命体征、对手术的认知程度、心理支持情况。术前重点了解身高体型、吸烟史、肺功能、感染八项等。

（3）手术相关需求评估：术野皮肤的准备，手术仪器设备、专科操作器械物品的准备，侧卧位相关用物的准备。

九、护理措施

1. 术前健康宣教

（1）自我介绍，介绍手术室环境、布局、仪器。

（2）告知患者麻醉方式及手术体位：气管内插管全身麻醉后摆置侧卧位，以及配合的重要性；告知患者麻醉前会听到仪器的声音，消除患者紧张心理。

（3）解释手术需要摆置侧卧位，需要脱除上衣，手术完毕将及时穿上。耐心解释取得患者理解配合，注意保护患者隐私，做好保暖措施。告知患者采取侧卧位使用减压材料的措施，取得患者的理解配合。

（4）告知患者将假牙、首饰、发卡、隐形眼镜等取下，身上不要带贵重物品。

（5）告知患者手术后有留置尿管、气管导管、引流管等管道，切勿自行拔除。

（6）和家属交代等候室地点、手术信息发布流程、手术结束接送患者流程及注意事项。

2．手术体位安全管理

（1）患者采用健侧卧位，必须认真落实手术安全核查。

（2）体位摆放：健侧卧位，略呈折刀体形，患肢前伸或上举（注意不能过度牵拉，保持功能位，以免术后患肢疼痛）。

3．管道安全管理

（1）术前巡回护士选择健侧上肢建立外周静脉通道1条。术前摆置手术体位和术毕翻身返回转运床时，巡回护士要做好输液管道的管理。

（2）全身麻醉后留置中心静脉管、动脉测压管、导尿管，手术完毕将放置胸腔闭式引流管1条，巡回护士做好管道二次固定及粘贴标识。

（3）妥善固定各类管道，粘贴心电监护电极片的位置应避开俯卧位时的受压部位。

4．术中低体温的预防

（1）术前对患者进行充分的评估，做好心理疏导，提前适当提高室温，保持在22℃～24℃。

（2）对输注的液体进行加温处理或使用输液加温仪，可以有效地预防术中低体温的发生。

（3）根据患者的手术方式和体位，适当使用加温毯、变温水箱、暖风机，可大大增加患者的保暖程度。

（4）冲洗液必须加温达到38℃左右。

（5）术中加强对患者体温的监测，与麻醉医生、手术医生保持沟通，根据患者情况及时调整，保证手术麻醉过程中的安全，降低并发症的发生概率。

5．术中血管损伤出血的应急处理

（1）术前做好充分评估，准备好开放手术的各种器械物品。

（2）建立两条以上静脉通道，并做好输血的准备。

（3）密切关注手术进展，正确评估失血量。

（4）及时供应台上所需的各种器械、止血物品。

（5）密切注意患者的生命体征，若有需要，积极配合麻醉医生进行抢救。

6．手术切口感染的预防

（1）手术间温、湿度适宜，严格执行消毒管理制度及监测制度。

（2）手术人员严格执行手卫生、外科洗手、手消毒原则。

（3）患者术前30min遵医嘱使用预防性抗生素，预防手术切口感染。

（4）术中接触过肿瘤及使用于气道的器械必须分开放置，不能继续使用，减少肿瘤种植及感染的发生概率。

（5）关闭胸腔前，用注射用水充分冲洗干净胸腔。

7. 电外科设备安全使用管理

（1）规范肺手术所用的电外科设备（电刀、超声刀）的操作规程；正确评估、使用、维护电外科设备，减少操作过程中的安全隐患，最大限度地确保术中及医护人员安全。

（2）使用含酒精的消毒液消毒患者皮肤时，应避免消毒液积聚于手术床，待酒精挥发后再使用电极电刀。

（3）气管、支气管内含有氧气，容易助燃起火，术中使用电刀时必须谨慎，防止气道、切口烧伤及术者灼伤。

8. 标本处理

肺癌根治手术切除送检的组织标本较多，而且需要根据不同类型送检。必须根据病理申请表，严格规范执行标本管理制度与送检流程，避免标本处理、检验等问题影响患者的治疗。

9. 术后转运

（1）手术完毕，进行轴线翻身使患者平卧于手术床，再转移至转运床。

（2）巡回护士做好管道的护理与固定，给患者穿好上衣，做好约束措施，完善所有护理记录。由麻醉医生、手术医生及巡回护士护送患者至恢复室。

（3）巡回护士与恢复室护士做好交接工作，内容包括：手术中输液量、出血量、生命体征、患者皮肤完整性情况及引流管等各个管道管理情况。

十、护理评价

（1）术前健康宣教有成效，患者情绪稳定，表示理解配合。
（2）手术物品准备齐全，手术间布局合理，手术进程顺利完成。
（3）术前及术毕体位管理安全，未见皮肤完整性损伤、肢体神经损伤、眼部损伤。
（4）电外科设备使用安全，未发生安全事故。
（5）保温措施得当，患者生命体征平稳，未出现手术并发症。
（6）术后标本处理正确。
（7）患者术后安全返回病房，术后康复良好。

第六节　胸腔镜食管癌根治手术护理常规

一、概述

食管癌是指由食管鳞状上皮或腺上皮的异常增生所形成的恶性病变，是威胁我国居民生命健康的主要恶性肿瘤之一。

世界卫生组织数据显示，2020 年我国食管癌新发病例为 32.4 万例，死亡病例为 30.1 万例，分别占全球食管癌发病与死亡的 53.70% 和 55.35%；全国食管癌发病率为 18.26/10 万，其中男性和女性分别为 26.05/10 万和 10.07/10 万，男性高于女性。食管癌发病率在 40 岁之前处于较低水平，自 40 岁之后快速上升，男女发病率均于 80～84 岁达到高峰。

按照组织类型分类，食管癌主要分为食管鳞状细胞癌和食管腺癌，在我国以食管鳞状细胞癌为主。食管癌早期患者缺乏典型的临床症状和体征，大多数患者就诊时已达肿瘤中晚期，导致我国食管癌患者的总体预后较差。2003—2015 年，尽管我国食管癌年龄标准化 5 年生存率从 20.9% 上升到 30.3%，但总体 5 年生存率仍偏低。食管癌患者的生存时间与其临床分期密切相关，早期食管癌患者在接受治疗后 5 年生存率可达 95%。正因为如此，一些食管癌可以早期发现并可完全治愈。胸腔镜食管癌根治手术是食管癌的首选微创手术方式，目前国际上最有效的治疗方法是以手术为主加放疗、化疗的综合治疗。

二、手术操作图

胸腔镜食管癌根治手术操作图见图 8-11。

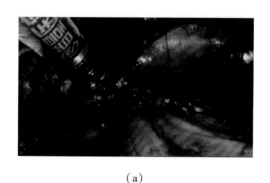 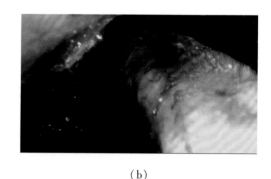

（a）　　　　　　　　　　　　　　　（b）

图 8-11　胸腔镜食管癌根治手术操作图

三、手术适应证

（1）早期食管癌。

（2）中期（Ⅱ）、中下段食管癌病变在 5cm 内，上段在 3cm 内，全身情况良好者。

（3）中期（Ⅲ）、病变在 5cm 以上，无明显远处转移，全身条件允许，可采用术前放化疗与手术综合疗法。

（4）放射治疗后复发，病变范围尚不大，无远处转移，全身情况良好者。

四、特殊仪器设备

（1）3D 腹腔镜系统（监视器、冷光源、摄像系统、30°3D 镜头）。

（2）电刀主机、气腹机。

（3）超声刀主机。

（4）体外加温仪。

（5）胸外科侧卧位体位垫。

五、特殊手术器械

胸腔镜食管癌根治手术特殊手术器械见图 8 - 12。

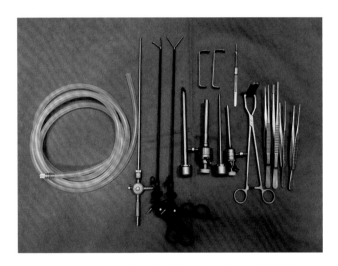

图 8 - 12　胸腔镜食管癌根治手术特殊手术器械

六、术前准备

（1）麻醉方式：气管内插管全身麻醉。

（2）手术体位：先左侧卧位，再平卧位。

（3）手术间布局：主刀医生先于患者腹侧操作，再站至患者右侧操作，摄像系统放置在头侧。

七、手术方法与配合技术

胸腔镜食管癌根治手术方法与配合技术见表 8 - 6。

表8-6　胸腔镜食管癌根治手术方法与配合技术

手术方法	配合技术
胸部手术配合：	
1. 安置左侧卧位	在外科医生的指导下，巡回护士协助完成左侧卧位的摆放
2. 消毒铺巾	使用一次性敷料，配合手术医生铺巾
3. 正确连接导线及管道	递3D镜头、电刀、电凝线、超声刀线、吸引器并连接固定
4. 切皮、进入胸腔	递23#刀片切皮，进入胸腔，用30°3D镜探查，递23#刀片，用电刀切第二个镜子孔，递胸科穿刺器
5. 游离食管及周围淋巴结和血管	递胸科纱块钳暴露食道，游离食管及食管旁周围淋巴结，递双关节直角钳穿过食管下方，递钳夹扁带悬吊食管，用合适型号的直线型切割吻合器配血管钉离断静脉，上段游离到胸膜顶，下段游离到膈肌
6. 冲洗胸腔检查出血情况	用蒸馏水冲洗胸腔，再次检查出血情况，放置24#心包引流管，2-0薇乔线固定，保持台上所有连接线、器械、耗材、30°镜头等处于无菌状态
腹部手术配合：	
1. 重新安置平卧位、消毒、铺巾	巡回护士、手术医生、麻醉医生完成平卧位的摆放
2. 切皮、暴露食管	将器械台上的导线继续连接好，递23#刀片切开颈部皮肤，暴露食管，把食管游离裸化出来，用大湿纱盖好
3. 转腹部、建立气腹	递11#刀片，建立穿刺器孔
4. 协助完成胃大部分切除术	递肠钳和超声刀游离胃大弯，结扎周围组织和血管，打开膈肌，关闭气腹
颈部及管形胃手术配合：	
1. 切除食管	用有齿直血管钳两把，夹住食管，将肿瘤端食管切除，近胃端食管用大圆针双0#慕斯线缝合一针，再用两根0#慕斯线与刚缝合那根线打结，把线延长
2. 管型胃切除	胃从腹腔取出，用蚊钳处理胃周围的血管和多余组织，用钳带线或者缝扎（3-0慕斯线），用合适型号的直线型切割吻合器，将胃大弯切除，做成一个管型胃，用薇乔线做切割处包埋，检查止血情况
3. 食管吻合	用双0#慕斯线和原有食管上的线打结，涂液状石蜡，将管型胃送进腹腔，从颈部拉刚连接好的线作为牵引，将食管拉至颈部吻合，剪开缝合线，用3-0慕斯线小针缝合下段食管四周，用蚊式钳固定；食管上段，用荷包线3-0缝合钳固定，用吻合器吻合两段食管，用闭合器夹闭残端
4. 术毕	冲洗创面、关闭腹部和颈部伤口、放置引流管、清点数目

八、护理评估

（1）健康史评估：了解患者心血管疾病史、糖尿病史、过敏史、传染病史等。术前重点了解患者是否有吸烟史。

（2）身体状况评估：了解患者生命体征、对手术的认知程度、心理支持情况。术前重点了解身高体型、患者的进食情况及营养状况。

（3）手术相关需求评估：术野皮肤的准备，手术仪器设备、专科操作器械的准备，侧卧相关用物的准备。

九、护理措施

1. 术前健康宣教

（1）告知患者麻醉方式及手术体位：气管内插管全身麻醉后摆置左侧卧位。

（2）告知患者麻醉前会听到仪器的声音，消除患者紧张心理。解释手术需要摆置左侧卧位及平卧位，需要脱除上衣，手术完毕会及时穿上。耐心解释取得患者理解配合，注意保护患者隐私与做好保暖措施。

（3）术前告知相关内容：

①告知如有佩戴隐形眼镜或装有义眼植入物的患者需要暂时取出。

②告知患者采取左侧卧位使用减压材料的措施，取得患者的理解配合。

③告知患者手术后有留置尿管、气管导管、引流管、胃管等管道，术后切勿自行拔除。

2. 手术体位安全管理

（1）侧卧位的安置方法：患者侧卧，两臂屈肘，下腿稍直，上腿弯曲，一手放于枕旁，一手放于胸前。在两膝之间、胸腹部、背部可放置软枕支撑患者，稳定卧位，使患者舒适。

（2）注意事项：

①操作前一定要告知患者摆放体位的目的和重要性。

②侧卧位时受压的皮肤部位，如耳廓、肩部、髋部、双膝两侧、足踝两侧等骨隆突处，需要做好压疮风险评估及护理。

③摆放双上肢时，避免肢体以及腋神经受压引起损伤。

④双上肢置于可调节的托手架上，外展<90°。

⑤侧卧位时肩与骨盆必须保持在同一平面上。

⑥床单如有潮湿，立即更换。

3. 管道安全管理

（1）管道留置：

①术前麻醉医生一般选择颈静脉置入深静脉通道1条。术前摆置手术体位和术毕翻身返回转运床时，巡回护士要做好输液管道的管理。

②全身麻醉后留置导尿管，手术完毕颈部及胸部都将各放置引流管 1 条，并且将放置胃管及十二指肠营养管各一条，巡回护士需做好管道二次固定及粘贴标识。

（2）注意事项：

①妥善固定各类管道。

②粘贴心电监护电极片的位置应随着体位的改变而改变。

③术中每 30min 检查各管道有无脱落或者移位，各管道是否保持通畅。

4．手术切口感染的预防

（1）抗生素的使用：

①术前 30min 遵医嘱使用预防性抗生素，预防手术切口感染。

②手术时长每超过 3h，需要追加抗生素的使用。

（2）术中加强无菌观念：

①手术单采用一次性无菌手术巾、手术衣，预防冲洗液打湿无菌巾而污染手术切口。

②术中更换体位时注意保护好镜头及超声刀线，如有污染或疑似污染，立即更换，台上器械应及时加盖中单或更换。

③切皮后要用无菌巾保护切口，避免感染；术后，在缝合切口之前，要彻底冲洗切口，清除坏死组织。

④为了减少污染的影响，应使用合适的缝线缝合切口。

5．术毕转运

（1）术毕转运的方法：

①采用轴线翻身法把患者转移至转运床。

②术毕由麻醉医生、外科医生和巡回护士一起将患者安全转运至恢复室。

（2）注意事项：

①巡回护士做好管道的护理与固定，给患者穿好上衣，做好约束措施，完善所有护理记录。

②巡回护士与恢复室护士做好交接工作，内容包括：术中输液量、出血量、术中生命体征、患者皮肤完整性情况及引流管等各个管道管理情况。

十、护理评价

（1）术前健康宣教有成效，患者情绪稳定，表示理解配合。

（2）手术物品准备齐全，手术间布局合理，手术进程顺利完成。

（3）术前及术毕体位管理安全，未见皮肤完整性受损、肢体神经损伤。

（4）患者生命体征平稳，未出现手术并发症。

参考文献

[1] RODEN A C, FANG W, SHEN Y, et al. Distribution of mediastinal lesions across multi-institutional, international, radiology databases [J]. Journal of Thoracic Oncology, 2020, 15 (4): 568 – 579.

[2] 郭莉. 手术室护理实践指南 (2020 版) [M]. 北京: 人民卫生出版社, 2020.

[3] 郭莉. 手术室护理实践指南 (2022 版) [M]. 北京: 人民卫生出版社, 2022.

[4] 龚琰龙, 潘朝阳, 曾进福, 等. 胸腔镜下不同入路手术治疗前纵隔肿瘤的效果及对术后恢复、并发症发生率的影响 [J]. 中国医学创新, 2023, 14: 42 – 46.

[5] 黄漫萍. 剑突下入路胸腔镜下前纵隔肿瘤切除术的手术配合 [J]. 实用临床护理学电子杂志, 2019, 4 (17): 147.

[6] 张煜, 唐兴, 马海涛, 等. 荧光染色技术在胸腔镜肺段切除术中的价值 [J]. 山东大学学报 (医学版), 2020, 58 (12): 38 – 42.

[7] 丁洪瑞, 钱晨, 喻竹, 等. 机器人与胸腔镜在吲哚菁绿荧光显影下肺段切除手术中的护理配合 [J]. 机器人外科学杂志 (中英文), 2022, 3 (4): 319 – 324.

[8] 陈娟丽, 胡玉琴, 周燕, 等. 基于加速康复外科理念的围麻醉期体位护理模式在胸腔镜手术患者中的应用 [J]. 中华现代护理杂志, 2020, 26 (35): 4977 – 4980.

[9] 陈罡, 徐文青, 刘秋丽, 等. 苏醒室胸腔镜手术患者低体温风险预测模型的建立及应用 [J]. 护理研究, 2022, 36 (12): 2151 – 2154.

[10] 王丽娜, 秦晓欣, 孟斐. 五位一体护理模式在肺癌胸腔镜手术患者中的应用 [J]. 齐鲁护理杂志, 2023, 29 (2): 151 – 153.

[11] FERLAY J, LAM F, COLOMBET M, et al. Global cancer observatory: cancer today [EB/OL]. [2022 – 05 – 10]. http://gco.iarc.fr/today.

[12] ZHENG R S, ZHANG S W, ZENG H M, et al. Cancer incidence and mortality in China, 2016 [J]. Journal of the National Cancer Center, 2022, 2 (1): 1 – 9.

[13] 郝捷, 陈万青, 李兆申, 等. 中国食管癌筛查与早诊早治指南 [J]. 中华肿瘤杂志, 2022, 44 (6): 491 – 522.

第九章 心脏外科手术护理常规

第一节 概述

一、概述

胸腔镜心脏外科手术是传统心脏外科技术和胸腔镜外科技术的结合，其主要特点是采用胸腔镜全部或部分暴露心脏手术术野，意义在于保障手术安全及手术效果，减小手术入路牵拉和创伤，手术后疤痕小，恢复快，可满足手术患者美观要求和减轻患者心理负担。

二、手术方式

胸腔镜心脏外科手术采用全胸腔镜技术，所有操作均在胸腔镜视野下进行，可提供更大、更清晰的视野，探及心脏里面更深层次的结构，扩大手术适应证；同时，使操作范围更确切，避免了周围组织损伤，提升了手术质量。随着越来越多的心脏外科医生掌握了这项技术，全胸腔镜心脏外科手术数量和种类大幅提高。目前胸腔镜技术已逐渐应用于心脏瓣膜手术、先心病手术、冠心病手术、心脏肿瘤手术、射频消融手术等。

手术禁忌证：除了同传统开胸手术禁忌证外，此外还有：①体外循环心内直视手术体重小于15kg和过度肥胖者；②严重胸廓畸形如漏斗胸，心脏完全位于左侧胸腔内，无法提供最佳的术野显露者；③入路胸腔严重粘连者；④有严重血管病变，包括腹主动脉、髂动脉或股动脉疾病，或有严重的主动脉粥样硬化、升主动脉内径大于40mm，主动脉缩窄、动脉导管钙化者；⑤纽约心脏学会（NYHA）心功能分级Ⅳ级、有低心排血量综合征及并发肝、肾功能不全者，近期有神经系统征象如栓塞史者；⑥先天性分流性心脏病合并严重肺动脉高压出现双向分流或发绀者，或合并其他严重心内畸形者；⑦房颤合并心包炎、冠心病、左房血栓者，为非体外循环腔镜下消融术禁忌证。

三、护理评估

1. 健康史评估

了解患者既往病史如高血压、糖尿病、风湿热等，既往用药情况及药物过敏史，特别要了解清楚患者是否正在服用影响凝血功能的药物，如氯吡格雷、华法林及阿司匹林等。评估患者体内是否有植入物：瓣膜/环、冠脉支架、起搏器等，评估合并疾病如肺动脉高压，其他先天畸形等情况，了解手术史（胸部手术）、传染病史、吸烟史和家族史。

2. 身心状况评估

（1）患者生命体征、疼痛、意识状态、营养状态、皮肤和黏膜等情况。

（2）心功能分级、肺功能情况等。

（3）生活自理能力、静脉血栓栓塞（VTE）、跌倒、压疮等风险。

（4）四肢活动功能及术野皮肤准备情况（胸前、会阴部及双侧腹股沟）。

（5）生活习惯、嗜好、睡眠及情绪等。

（6）文化程度及对疾病知识的认知度与配合度、治疗过程、用药管理，睡眠、胃纳、二便情况。

（7）心理精神状态及家庭社会支持情况等。

3. 手术相关需求评估

（1）查看手术部位（胸前、会阴部及双侧腹股沟）皮肤准备、术前用药、胃肠道准备、过敏史、X光片、MRI/CT片、手术知情同意书、麻醉知情同意书、输血知情同意书、手术部位感染风险评估表、药物过敏试验结果、术晨体温以及配血情况。

（2）手术仪器设备、专科操作器械的准备，侧卧位相关用物的准备。

四、护理措施

1. 术前健康宣教

（1）告知手术患者麻醉方式及手术体位：向患者或家属适度讲解与手术相关的知识、进入手术室的流程、可能见到的场景、家属等候室位置、有需求找谁求助等，建立友好和谐的护患关系，缓解紧张情绪。

（2）告知手术患者麻醉前会听到各种仪器的声音，消除其紧张心理。讲解手术需要采取的体位，耐心讲解取得患者理解配合，注意保护患者隐私与做好保暖措施。

（3）询问患者是否有首饰、松动牙齿/假牙、隐形眼镜、助听器、义肢、金属植入物、内置永久起搏器等。

（4）告知患者摆置体位时会使用预防压力性损伤相关材料，取得患者的理解配合。

（5）告知患者手术后会留置气管导管、动静脉置管、尿管、引流管等管道，切勿自行拔除。

2. 手术体位管理

（1）右前外侧卧位。

适用于胸腔镜下主动脉瓣置换、二尖瓣及三尖瓣置换/成形手术、房间隔缺损/室间隔缺损修补手术、心脏黏液瘤摘除手术、扩大室间隔心肌切除手术等。患者取平卧位，头部垫头圈，肩背部垫长型胸垫使胸部抬高；右侧躯干下沿身体长轴设长型凝胶垫，使身体向左侧倾30°、右上肢屈肘抬高约90°呈功能位，固定在托手板或麻醉头架上；或将右侧上肢呈功能位垂放床沿，略低于身体10cm，对侧上肢与身体平行放置于床沿。尽量暴露手术切口，取右前外侧胸部切口、第三或第四肋间进胸。

（2）左前外侧卧位。

适用于胸腔镜辅助冠状动脉旁路移植手术。患者取平卧位，头部垫头圈，肩背部垫长型胸垫使胸部抬高；左侧躯干下放置纵向胸垫使身体向左侧倾30°、左上肢屈肘抬高约90°，固定在托手板或麻醉头架上，或者将左侧上肢呈功能位垂放床沿，略低于身体10cm，对侧上肢与身体平行放置于床沿。尽量暴露手术切口，取左前外侧胸部切口、第三或第四肋间进胸。

（3）仰卧位。

适用于胸腔镜下射频消融手术。提前把两个1 000mL充气气囊用治疗巾包好，并列纵向放在手术床合适位置，置于胸垫上方，患者平卧后调整气囊位于患者肩胛下方。患者全身麻醉后取仰卧位，双上臂外展，双手摆放于双侧，手肘跑步姿势屈曲向后用布巾包裹，以露出腋后线为宜，枕部垫头圈。

五、护理常规

1. 经外周血管建立体外循环

（1）经右侧颈内静脉行上腔插管。

经右侧颈内静脉插入上腔静脉管，用角针10#丝线缝合插管处皮肤，套缩带管固定，夹管钳阻断导（插）管连接循环管道备用。

（2）经股动/静脉行下腔静脉和股动脉插管。

①在（右侧）腹股沟韧带和腹股沟皱褶之间2cm处切开皮肤、皮下组织，乳突牵开器暴露术野。

②蚊式钳、小直角钳游离股动脉、股静脉，必要时用10#丝线牵引过带。

③缝制荷包线：5-0聚丙烯线2根，在股动脉缝制双荷包线，套缩带管；5-0聚丙烯线在股静脉缝制荷包线，套缩带管。

④股静脉插管：18G穿刺针向心性刺入股静脉，送入长导丝，导管鞘扩大穿刺口，尖刀扩大皮肤切口，插入下腔静脉管至右心房，收紧荷包线，与静脉管路连接，由于需要经常调整管路位置，因此不缝合固定下腔管。

⑤股动脉插管：以与股静脉插管同样方法置入股动脉管，收紧荷包线，用角针10#丝线缝扎固定于切口皮肤，连接动脉管路，开始体外转流。

2. 连接胸腔镜光纤和摄像电缆

调节白平衡，目镜前端用60℃热生理盐水浸泡5min做防雾处理，同时备碘伏纱布（2D腔镜）或盐水纱布（3D腔镜）擦拭目镜。

六、手术器械管理

1. 特殊手术器械组成

（1）胸腔镜手术附加器械包（见图9-1）。

最常用于胸腔镜下体外循环手术，此手术附加器械包使用方法简述如下：

①乳突牵开器、笔式持针器、血管剪、过线钩用于经股动、静脉行下腔静脉和股动脉插管建立体外循环。

②主动脉阻断钳用于阻断升主动脉。

③直角钳、吸引头、过线器、手术刀柄（长）、神经拉钩、组织剪（直、弯）用于辅助手术操作。

④抓钳、微创医用镊用于固定、牵引组织。

⑤显微剪（直剪、弯剪、角度剪）用于修剪组织。

⑥显微持针器（直、弯）用于缝合组织和血管。

⑦微创推结器用于手术缝线打结。

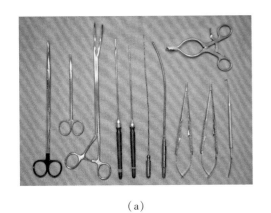
（a）
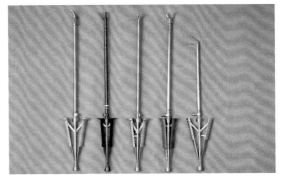
（b）

图9-1　胸腔镜手术附加器械包

（2）左心房拉钩附加器械包（见图9-2）。

最常用于胸腔镜下体外循环手术中涉及左心房的手术操作，此手术附加器械包组成简述如下：牵开器固定架、牵开器密封鞘、螺纹穿刺针、腱索拉钩、牵开器叶片、长柄叶片夹持器。

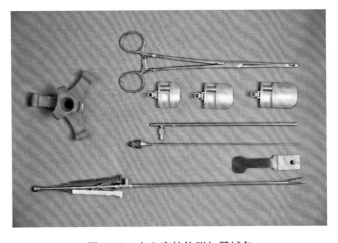

图9-2　左心房拉钩附加器械包

（3）微创射频消融手术附加器械包（见图9－3）。

最常用于胸腔镜下微创射频消融手术，此手术附加器械包组成简述如下：穿刺器（穿刺套管、针芯）、组织剪（直）、组织剪（弯）、吸引头（侧孔）、吸引头（磨砂）、过线钩、微创推结器、微创镊、微型剪（直剪）、微创针持。

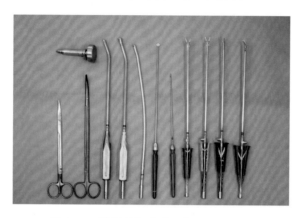

图9－3 微创射频消融手术附加器械包

（4）微创冠状动脉旁路移植手术附加器械包（见图9－4）。

最常用于胸腔镜辅助微创小切口冠状动脉搭桥手术，此手术附加器械包组成简述如下：抓钳、微型剪（角度剪）、微创针持、微创钛夹钳、血管夹夹持钳。

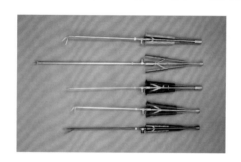

图9－4 微创冠状动脉旁路移植手术附加器械包

2. 特殊手术器械管理

由于胸腔镜特殊手术器械价格昂贵、种类多样，为了降低耗损率、延长使用寿命，须采用细节专科化管理。

（1）设立专人管理。

科室安排一名护理组长管理胸腔镜精密器械，对器械管理人员进行培训，熟悉器械的构造以及性能；采用手术室胸腔镜器械管理登记簿，记录器械的厂家、名称及使用情况等，做好器械管理。

（2）制作器械明细卡。

由手术室护士根据主刀医生的操作习惯制作器械种类明细卡，放在胸腔镜器械存放处，便于护士在准备器械时一目了然，提供参考。

（3）加强清点管理。

手术室设置清点卡，每日对胸腔镜精密手术器械做好清点登记；术前 1 天根据手术医师以及手术通知单进行配备，当台器械护士进行核对与清点；手术室交接班时双人清点核对器械数量，并检查性能。

（4）加强术中使用管理。

胸腔镜特殊手术器械细长，主刀医生视野集中于腔镜监视器，在传递器械时应将器械握持部分直接置于主刀医生手上，提高器械传递效率，使用后及时收回并擦拭干净、妥善放置；根据具体手术操作部位，提供相应精密器械，降低其耗损率。

第二节　胸腔镜射频消融手术护理常规

一、概述

按照现有国内外指南，通常推荐药物治疗和导管消融治疗无效的心房颤动患者接受外科射频消融术治疗；推荐长程持续性房颤患者接受外科射频消融术治疗。心脏外科射频消融术的目的是快速造成局部心房壁的全层破坏，形成瘢痕组织，以阻断心房颤动的折返径路。采用双向电极发送射频能量，可保证全层组织消融。医用组织消融频率为 350～700kHz，要求温度达到 55℃～58℃。

随着新型消融器械、能量以及胸腔镜技术的发展，全腔镜改良 Mini-maze 术（外科微创射频消融术）已被证实为治疗孤立性长程持续性房颤的有效式式，其特点为经肋间小切口，在非体外循环下进行手术，具有创伤小、手术治疗效果好、术后恢复快等优点。

二、手术操作图

胸腔镜射频消融手术操作图见图 9－5。

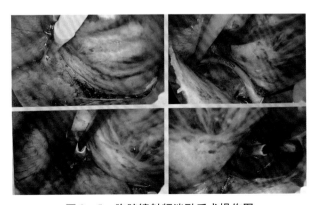

图 9－5　胸腔镜射频消融手术操作图

三、手术适应证

（1）有症状的孤立性房颤。

（2）有症状的持续性或阵发性房颤，虽有器质性心脏病但无须外科矫治且药物转律效果差或不耐受。

（3）心内导管消融失败或复发的各型房颤。

（4）存在华法林禁忌或正规抗凝仍发生卒中的患者。

四、特殊仪器设备

胸腔镜设备、射频消融设备、B超机、经食管超声心动图探头、除颤仪、血液回收机、CO_2吹气装置。

五、特殊手术器械

胸腔镜射频消融手术特殊手术器械见图9-6。

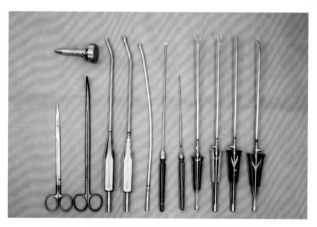

图9-6　胸腔镜射频消融手术特殊手术器械

六、术前准备

（1）麻醉方式：静脉吸入复合麻醉。

（2）手术体位：仰卧位。

七、手术方法与配合技术

胸腔镜射频消融手术方法与配合技术见表9-1。

表 9 – 1　胸腔镜射频消融手术方法与配合技术

手术方法	配合技术
1. 放置临时起搏器	配合麻醉医生经患者右侧颈内静脉放置心内膜临时起搏导线以备用
2. 放置一次性胸外 AED 除颤电极片	在摆放体位前，于患者右锁骨下和左肩胛下正对心尖位置放置一次性胸外 AED 除颤电极片（避免遮挡手术切口及正中开胸切口）
3. 安置手术体位	显露胸前及侧胸术野，确定腋前线、腋中线、腋后线
4. 先进行右侧射频消融	胸腔镜设备置于患者左侧，将右侧加压充气袋气囊充气，抬高右胸 20° ~ 30° 经腋前线第 4 肋间做 25 ~ 30mm 切口为主操作孔，递软组织牵开器撑开，经右侧腋中线第 4 肋间做 10mm 切口为腔镜孔，置入胸腔镜 胸腔镜下确定膈神经（必要时用 4 – 0 聚丙烯线带毛毡垫片提吊膈肌），递大直角钳套 14#橡胶尿管分离心包，平行膈神经前方 2cm 处用电刀笔切开心包，用 2 – 0 涤纶线提吊心包，暴露右心房和肺静脉
5. 钝性分离肺静脉，隔离右肺静脉	递电刀笔烧灼房间沟表面附近的脂肪垫，递微创吸引头钝性游离斜窦和横窦，经主操作孔置入带灯导航—软组织剥离器，先后经过斜窦、右下肺静脉后方、右上肺静脉后方、横窦，过导航后导入微创双极射频消融钳，钳夹、消融隔离右肺静脉 6 次，退出消融钳，并用双极射频消融笔感知右肺静脉电位，完成右侧肺静脉隔离 用双极射频消融笔消融左房顶线（右上肺静脉上缘—左上肺静脉上缘间的连线）、左房底线（右下肺静脉下缘—左下肺静脉下缘间的连线）、冠状窦以及上下腔静脉间连线，完成右侧射频消融
6. 止血、关闭手术切口	检查切口和过带无出血，经胸腔镜胸壁肋间切口放置引流管，逐层止血关胸，清点纱布、缝针及杂项物品，关闭手术切口
7. 放空右侧气囊	将右侧加压充气袋气囊放空，使右侧胸部复原
8. 完成右侧消融后，进行左侧射频消融	将胸腔镜设备转移至患者右侧，重新连接好摄像导线和光纤。主刀医生和助手转移至患者左侧，维持器械设备不被污染。将左侧加压充气袋气囊充气，抬高左胸 20° ~ 30° 经左侧腋前线第 4 肋间做 25 ~ 30mm 切口为主操作孔，递软组织牵开器撑开，经左侧腋中线第 3 肋间做 10mm 切口为腔镜孔，置入胸腔镜 胸腔镜下确定膈神经（必要时用 4 – 0 聚丙烯线带毛毡垫片提吊膈肌），递大直角钳套 14#橡胶尿管分离心包，平行膈神经后方 2cm 处用电刀笔切开心包，用 2 – 0 涤纶线提吊心包，暴露左心房、左心耳和左肺静脉

（续上表）

手术方法	配合技术
9. 切除左心耳	经主操作孔置入切割闭合器切除左心耳，递微创钛夹钳夹，300/400#钛夹钳夹残余部分左心耳 递电刀笔灼烧、切开马氏韧带，随后经主操作孔置入带灯导航—软组织剥离器，经左下肺静脉后方、左上肺静脉后方、横窦，过导航后导入微创双极射频消融钳，钳夹、消融隔离右肺静脉6次，用双极射频消融笔感知左肺静脉电位，退出消融钳，完成左侧肺静脉隔离。再用双极射频消融笔完善消融左房顶线、左房底线形成盒式消融，并完成二尖瓣峡部及左上肺静脉—左心耳残端连线的消融，完成左侧射频消融
10. 止血、关闭手术切口	检查切口和过带无出血，经胸腔镜胸壁肋间切口放置引流管，逐层止血关胸，清点纱布、缝针及杂项物品，关闭手术切口
11. 放空左侧气囊	将左侧加压充气袋气囊放空，使左侧胸部复原
12. 术毕复律	术毕未复律者（仍为房颤心律）可遵医嘱行药物复律或使用一次性胸外AED除颤电极片实施同步电击复律（推荐双向波，能量选择120～200J，如果初次电击失败，逐步增加能量），恢复患者窦性心律

八、护理评估

（1）评估患者生命体征、术前常规检查是否完善：如血常规、尿常规、凝血功能、甲状腺功能、24小时动态心电图、经胸超声心动图等。

（2）评估患者有无血栓、出血疾病等射频消融手术禁忌证。术前三天停止使用华法林和抗心律失常药物。

（3）手术相关需求评估：术野皮肤的准备，手术仪器设备、专科操作器械的准备，右手悬吊体位相关用物的准备。

九、护理措施

（1）确认患者完成所有必要的检查，如甲状腺功能、心脏超声、动态心电图、凝血功能。

（2）胸腔镜射频消融手术要求左侧卧位和右侧卧位两步完成。器械护士应特别注意保持腔镜设备及微创专用器械保持无菌，与普通器械分开放置，关胸后使用过的普通器械不再放于无菌操作台上。

（3）该手术在完成左、右侧切口操作后，器械护士均须与巡回护士共同清点纱布、器械、缝针等，确保无误。

（4）确保临时起搏器系统准备就绪。

（5）手术中密切观察患者病情及心律、心率变化，提前连接好除颤设备备用，一旦患者出现大出血或者心脏停搏等紧急情况，手术室护士迅速配合手术医生、麻醉医生及体外循环灌注师紧急建立体外循环。

（6）术后指导患者制动及卧床休息，预防并发症。

（7）术前备好射频消融耗材，确保消融主机处于备用状态。

十、护理评价

（1）术前健康宣教有成效，手术患者情绪稳定，表示理解配合。

（2）手术物品准备齐全，手术间布局合理，手术进程顺利完成。

（3）术前及术毕体位管理安全，未发生心律不齐，未见皮肤完整性损伤、肢体神经损伤。

（4）患者生命体征平稳，未出现手术并发症。

第三节　胸腔镜心脏黏液瘤摘除手术护理常规

一、概述

心脏肿瘤可分为原发性肿瘤和转移性肿瘤两大类。在原发性心脏肿瘤中，良性肿瘤占多数，主要为心脏黏液瘤；恶性心脏肿瘤中则以肉瘤多见。全身恶性肿瘤转移可侵犯心内膜或心肌等结构，导致继发性心脏肿瘤的发生。

心脏黏液瘤最常见的生长部位为左心房，即左心房黏液瘤，其次为右心房，而心室黏液瘤较罕见。多数左心房黏液瘤通过一个粗而短的瘤蒂附着于房间隔左心房面的卵圆窝缘，少数则附着于左心房后壁或二尖瓣瓣叶等结构，并随心脏舒缩而活动。附着于房间隔以外区域的黏液瘤，其基底常较宽而无瘤蒂。大部分双房黏液瘤为两个瘤蒂附着于房间隔同一区域的相应两侧，呈哑铃形或蝴蝶形。黏液瘤大小差异较大，大的左心房黏液瘤直径可超过10cm，小的不足2cm，一般直径为4~6cm，大体观察呈黏液胶冻样，棕黄色或黄红夹杂，往往为分叶状或葡萄串珠状，表面可黏附血栓，瘤体本身质软而脆，易于脱落引起动脉栓塞。应用全胸腔镜心脏黏液瘤摘除手术，可在减少手术创伤的同时，更加充分暴露术野，利于完整摘除黏液瘤。

二、手术操作图

胸腔镜心脏黏液瘤摘除手术操作图见图9-7。

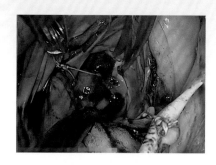

图 9-7　胸腔镜心脏黏液瘤摘除手术操作图

三、手术适应证

适用于左心房黏液瘤或右心房黏液瘤。

四、特殊仪器设备

胸腔镜设备、B超机、经食管超声心动图探头、除颤仪、CO_2吹气装置等。

五、特殊手术器械

胸腔镜心脏黏液瘤摘除手术特殊手术器械见图 9-8。

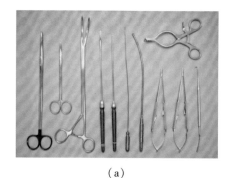

（a）

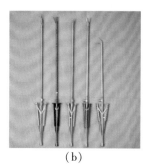

（b）

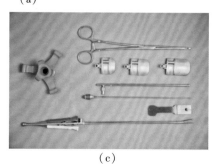

（c）

图 9-8　胸腔镜心脏黏液瘤摘除手术特殊手术器械

六、术前准备

（1）麻醉方式：静脉吸入复合麻醉，双腔或单腔气管内插管。
（2）手术体位：30°左侧卧位。

七、手术方法与配合技术

胸腔镜心脏黏液瘤摘除手术方法与配合技术见表 9 - 2。

表 9 - 2　胸腔镜心脏黏液瘤摘除手术方法与配合技术

手术方法	配合技术
1. 全身麻醉	备双腔气管插管，便于术中控制右肺呼吸
2. 经皮穿刺右颈内静脉行上腔静脉插管	协助麻醉医生行中心静脉穿刺时一并完成经颈内静脉行上腔静脉插管
3. 安置30°左侧卧位	患者取仰卧位，右侧躯干抬高30°，悬吊右臂或右臂后伸暴露右侧胸
4. 消毒皮肤、铺巾	消毒范围：上至下颌、颈肩及上臂，下至大腿上 2/3，包括会阴部，左右至对侧腋中线和术侧腋后线 按照正中开胸手术铺巾外，加上腹股沟切口铺巾：覆盖会阴部，铺巾呈三角形暴露双侧腹股沟切口
5. 连接胸腔镜光纤和目镜	选择 10mm 30°目镜，将目镜前端置于 60℃生理盐水盅内浸泡加热 5min
6. 在右侧腹股沟韧带和腹股沟皱褶之间做 2cm 切口，游离股动脉/股静脉，行股动、股静脉插管	递圆刀、纱布，切开皮肤、皮下，递乳突牵开器暴露术野，递电刀、血管镊及蚊式钳，游离股动脉、股静脉 递精细镊、笔式针持夹 5 - 0 聚丙烯缝线（13mm 针），在股动脉缝制双荷包线，股静脉缝单荷包线，分别套阻断管备用 递 18G 穿刺针，向心性刺入股静脉 递 150cm 长导丝，经穿刺针进入股静脉、插入导丝约 70cm 深，退出穿刺针 递导管鞘，沿导丝送至穿刺口，扩张穿刺口，退出导管鞘 递股静脉插管，沿导丝送至穿刺口，递尖刀扩大皮肤切口，继续将股静脉插管送至右心房位置，协助用手捏住股静脉插管尾端，防止管芯与管鞘分离 拔出管芯和长导丝并用导丝管收纳导丝 递夹管钳夹住静脉插管，收紧荷包线阻断带；连接静脉管与体外循环管路，递组织钳固定插管于主单 用同样方法行股动脉穿刺，插入股动脉插管并与体外循环管路连接；收紧双荷包线阻断带；递角针 10# 丝线缝扎固定动脉管

（续上表）

手术方法	配合技术
7. 建立胸壁双孔切口	递圆刀切皮，递电刀笔在右侧胸壁建立双孔切口，主操作孔：在右侧第4肋间腋前线至锁骨中线间切开4～5cm切口，递电刀笔游离皮下组织进入胸腔，置入软组织牵开器；辅助孔：在右侧第4肋间腋中线偏内切开约1.2cm切口
8. 开始体外转流，切开心包并提吊	更换长电刀笔和微创器械，递微创镊、长柄尖刀于平行右侧膈神经做心包切口，自下腔静脉根部到升主动脉。递2-0涤纶线缝6～8针提吊心包，线尾留在切口外用小弯钳固定在切口巾上
9. 插主动脉灌注针并阻断升主动脉	递长电刀笔游离心包横窦、斜窦。递直角钳带10#丝线行上腔静脉套带并阻断，下腔静脉套丝线备用，暂不阻断 递3-0聚丙烯线加毡垫片缝制主动脉灌注荷包线，套缩带管，经主操作孔插入加长的灌注针，缩带固定，缩带管与灌注针均从主操作孔穿出，连接灌注管路，固定在切口巾上 经主辅助孔送入特制阻断钳，在灌注针上方夹闭升主动脉，开始灌注心脏停搏液，心脏停搏
10. 安置自动左房牵开器	递尖刀、电刀笔，于第3或第4肋间胸骨旁穿刺置入左心房金属牵开器密封鞘
11. 游离房间沟，切开左心房，放置自动左房牵开器叶片，探查黏液瘤	递长柄尖刀平行房间沟做左心房纵切口（若瘤体较大，可向上至左房顶方向延伸，向下至右下肺静脉与下腔静脉间水平）。用数条2-0涤纶线提吊左心房，递微创剪刀分别向两端剪开并悬吊左房，充分暴露黏液瘤和房间隔等心内结构
12. 缝置黏液瘤牵引线	于黏液瘤附着处房间隔与瘤体或蒂部，递微创针持夹持2-0涤纶线缝置牵引线，向下外牵拉后可暴露瘤基部附着处
13. 摘除黏液瘤	递微创剪刀围绕瘤蒂附着部向四周修剪，将该处心内膜组织及完整的肿瘤一并摘除。将黏液瘤钳夹出心腔，置于病理标本袋后取出，立即检查黏液瘤是否完整
14. 探查与纠正其余心内结构异常	递注水器用大量生理盐水冲洗心腔，吸出组织碎屑，避免肿瘤残余组织残留于体内 探查房间隔、房室瓣、卵圆孔等心内结构，必要时予以矫治
15. 取出左房牵开器叶片，缝合左心房切口	旋松左房牵开器阀门，递长柄夹持器取出牵开器叶片。用两条3-0或4-0聚丙烯线双层连续缝合左心房，缝合至右上肺静脉时，经左房切口—瓣膜开口将左心引流管置入左心室，切口缝合线荷包套尿管固定
16. 开放升主动脉，心脏复跳，后续步骤同胸腔镜房间隔缺损修补手术	开放主动脉，缓慢撤除主动脉阻断钳，恢复心脏血流。后续步骤见胸腔镜房间隔缺损修补手术

八、护理评估

（1）健康史评估：了解患者既往病史、过敏史、手术史、心理状况等。

（2）身心状况评估：观察患者有无端坐呼吸、下肢水肿，是否存在血流梗阻、栓塞、心律失常，特别关注心脏听诊，以识别心脏杂音，评估黏液瘤的位置、大小、性质对周围组织的影响。

（3）手术相关需求评估：患者及家属对手术的认知程度，制订个体化手术护理计划。

九、护理措施

（1）术前全面评估患者的心脏功能、既往病史、药物使用情况，完成必要的实验室检查，如血常规、凝血功能、心电图等。

（2）在摆放腔镜体位期间实时监测患者病情变化，特别是瞳孔变化，预防因体位改变导致黏液瘤碎屑脱落进入动脉，引起脑部出血或栓塞。

（3）根据左心房肿物位置，可行左心房或右心房切口，根据肿物根蒂部对房间隔的影响，可行外科生物补片修复或直接缝合房间隔。

（4）随时准备应对可能出现的紧急情况，如心律失常、出血等，确保急救设备药物可使用。

（5）正确留置病理标本。

十、护理评价

（1）术前健康宣教有成效，手术患者情绪稳定，表示理解配合。

（2）手术物品准备齐全，手术间布局合理，手术进程顺利完成。

（3）术前及术毕体位管理安全，未见皮肤完整性损伤、肢体神经、意识神经损伤。

（4）患者生命体征平稳，未出现心律失常、大出血并发症。

第四节　胸腔镜房间隔缺损修补手术护理常规

一、概述

房间隔缺损指由于原始心房间隔的发育、融合、吸收异常，导致房间隔上的异常孔状缺损，左、右心房之间的血流可经该缺损流通，为常见的左向右分流型先天性心脏病。

房间隔缺损的大小和发生位置不定，可分为继发孔型房间隔缺损和原发孔型房间隔缺损。

继发孔型房间隔缺损根据部位分为四种类型：①中央型，又称卵圆孔型，缺损位于房间隔中部，相当于卵圆窝部位，是最常见的类型；②下腔型，缺损位于房间隔的后下方，缺损下方没有完整的房间隔边缘，而是与下腔静脉入口相连通，左心房后壁构成缺损的后缘；③上腔型，又称静脉窦型，位于房间隔后上方，缺损与上腔静脉入口处无明显界限；④混合型，即兼有上述两种类型的巨大房间隔缺损。

胸腔镜房间隔缺损修补手术作为一项相对简单的全胸腔镜心脏手术，目前在临床较为普遍应用。因其所有操作均在胸腔镜视野下进行，可提供更大、更清晰的视野，探及心脏内更深层次的结构，扩大手术适应证；也使操作范围更确切，避免周围组织损伤，优化了手术质量。

二、手术操作图

胸腔镜房间隔缺损修补手术操作图见图 9 – 9。

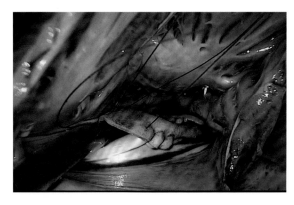

图 9 – 9　胸腔镜房间隔缺损修补手术操作图

三、手术适应证

（1）临床明确诊断为房间隔缺损，需手术治疗。
（2）患者年龄 ≥5 岁，体重 ≥20kg。

四、特殊仪器设备

胸腔镜设备、B 超机、经食管超声心动图探头、除颤仪、CO_2 吹气装置等。

五、特殊手术器械

胸腔镜房间隔缺损修补手术特殊手术器械见图9－10。

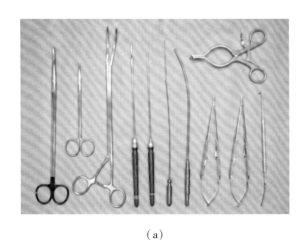 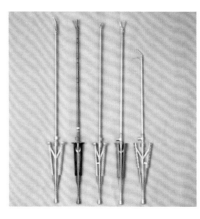

（a）　　　　　　　　　　　　（b）

图9－10　胸腔镜房间隔缺损修补手术特殊手术器械

六、术前准备

（1）麻醉方式：静吸复合麻醉。成人采用双腔或单腔气管内插管，小儿采用单腔气管内插管，胸腔内操作时进行单肺通气。

（2）手术体位：30°左侧卧位。

七、手术方法与配合技术

胸腔镜房间隔缺损修补手术方法与配合技术见表9－3。

表9－3　胸腔镜房间隔缺损修补手术方法与配合技术

手术方法	配合技术
1. 全身麻醉	备双腔气管插管，便于术中控制右肺呼吸
2. 经皮穿刺右颈内静脉行上腔静脉插管	协助麻醉医生行中心静脉穿刺时一并完成经颈内静脉行上腔静脉插管
3. 安置30°左侧卧位	患者取仰卧位，右侧躯干抬高30°，悬吊右臂或右臂后伸，暴露右侧胸
4. 消毒皮肤、铺巾	消毒范围：上至下颌、颈肩及上臂，下至大腿上2/3，包括会阴部，左右至对侧腋中线和术侧腋后线 按照正中开胸手术铺巾外，加上腹股沟切口铺巾：覆盖会阴部，铺巾呈三角形暴露双侧腹股沟切口

（续上表）

手术方法	配合技术
5. 连接胸腔镜光纤和目镜	根据患者年龄、体重，酌情选择5mm或10mm 30°目镜，将目镜前端置于60℃生理盐水盅内浸泡加热5min
6. 在右侧腹股沟韧带和腹股沟皱褶之间做2cm切口，游离股动脉/股静脉，行股动、股静脉插管	递圆刀、纱布，切开皮肤、皮下，递乳突牵开器暴露术野，递电刀、血管镊及蚊式钳，游离股动脉、股静脉 递精细镊、笔式针持夹5-0聚丙烯缝线（13mm针），在股动脉缝制双荷包线，股静脉缝单荷包线，分别套阻断管备用 递18G穿刺针，向心性刺入股静脉 递150cm长导丝，经穿刺针进入股静脉、插入导丝约70cm深，退出穿刺针 递导管鞘，沿导丝送至穿刺口、扩张穿刺口、退出导管鞘 递股静脉插管，沿导丝送至穿刺口，递尖刀扩大皮肤切口，继续将股静脉插管送至右心房位置，协助用手捏住股静脉插管尾端，防止管芯与管鞘分离 拔出管芯和长导丝，并用导丝管收纳导丝 递夹管钳夹住静脉插管，收紧荷包线阻断带；连接静脉管与体外循环管路，递组织钳固定插管于主单 用同样方法行股动脉穿刺，插入股动脉插管并与体外循环管路连接；收紧双荷包线阻断带；递角针10#丝线缝扎固定动脉管
7. 建立胸壁三个操作孔	递圆刀切皮，递电刀笔在胸壁建立三个操作孔：主操作孔：在右侧第4肋间腋前线至锁骨中线间切开约3.5cm切口，递电刀笔游离皮下组织进入胸腔，置入软组织牵开器；胸腔镜孔：在右侧第4肋间腋中线处切开约1.2cm切口，置入软组织牵开器，送入胸腔镜目镜；辅助孔：在右侧第5肋间腋中线处切开1cm切口，置入软组织牵开器
8. 开始体外转流，切开心包并提吊	更换长电刀笔和微创器械，递微创镊、长柄尖刀于平行右侧膈神经做心包切口，自下腔静脉根部到升主动脉。递2-0/3-0涤纶线缝6~8针提吊心包，线尾留在切口外用小弯钳固定在切口巾上
9. 插主动脉灌注针并阻断升主动脉	递长电刀笔游离心包横窦、斜窦。递直角钳带10#丝线行上腔静脉套带并阻断，下腔静脉套丝线备用，暂不阻断 递3-0聚丙烯线加毡垫片缝制主动脉灌注荷包线，套缩带管，经主操作孔插入加长的灌注针、缩带固定，缩带管与灌注针从主操作孔穿出，连接灌注管路，固定在切口巾上 经辅助孔送入特制阻断钳，在灌注针上方夹闭升主动脉，开始灌注心脏停搏液，心脏停搏

（续上表）

手术方法	配合技术
10. 纵行切开右心房	递长柄尖刀、微创剪刀切开右心房，用数条 2 - 0/3 - 0 涤纶线提吊右心房，可充分暴露房间隔、三尖瓣、冠状静脉窦等心内结构 经房间隔缺损，将左心引流管放置于左心房内 探查房间隔缺损大小及肺静脉开口位置，递注水器（外加约 15cm 长 20# 胸管）通过注水实验探查三尖瓣
11. 修补房间隔缺损	用 5 - 0 聚丙烯缝线直接连续缝合闭合缺损，或采用外科生物补片的方法修补缺损，递组织剪修剪外科生物补片，将修剪好的外科生物补片固定于主切口附近，递 4 - 0 或 5 - 0 聚丙烯线在胸腔镜视野下连续缝合，完成修补
12. 左心排气	在缝合最后 3～5 针时，拔出左心引流管，用扁桃钳撑开一个小孔，膨肺排气后打结。递吸引器吸血，再次膨肺检查是否有残余分流
13. 开放升主动脉，心脏复跳	经主动脉根部灌注针倒抽排气，缓慢撤除主动脉阻断钳，恢复心脏血流
14. 缝闭右心房切口	将左心引流管置于心包斜窦（即下腔静脉套带）处，吸引右心房回血。用 5 - 0 聚丙烯线自上而下、双层连续缝合右心房切口并开放上腔静脉
15. 经食管超声评估手术效果	经食道超声验证手术效果，根据病情决定是否放置临时起搏导线，拔除主动脉灌注管，递打结器打结，检查右心房切口、主动脉灌注管荷包、上下腔静脉套带处有无出血
16. 逐步撤离体外循环，止血关胸、缝合切口	由麻醉医生拔出颈静脉插管，停止体外循环，鱼精蛋白中和肝素，依次拔出股静脉、股动脉插管 再次检查心包腔内及心包无出血后，用 2 - 0/3 - 0 涤纶线间断缝合心包 3～4 针 依次检查各个胸壁切口出血情况，递电刀笔止血。经腔镜孔留置胸腔引流管，逐层关胸，用可吸收缝线缝合各个切口

八、护理评估

（1）健康史评估：了解患者年龄、体重、身高、既往病史。重点评估心脏功能和潜在并发症。

（2）身心状况评估：完善影像学检查，如超声心动图，确定房间隔缺损的位置、大小及对心脏结构和功能的影响。评估患者术前心理状况、家庭支持情况。

（3）手术相关需求评估：评估患者正在使用的药物需求，特别是做好抗凝药物的管理；做好术野皮肤清洁，减少感染的风险。

九、护理措施

（1）胸腔镜手术中采取左侧单肺通气，易造成低氧血症，评估患者肺功能情况，详细询问有无吸烟史、肺部疾病史，通过胸部 X 线平片、超声心动图查看是否存在肺部感染、肺动脉高压等。

（2）由于腔镜手术体位摆放要求，评估患者有无周围神经疾病、中风偏瘫史，观察双上肢活动度，询问有无疼痛、麻木不适症状，排除肢体运动功能障碍。摆放体位时，注意保持右上肢处于功能位，降低体位相关周围神经损伤并发症发生概率。

（3）手术期间实时监测病情变化，做好急救准备，提前配置急救药品，备齐除颤设备及临时起搏器，其中腔镜手术前正确粘贴一次性胸外 AED 除颤电极片。抢救时立即配合麻醉、外科、体外循环医生对症处理，积极预防与治疗心律失常，保证手术顺利完成。

（4）实时关注手术进程及手术方式更改，提前备齐紧急中转开胸手术器械与用物。手术室护士应熟练快捷地协助改变手术体位，有条不紊地提供中转开胸手术所需器械与物品，沉着冷静应对突发状况。

（5）避免因目镜摄像模糊影响手术进程及效果，器械护士在目镜使用前要检查其完好性、清晰度，用干洁纱布清洁镜头后再与摄像头连接，并用高于 60℃ 的无菌生理盐水将其前端浸泡 5～10min 预热；使用过程中一旦发生术野模糊，及时用无菌生理盐水（3D腔镜）或 1% 碘伏（2D 腔镜）纱球擦拭镜头，保持术野清晰。

（6）胸腔镜房间隔缺损修补手术中排气非常关键，通过多次膨肺，利于左心内气体排出。

（7）术前备好各种型号外科生物补片；术中开启时需三方共同核对型号、有效期。

十、护理评价

（1）术前健康宣教有成效，手术患者情绪稳定，表示理解配合。
（2）手术物品准备齐全，手术间布局合理，手术进程顺利完成。
（3）术前及术毕体位管理安全，未见皮肤完整性损伤、肢体神经损伤。
（4）患者生命体征平稳，未出现手术并发症。

第五节　胸腔镜室间隔缺损修补手术护理常规

一、概述

室间隔缺损指胚胎期室间隔发育不全造成左心室、右心室之间异常连通，并在心室水平出现左向右分流的先天性心血管畸形。室间隔缺损可为单纯性，也可作为其他心血管畸形的一部分出现，例如法洛四联症、右心室双出口、完全性房室通道和主动脉弓中断等心血管畸形均会合并发生室间隔缺损。

室间隔缺损根据 Anderson 分型分为三种类型：①膜周部，位于室间隔缺损膜部，周围有传导束毗邻，也称为隔瓣后型，小型膜周部室间隔缺损可以自然闭合，是最常见的类型；②干下—漏斗部，位于右心室流出道至肺动脉干下的部位，靠近肺动脉瓣，常伴有主动脉瓣脱垂，成人干下型室间隔缺损常伴有不同程度的主动脉瓣反流；③肌部缺损，位于室间隔中下段或心尖部，可单独存在也可为多发缺损。

全胸腔镜室间隔缺损修补手术难度较大，需要有一定腔镜手术经验的外科医生实施。

二、手术操作图

胸腔镜室间隔缺损修补手术操作图见图 9 – 11、图 9 – 12。

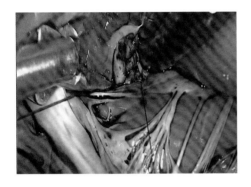

图 9 – 11　胸腔镜（干下型）室间隔缺损修补手术操作图

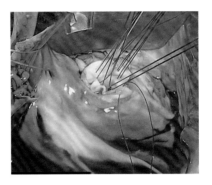

图 9 – 12　胸腔镜（膜周部）室间隔缺损修补手术操作图

三、手术适应证

（1）临床明确诊断为单纯性室间隔缺损，需手术治疗。

（2）年龄≥5 岁，体重≥20kg。

（3）常适用干下—漏斗部/膜周部室间隔缺损。

四、特殊仪器设备

胸腔镜设备、B 超机、经食管超声心动图探头、除颤仪、CO_2 吹气装置等。

五、特殊手术器械

胸腔镜室间隔缺损修补手术特殊手术器械见图9-13。

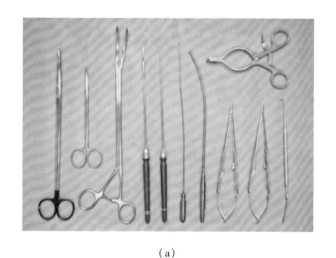 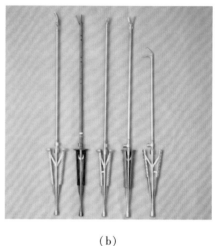

（a）　　　　　　　　　　　　（b）

图9-13　胸腔镜室间隔缺损修补手术特殊手术器械

六、术前准备

（1）麻醉方式：静脉吸入复合麻醉。成人采用双腔或单腔气管内插管，小儿采用单腔气管内插管，胸腔内操作时进行单肺通气。

（2）手术体位：30°左侧卧位。

七、手术方法与配合技术

胸腔镜室间隔缺损修补手术方法与配合技术见表9-4。

表9-4　胸腔镜室间隔缺损修补手术方法与配合技术

手术方法	配合技术
1. 全身麻醉	备双腔气管插管，便于术中控制右肺呼吸
2. 经皮穿刺右颈内静脉行上腔静脉插管	协助麻醉医生行中心静脉穿刺时一并完成经颈内静脉行上腔静脉插管
3. 安置30°左侧卧位	患者取仰卧位，右侧躯干抬高30°，悬吊右臂或右臂后伸，暴露右侧胸

（续上表）

手术方法	配合技术
4. 消毒皮肤、铺巾	消毒范围：上至下颌、颈肩及上臂，下至大腿上 2/3，包括会阴部，左右至对侧腋中线和术侧腋后线 按照正中开胸手术铺巾外，加上腹股沟切口铺巾：覆盖会阴部，铺巾呈三角形暴露双侧腹股沟切口
5. 连接胸腔镜光纤和目镜	选择 10mm 30° 目镜，将目镜前端置于 60℃ 生理盐水盅内浸泡加热 5min
6. 在右侧腹股沟韧带和腹股沟皱褶之间做 2cm 切口，游离股动脉/股静脉，行股动、股静脉插管	递圆刀、纱布，切开皮肤、皮下组织，递乳突牵开器暴露术野，递电刀、血管镊及蚊式钳，游离股动脉、股静脉 递精细镊、笔式针持夹 5−0 聚丙烯缝线（13mm 针），在股动脉缝制双荷包线，股静脉缝单荷包线，分别套阻断管备用 递 18G 穿刺针，向心性刺入股静脉 递 150cm 长导丝，经穿刺针进入股静脉、插入导丝约 70cm 深，退出穿刺针 递导管鞘，沿导丝送至穿刺口，扩张穿刺口，退出导管鞘 递股静脉插管，沿导丝送至穿刺口，递尖刀扩大皮肤切口，继续将股静脉插管送至右心房位置，协助用手捏住股静脉插管尾端，防止管芯与管鞘分离 拔出管芯和长导丝，并用导丝管收纳导丝 递夹管钳夹住静脉插管，收紧荷包线阻断带；连接静脉管与体外循环管路，递组织钳固定插管于主单 用同样方法行股动脉穿刺，插入股动脉插管并与体外循环管路连接；收紧双荷包线阻断带；递角针、10#丝线缝扎固定动脉管
7. 建立胸壁三个操作孔	递圆刀切皮，递电刀笔在胸壁建立三个操作孔。主操作孔：在右侧第 4 肋间腋前线至锁骨中线间切开约 3.5cm 切口，递电刀笔游离皮下组织进入胸腔，置入软组织牵开器；胸腔镜孔：在右侧第 4 肋间腋中线处切开约 1.2cm 切口，置入软组织牵开器，送入胸腔镜目镜；辅助孔：在右侧第 5 肋间腋中线处切开 1cm 切口，置入软组织牵开器
8. 开始体外转流，切开心包并提吊	更换长电刀笔和微创器械，递微创镊、长柄尖刀于平行右侧膈神经做心包切口，自下腔静脉根部到升主动脉。递 2−0/3−0 涤纶线缝 6~8 针提吊心包，线尾留在切口外用小弯钳固定在切口巾上

（续上表）

手术方法	配合技术
9. 插主动脉灌注针并阻断升主动脉	递长电刀笔游离心包横窦、斜窦。递直角钳带10#丝线行上腔静脉套带并阻断，下腔静脉套丝线备用，暂不阻断 递3-0聚丙烯线加毡垫片缝制主动脉灌注荷包线，套缩带管，经主操作孔插入加长的灌注针、缩带固定，缩带管与灌注针均从主操作孔穿出，连接灌注管路，固定在切口巾上 经辅助孔送入特制阻断钳，在灌注针上方夹闭升主动脉，开始灌注心脏停搏液，心脏停搏
10. 纵行切开右心房	递长柄尖刀、微创剪刀纵行切开右心房，用数条2-0/3-0涤纶线提吊右心房，递5-0聚丙烯线于三尖瓣前瓣环位置缝制悬吊线，将第三吸引头置入肺动脉主干引流，保证术野清晰。探查室间隔缺损位置和大小（如显露欠佳，可在三尖瓣隔瓣瓣环处，递5-0聚丙烯线缝制一条悬吊线）。探查室间隔缺损大小，以及与主动脉瓣、肺动脉瓣的关系
11. 修补室间隔缺损	①室间隔缺损偏小，无主动脉瓣脱垂，递5-0聚丙烯线间断缝合2~3针，直接缝闭室间隔缺损 ②干下型室间隔缺损：采用外科生物补片的方法修补缺损，递组织剪修剪外科生物补片，递5-0聚丙烯线在胸腔镜视野下连续缝合，完成修补。打结前嘱麻醉医师膨肺行左心排气，打完结后可再次膨肺检查有无残余分流。递注水器打水检查三尖瓣有无反流 ③膜周部室间隔缺损：探查膜周部室间隔缺损，递微创剪剪开膜部瘤，采用外科生物补片用5-0聚丙烯线间断或连续缝合修补，检查主动脉瓣闭合情况，缝合完室间隔缺损后打结，打完结后膨肺检查有无残余分流。递5-0聚丙烯线间断缝合剪开的膜部瘤
12. 开放升主动脉，心脏复跳，后续步骤同胸腔镜房间隔缺损修补手术	经主动脉根部灌注针倒抽排气，缓慢撤除主动脉阻断钳，恢复心脏血流。后续步骤见胸腔镜房间隔缺损修补手术

八、护理评估

（1）病情评估：评估患者生命体征，有无发绀、呼吸困难。评估患者发育营养状况，有无生长发育迟缓。

（2）身心状况评估：评估患者心脏杂音、肺部啰音，心电图、胸部X光、超声心动图检查是否完善等。评估患者的心理状况，确保患者及其家属对手术有正确的认识。

（3）手术相关需求评估：术前禁食、术野皮肤准备、药物调整。

九、护理措施

（1）胸腔镜手术中采取左侧单肺通气，易造成低氧血症，评估患者肺功能情况，详细询问有无吸烟史、肺部疾病史，通过胸部 X 线平片、超声心动图查看是否存在肺部感染、肺动脉高压等。

（2）由于腔镜手术体位摆放要求，评估患者有无周围神经疾病、中风偏瘫史，观察双上肢活动度，询问有无疼痛、麻木不适症状，排除肢体运动功能障碍。摆放体位时，注意保持右上肢处于功能位，降低体位相关周围神经损伤并发症发生概率。

（3）手术期间实时监测病情变化，做好急救准备，提前配置急救药品，备齐除颤设备及临时起搏器，腔镜手术前正确粘贴一次性胸外 AED 除颤电极片。若需抢救，抢救时立即配合麻醉、外科、体外循环医生对症处理，积极预防与治疗心律失常，保证手术顺利完成。

（4）实时关注手术进程及手术方式更改，提前备齐紧急中转开胸手术器械与用物。手术室护士应熟练快捷地协助改变手术体位，有条不紊提供中转开胸手术所需器械与物品，沉着冷静应对突发状况。

（5）避免因目镜摄像模糊影响手术进程及效果，器械护士在目镜使用前要检查其完好性、清晰度，用干洁纱布清洁镜头后再与摄像头连接，并用高于 60℃ 的无菌生理盐水将其前端浸泡 5～10min 预热；使用过程中一旦发生术野模糊，及时用无菌生理盐水（3D 腔镜）或 1% 碘伏（2D 腔镜）纱球擦拭镜头，保持术野清晰。

（6）胸腔镜室间隔缺损修补手术操作过程中易引起房室传导阻滞，需提前备齐临时起搏器装置。

十、护理评价

（1）术前健康宣教有成效，手术患者情绪稳定，表示理解配合。
（2）手术物品准备齐全，手术间布局合理，手术进程顺利完成。
（3）术前及术毕体位管理安全，未见皮肤完整性损伤、肢体神经损伤。
（4）患者生命体征平稳，未出现心律失常、肺高压等手术并发症。

第六节　胸腔镜扩大室间隔心肌切除手术护理常规

一、概述

梗阻性肥厚型心肌病扩大室间隔心肌切除术的标准术式为心肌切除术，也称为 Morrow 手术，最初由 Andrew Glenn Morrow 医生于 1963 年创立，经过几十年的发展和改进，切除范围逐渐扩大，也称为扩大心肌切除术或扩大 Morrow 手术。该术式范围固定，可重复性好，且能够有效解除左心室流出道梗阻，所以 2011 年美国心脏病学会（ACC）联合美国心脏协会（AHA）共同发布的主动脉疾病诊断和管理指南及 2014 年欧洲心脏病学会（ESC）发布的指南将该术式推荐为药物难治性梗阻性肥厚型心肌病首选的有创治疗方法。手术入路包括经典的胸骨正中开胸经主动脉入路或经左心房二尖瓣入路及胸腔镜经左心房二尖瓣入路。

改良扩大 Morrow 术（室间隔肥厚心肌切除术）是肥厚型梗阻性心肌病的主要外科手术治疗方式，此项技术是改善肥厚型心肌病症状和提高患者术后生存率的金标准。在手术入路方面，随着心外科微创化发展的趋势，具有创伤小、康复快，且兼顾美容效果等优点的全胸腔镜手术优势明显。其运用成熟的胸腔镜技术经左房二尖瓣入路，与传统的正中开胸经主动脉入路相比，降低术野暴露难度，利于外科术者掌握、量化心肌切除的程度，手术操作更加精准，能取得良好的治疗效果。

二、手术操作图

胸腔镜扩大室间隔心肌切除手术操作图见图 9-14。

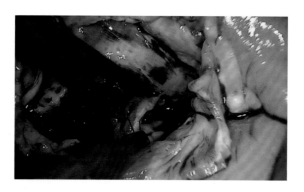

图 9-14　胸腔镜扩大室间隔心肌切除手术操作图

三、手术适应证

（1）主动脉瓣下狭窄。
（2）困难或复发性主动脉瓣下局限性狭窄。

四、特殊仪器设备

胸腔镜设备、B 超机、经食管超声心动图探头、除颤仪、CO_2 吹气装置、电子天平秤等。

五、特殊手术器械

胸腔镜扩大室间隔心肌切除手术特殊手术器械见图 9 - 15。

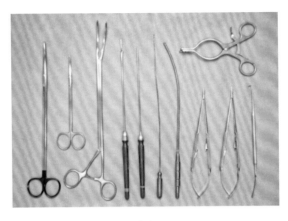

（a）

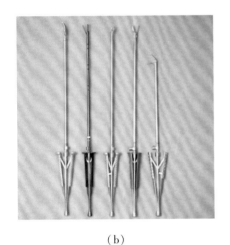

（b）

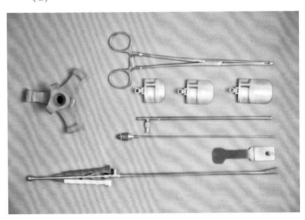

（c）

图 9 - 15 胸腔镜扩大室间隔心肌切除手术特殊手术器械

六、术前准备

（1）麻醉方式：静脉吸入复合麻醉，双腔或单腔气管内插管。

（2）手术体位：30°左侧卧位。

七、手术方法与配合技术

胸腔镜扩大室间隔心肌切除手术方法与配合技术见表 9 - 5。

表9-5 胸腔镜扩大室间隔心肌切除手术方法与配合技术

手术方法	配合技术
1. 全身麻醉	备双腔气管插管，便于术中控制右肺呼吸
2. 经皮穿刺右颈内静脉行上腔静脉插管	协助麻醉医生行中心静脉穿刺时一并完成经颈内静脉行上腔静脉插管
3. 安置30°左侧卧位	患者取仰卧位，右侧躯干抬高30°，悬吊右臂或右臂后伸暴露右侧胸
4. 消毒皮肤、铺巾	消毒范围：上至下颌、颈肩及上臂，下至大腿上2/3，包括会阴部，左右至对侧腋中线和术侧腋后线 按照正中开胸手术铺巾外，加上腹股沟切口铺巾：覆盖会阴部，铺巾呈三角形暴露双侧腹股沟切口
5. 连接胸腔镜光纤和目镜	选择10mm 30°目镜，将目镜前端置于60℃生理盐水盅内浸泡加热5min
6. 在右侧腹股沟韧带和腹股沟皱褶之间做2cm切口，游离股动脉/股静脉，行股动、股静脉插管	递圆刀、纱布，切开皮肤、皮下，递乳突牵开器暴露术野，递电刀、血管镊及蚊式钳，游离股动脉、股静脉 递精细镊、笔式针持夹5-0聚丙烯缝线（13mm针），在股动脉缝制双荷包线，股静脉缝单荷包线，分别套阻断管备用 递18G穿刺针，向心性刺入股静脉 递150cm长导丝，经穿刺针进入股静脉，插入导丝约70cm深，退出穿刺针；递导管鞘，沿导丝送至穿刺口、扩张穿刺口、退出导管鞘 递股静脉插管，沿导丝送至穿刺口，递尖刀扩大皮肤切口，继续将股静脉插管送至右心房位置，协助用手捏住股静脉插管尾端，防止管芯与管鞘分离 拔出管芯和长导丝并用导丝管收纳导丝 递夹管钳夹住静脉插管，收紧荷包线阻断带；连接静脉管与体外循环管路，递组织钳固定插管于主单 用同样方法行股动脉穿刺，插入股动脉插管并与体外循环管路连接；收紧双荷包线阻断带；递角针、10#丝线缝扎固定动脉管
7. 建立胸壁双孔切口	递圆刀切皮，递电刀笔在右侧胸壁建立双孔切口。主操作孔：在右侧第4肋间腋前线至锁骨中线间切开4~5cm切口，递电刀笔游离皮下组织进入胸腔，置入软组织牵开器；辅助孔：在右侧第4肋间腋中线偏内切开约1.2cm切口
8. 开始体外转流，切开心包并提吊	更换长电刀笔和微创器械，递微创镊、长柄尖刀于平行右侧膈神经做心包切口，自下腔静脉根部到升主动脉。递2-0涤纶线缝6~8针提吊心包，线尾留在切口外用小弯钳固定在切口巾上

（续上表）

手术方法	配合技术
9. 插主动脉灌注针并阻断升主动脉	递长电刀笔游离心包横窦、斜窦。递直角钳带 10#丝线行上腔静脉套带并阻断，下腔静脉套丝线备用，暂不阻断 递 3-0 聚丙烯线加毡垫片缝制主动脉灌注荷包线，套缩带管，经主操作孔插入加长的灌注针、缩带固定，缩带管与灌注针均从主操作孔穿出，连接灌注管路，固定在切口巾上 经辅助孔送入特制阻断钳，在灌注针上方夹闭升主动脉，开始灌注心脏停搏液，心脏停搏
10. 安置自动左心房牵开器	递尖刀、电刀笔，于第 3 或第 4 肋间胸骨旁穿刺置入左心房金属牵开器密封鞘
11. 游离房间沟，切开左心房	递微创镊、吸引头、长电刀笔，充分游离房间沟，递长柄尖刀、微创剪刀沿房间沟切开左心房，用数条 2-0 涤纶线提吊左心房，暴露左心房内部结构
12. 放置自动左房牵开器叶片，探查二尖瓣	经主操作孔用长柄夹持器将大小合适的牵开器叶片送入，使密封鞘与牵开器叶片固定在一起，从外部上提牵开器拉开左心房壁，显露二尖瓣，旋紧牵开器控制阀保持固定。于牵开器密封鞘侧口连接 CO_2 吹气装置，持续吹入 CO_2，递注水器（外加约 15cm 长 20#胸管）通过注水实验探查二尖瓣
13. 暴露室间隔	递沾有亚甲蓝的无菌棉签标记二尖瓣前叶中线，递长柄尖刀距瓣环 2mm 处沿前外交界至后内交界呈弧形切开二尖瓣前叶，用 5-0 聚丙烯线提吊线提吊上述切口中点与两侧交界。再用 5-0 聚丙烯线将游离的前瓣与左房后壁缝合，暴露室间隔
14. 探查瓣下结构及室间隔心肌切除范围并切除室间隔心肌	递微创腱索拉钩探查瓣下结构，于切除基底段室间隔用一条 5-0 聚丙烯线悬吊，便于后续切除时牵拉。递微创尖刀（15#手术刀片）自右冠瓣环中点下缘 5mm 水平平行瓣环向左至二尖瓣前外交界切开；从瓣环中点向前乳头肌起源方向、从二尖瓣前交界向前乳头肌方向用尖刀或剪刀切除肥厚心肌，直至能观测到前后乳头肌根部、心尖
15. 切除异常肌束	探查是否存在乳头肌至室间隔异常的肌性连接，若存在异常连接，则递微创尖刀予以切除

（续上表）

手术方法	配合技术
16. 二尖瓣处理	切除室间隔心肌后，递注水器冲洗左室，并探查左室流出道是否通畅。根据病变程度同期行二尖瓣置换或成形术，例如用外科生物补片行二尖瓣心包补片扩大成形术（通过术前经食管超声心动图测量二尖瓣前后交界间距，用外科生物补片制备一块与二尖瓣前瓣形状、大小相似的补片。用5-0聚丙烯线连续缝合，扩大二尖瓣前瓣）
17. 注水试验，检查瓣膜	递注水器（外加约15cm长20#胸管）快速、大量地向左心室注入冰水，观察二尖瓣形态与对合情况、瓣膜有无反流及反流量、反流束的流速
18. 取出左房牵开器叶片，缝合左心房切口，后续步骤同胸腔镜房间隔缺损修补手术	后续步骤同胸腔镜房间隔缺损修补手术
19. 测量切除心肌组织大小	用测量尺测量组织大小，用电子天平称量组织质量

八、护理评估

（1）病情评估：评估患者心肺功能、包括心慌、气短、晕厥等症状，以及左室流出道压力阶差的指标。

（2）身心状况评估：评估患者心电图、超声心动图结果，了解室间隔厚度，心脏瓣膜功能等。评估患者的情绪，适时提供心理支持。

（3）手术相关需求评估：患者术野皮肤的准备、禁食、用药调整等。评估手术风险。

九、护理措施

（1）由于心室肌肥厚、心肌缺血、心房扩大等因素，肥厚型心肌病患者常伴发心房颤动、室性早搏、室上性或室性心动过速等心律失常，以心房颤动最常见，围手术期护理的关键在于预防心律失常。

（2）详细评估肥厚型心肌病患者心功能情况，严密监测血压和心律/率，询问有无明显的呼吸困难、胸痛及晕厥等临床症状，预防猝死意外。

（3）肥厚型心肌病患者发生晕厥和猝死与情绪激动有关，全面评估患者心理需求及应对手术能力，对其所提出的需求耐心回应，缓解患者因缺乏治疗肥厚型心肌病相关知识而产生的恐惧心理和焦虑情绪。就手术过程、手术期间注意事项与患者及家属沟通解释，增强手术安全感，帮助建立手术信心。

（4）胸腔镜扩大室间隔心肌切除手术需要使用11#/15#手术刀片，避免多次使用导致不够锋利。及时更换手术刀片，并用3M无菌敷料粘贴在15#刀片头端，利于限定切入的深度，术中关注有无脱落。

（5）做好术中感染预防控制：术前30min使用抗生素，所有操作严格遵守无菌技术原则。

十、护理评价

（1）术前健康宣教有成效，手术患者情绪稳定，表示理解配合。

（2）手术物品准备齐全，手术间布局合理，手术进程顺利完成。

（3）术前及术毕体位管理安全，未见皮肤完整性损伤、肢体神经损伤。

（4）患者生命体征平稳，未出现出血、心脏功能恶化等手术并发症。

第七节　胸腔镜二尖瓣直视成形手术护理常规

一、概述

二尖瓣病变包括二尖瓣狭窄和二尖瓣关闭不全。二尖瓣狭窄是指二尖瓣瓣口变窄，瓣叶联合部融合导致瓣口面积减少，二尖瓣狭窄的最常见病因为风湿性心脏病。二尖瓣关闭不全是指二尖瓣在心室收缩期间无法完全闭合，导致在左心室的血流经二尖瓣逆流至左心房内。心肌缺血、功能性病变及感染性心内膜炎均能导致二尖瓣关闭不全。二尖瓣功能是否完好取决于二尖瓣复合体组件（二尖瓣瓣环、瓣叶及腱索、乳头肌和心肌）的功能正常和相互协调。胸腔镜二尖瓣成形是指在外周体外循环的支持下，在胸腔镜引导下完成二尖瓣瓣叶修复的手术方式。手术经右前胸入路，不切断肋骨，不离断乳内动脉，追求以最小胸壁创伤取得与开胸手术相同或更优的治疗效果。与正中开胸入路相比，胸腔镜二尖瓣直视成形手术使用胸腔镜从右外侧对二尖瓣进行观察，视线垂直于瓣环平面，对瓣叶、腱索、乳头肌等精细结构的显露更完整清晰。

二、手术操作图

胸腔镜二尖瓣直视成形手术操作图见图9－16。

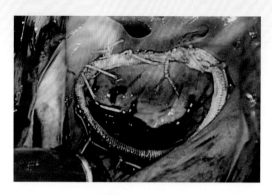

图9-16 胸腔镜二尖瓣直视成形手术操作图

三、手术适应证

（1）急性重度二尖瓣关闭不全，有症状者。

（2）慢性重度二尖瓣关闭不全，心功能Ⅱ级和Ⅲ级，或心功能Ⅳ不合并重度左室功能不全者。

（3）慢性重度二尖瓣关闭不全无症状者，轻到中度左室功能不全（左室射血分数0.3~0.6）和（或）左室收缩末径≥40mm。

（4）慢性重度二尖瓣关闭不全无症状者，左室功能良好（左室射血分数>0.6和左室收缩末径<40mm）。

（5）慢性重度二尖瓣关闭不全无症状者，新发心房纤颤。

（6）慢性重度二尖瓣关闭不全无症状者，左心功能良好，合并肺动脉高压（静息时肺动脉收缩压>50mmHg或运动时肺动脉收缩压>60mmHg）。

（7）慢性重度二尖瓣关闭不全由二尖瓣瓣下装置病变所致，心功能Ⅲ-Ⅳ级，合并严重左室功能不全者。

四、特殊仪器设备

（1）摄像系统（监视器、摄像主机、摄像头、冷光源、导光束）、30°视角内镜。

（2）体外循环人工心肺机。

（3）变温水箱、变温水毯。

（4）除颤仪设备。

（5）高频电刀设备。

五、特殊手术器械

胸腔镜二尖瓣直视成形特殊手术器械见图9-17。

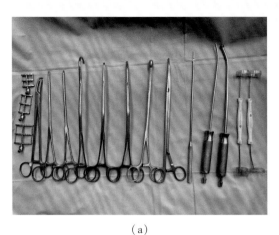
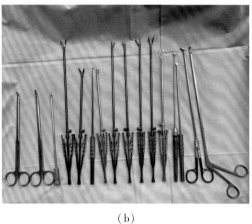

（a）　　　　　　　　　　　　　　（b）

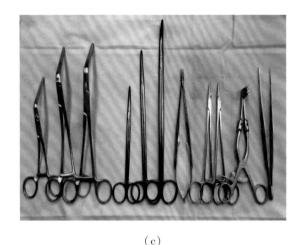

（c）

图 9 - 17　胸腔镜二尖瓣直视成形特殊手术器械

六、术前准备

（1）麻醉方式：气管内插管全身麻醉。

（2）手术体位：平卧右手悬吊位。

（3）手术间布局：术前了解患者右上肢关节功能情况，主刀医生位于患者右侧胸部，显示系统置于患者左侧肩部，人工心肺机置于患者右侧及主刀医生左后面。

七、手术方法与配合技术

胸腔镜二尖瓣直视成形手术方法与配合技术见表 9 - 6。

表9-6　胸腔镜二尖瓣直视成形手术方法与配合技术

手术方法	配合技术
1. 消毒皮肤、铺巾	暴露右侧腹股沟、右侧胸部切口，粘贴抗菌薄膜
2. 右侧腹股沟韧带和腹股沟皱褶之间做 2cm 切口，游离股动静脉	递圆刀、止血垫切开皮肤、皮下组织，乳突拉钩牵开暴露术野，无损伤镊子、电刀笔、小黑剪游离股动静脉
3. 股动静脉缝合插管荷包	递笔式针持夹持 pro 5 - 0 缝针（13mm），股静脉单荷包线（正针），股动脉双荷包线（正反针），分别套阻断管备用
4. 股静脉插管	递止血垫、18G 穿刺针，向心性刺入股静脉 递造影导丝，经穿刺针进入股静脉，插入导丝70cm 深，退出穿刺针 递导管鞘，沿导丝送至穿刺口，扩张穿刺口，退出导管鞘 递股静脉插管，沿导丝送至穿刺口，递 11#尖刀扩大皮肤切口，继续将股静脉插管送至右心房位置 拔除管心和长导丝（导丝收纳好，避免污染和打折） 递夹管钳夹住静脉插管，收紧荷包线阻断管，连接静脉管与体外循环管路，组织钳固定插管
5. 股动脉插管	递18G 穿刺针、止血垫，以同样方法行股动脉穿刺，插入股动脉插管并与体外循环管路连接 收紧双荷包线阻断管；递大角针7#丝线固定动脉管；调整管路位置并用组织钳固定；予止血垫填塞切口防止渗血
6. 开始股动静脉体外转流，连接腔镜光纤和目镜	递 10mm 30°镜子
7. 胸壁建立 3 个操作孔	递圆刀切皮，递电刀在胸壁建立 3 个操作孔 主操作孔：右侧第 4 肋间腋前线至锁骨中线间切开 4～5cm 切口，递电刀游离皮下组织进入胸腔，置入 50～100mm 牵开器 镜孔：右侧第 5 肋间近腋后线处切开约 1.2cm 切口，置入 15～20mm 牵开器 辅助孔：右侧第 3 肋间腋前线处切开约 2.5cm 切口，置入 25～35mm 牵开器
8. 切开心包，并提吊	更换长电刀和微创器械，递微创镊、长柄尖刀于平行右膈神经做心包切口，自下腔静脉根部到升主动脉。递 2 - 0 涤纶线缝 5 针提吊心包，线尾留在切口外，用小弯钳固定在切口巾上

（续上表）

手术方法	配合技术
9. 插上腔静脉管	递长电刀游离心包横窦、斜窦。递直角钳带棉绳（直径 3mm）行上腔静脉套带，微创镊子协助 下腔静脉套棉绳（直径 3mm）备用，暂不阻断 递微创抓钳，pro 4 - 0（17mm）针缝上腔静脉荷包线，套阻断管 经辅助操作孔，递长柄尖刀于上腔静脉处切一小口（5mm），扁桃体钳扩大切口，插 16# 上腔静脉管，收紧荷包固定，7# 丝线固定荷包套管插管
10. 插主动脉灌注针	递抓钳 pro 3 - 0 线加毡型垫片缝主动脉灌注针荷包线，套阻断管 经主操作孔插入加长的灌注针，收紧荷包线固定
11. 置左房自动拉钩	胸骨旁第四肋间，尖刀切一小口（5mm），递左房拉钩置入胸腔
12. 阻断升主动脉，灌注心脏停搏液	经辅助操作孔送入微创阻断钳，在灌注针上方夹闭升主动脉，开始灌注心脏停搏液，心脏停搏
13. 游离房间沟，做左心房切口	递长柄尖刀、吸引器、微创镊子，协助置入左心引流管 小黑剪剪开左房，递 2 - 0 涤纶线提吊左心房，pro 4 - 0 固定左心引流管，显露左心房内部结构
14. 放置自动拉钩叶片，探查二尖瓣	经主操作孔用叶片夹持器将合适的叶片送入，使密封鞘嵌入叶片槽并固定在一起，从外部上提拉钩显露二尖瓣，旋紧控制阀保持固定
15. 剥离增厚瓣叶	递微创腱索拉钩探查二尖瓣，于右纤维三角处缝 pro 4 - 0 线，递长柄尖刀或微创瓣膜剪打开融合瓣叶，递长柄尖刀及微创镊剥离增厚部分
16. 人工腱索植入	递腱索拉钩探查腱索断裂情况，递微创剪刀剪除多余腱索。递微创针持夹持 cv - 4 聚四氟乙烯线，穿过目标乳头肌行人工腱索植入，通过注水试验明确瓣叶对合高度
17. 瓣叶成形	递微创腱索拉钩探查后叶脱垂情况，明确矩形切除范围。递微创镊子、长柄尖刀自瓣跟向瓣尖切开瓣叶 递微创剪沿瓣叶根部向左剪除长瓣叶。对合剩余的瓣膜后叶 递微创针持夹持 pro 5 - 0 缝线，自瓣尖向瓣跟连续锁边缝合，对合两侧瓣叶，缝两层线后，于瓣叶根部打结 如有大小不一样的瓣叶裂缺，可用 pro 5 - 0 缝线缝闭
18. 人工瓣环植入	递微创镊轻捏前叶，递微创针持夹持 2 - 0 涤纶线缝瓣环线 递瓣环测量器测量瓣环大小，选择合适的人工瓣环型号，将瓣环缝线缝在人工瓣环 送入人工瓣环，递微创推结器打结

（续上表）

手术方法	配合技术
19. 交界缝闭	递 pro 5－0 聚丙烯线缝闭前后交界
20. 进行注水试验，检查瓣膜	递冲洗器快速、大量向左心室注入冰水，观察瓣膜有无返流及返流量、返流束的流速
21. 取出左心房牵开器叶片，缝合左心房切口	旋松左心房牵开器阀门，递叶片夹持器，取出牵开器叶片 以 pro 3－0 两根缝线，双层连续缝合左心房，缝合至右上肺静脉时，经左心房切口—瓣膜开口将左心引流管置入左心室，切口缝合线荷包套导尿管固定
22. 开放升主动脉，心脏复搏	经主动脉根部灌注针倒抽排气，缓慢撤除主动脉阻断钳，恢复心脏血流
23. 缝闭左心房切口	左心引流管置于心包斜窦处，吸引左心房回血，开放上腔静脉
24. 超声评估手术效果	经食管超声心动图验证手术效果，酌情放置临时起搏导线 拔除主动脉灌注管，荷包缝合线递打结器打结 检查左房切口，主动脉灌注荷包、上下腔静脉套带处有无出血
25. 逐步撤离体外循环，止血关胸，缝合切口	拔除上腔静脉插管，停止体外循环；予鱼精蛋白中和肝素，依次拔除股静脉、股动脉插管 再次检查心包腔内及心包无出血，以 2－0 涤纶线间断缝合心包 依次检查各胸壁切口出血情况，递电刀止血 经腔镜孔留置胸腔引流管，逐层关胸，用可吸收线缝合各个切口

八、护理评估

（1）健康史评估：评估患者既往病史、过敏史、手术史；有无体内植入物如心脏瓣膜、瓣膜成形环、血管支架、血管桥、心脏起搏器、胸骨固定植入物等。

（2）身心状况评估：评估患者生命体征、意识状态，皮肤、口腔黏膜有无感染病灶，有无溃疡、蛀牙。患者生活自理能力、家庭和社会支持情况。

（3）手术相关需求评估：术野皮肤的准备，手术仪器设备、专科操作器械的准备，右手悬吊体位相关用物的准备。

九、护理措施

1. 术前健康宣教

（1）适度讲解与手术相关的知识，如术前禁食禁饮、皮肤清洁准备、进入手术室的流程、可能见到的场景、家属等候的位置、术中遇特殊情况联系沟通的方式，建立良好护患关系。

（2）告知患者入手术间后需要配合的事项，解释粘贴体外除颤电极片的重要性。

（3）告知患者麻醉方式及手术体位：气管内插管全身麻醉后，放置食管 B 超后摆置右手悬吊位。

（4）麻醉后留置导尿管，术后留置胸腔引流管，介绍深静脉穿刺、有创动脉穿刺方式。

（5）告知患者手术全程有医护陪伴，手术结束将护送患者回病区监护室。

2．管道安全管理

（1）术前巡回护士选择左上肢建立外周静脉通道 1 条，协助麻醉医生做好左侧桡动脉有创动脉穿刺。安置手术体位和术毕过床至病区备用床时，巡回护士要做好输液管道管理，避免管道堵塞、输液针头意外脱出。

（2）患者全身麻醉后留置导尿管，手术完毕切口将放置引流管 1 条，巡回护士做好管道二次固定及粘贴标识，避免管道意外脱落。

3．室颤的预防

（1）术前于患者心尖区、右肩胛粘贴体外除颤电极片。

（2）麻醉诱导期、心脏复跳时密切监测生命体征，出现 f 波时，及时予除颤复律。

（3）备好 2% 利多卡因注射液，必要时口头医嘱执行给药。

（4）做好手术保温、降温、复温护理工作，杜绝复温过程中由于低体温引起的室颤。

4．手术切口感染的预防

（1）术前 30min 遵医嘱使用预防性抗生素，手术超过 3h 追加抗生素，预防手术切口感染。

（2）术前，患者胸部切口的皮肤保持清洁，如有感染伤口或口腔感染者，及时治疗后再实施手术。

（3）手术单采用一次性无菌手术巾、手术衣，预防冲洗液打湿无菌巾而污染手术切口。

5．术前准备工作

备好各型号瓣膜成形环、人工瓣膜，做好人工瓣膜置换的工作。术中出现大出血等并发症时做好转正中开胸的工作。

6．术毕安全转运

（1）巡回护士做好管道的护理与固定，给患者穿好上衣，做好约束措施，完善所有护理记录。

（2）由麻醉医生、手术医生及巡回护士护送患者至病区监护室。巡回护士与病区监护室护士做好交接工作，内容包括：手术方式、瓣膜成形环型号、术中体外循环时间、主动脉阻断时间、术毕 ACT 值、输血输液量、出血量、尿量、术中生命体征、患者皮肤完整性情况及引流管等各个管道管理情况。

十、护理评价

（1）术前健康宣教有成效，患者情绪稳定，表示理解配合。

（2）手术仪器物品准备齐全，手术间布局合理，手术进程顺利完成。

（3）术前及术毕体位管理安全，未见皮肤完整性损伤、肢体神经损伤、眼部损伤。

（4）患者生命体征平稳，术后未出现低体温及其他手术并发症。

第八节　胸腔镜三尖瓣成形/置换手术护理常规

一、概述

三尖瓣是由附着于纤维瓣环的三个瓣叶构成，即前瓣、后瓣和隔瓣，瓣叶经腱索与相应的三组乳头肌相连。三尖瓣病变包括三尖瓣狭窄和三尖瓣关闭不全。三尖瓣狭窄最常见的病因是风湿性病变，单纯风湿性三尖瓣狭窄极为罕见。风湿性三尖瓣狭窄与二尖瓣狭窄相似，都可见瓣叶增厚、交界融合及乳头肌腱索缩短，晚期可见游离缘的融合及钙化，此病多发于年轻女性。三尖瓣关闭不全最常见继发于心脏的左心瓣膜病变（最多见二尖瓣病变），肺动脉高压导致右心室扩张时就会出现三尖瓣瓣环扩张，三尖瓣的腱索和乳头肌在功能上相对表现为缩短，使瓣叶对合不良，导致瓣膜关闭不全。

三尖瓣病变常并发右心功能不全，药物治疗效果较差，多须手术治疗。为降低围手术期处理难度，临床大多行三尖瓣成形术。但对于少数病变极其严重，难以通过三尖瓣成形术进行修复或修复失败的患者，需行三尖瓣置换术。

二、手术操作图

胸腔镜三尖瓣（瓣叶）成形手术操作图见图 9 - 18。

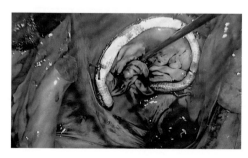
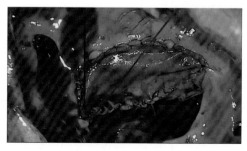

（a）　　　　　　　　　　　　　　　　　（b）

图 9 - 18　胸腔镜三尖瓣（瓣叶）成形手术操作图

胸腔镜三尖瓣置换手术操作图见图9－19。

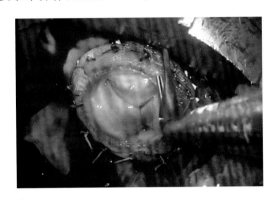

图9－19　胸腔镜三尖瓣置换手术操作图

三、手术适应证

首次三尖瓣成形手术多见于二尖瓣手术同期行三尖瓣成形术，常见手术方式有三尖瓣二瓣化术、DeVega术、三尖瓣瓣环植入术等。再次三尖瓣成形手术多见于左心瓣膜手术后远期三尖瓣重度关闭不全或已行三尖瓣修复手术的患者，常见手术方式为心脏不停跳下瓣叶扩大成形技术，其指征有：①三尖瓣叶挛缩伴瓣叶面积显著减小；②心脏术后单纯重度三尖瓣关闭不全伴右心衰竭表现，药物治疗效果差，三尖瓣反流面积$\geqslant 10 cm^2$。

三尖瓣置换术适用于风湿性三尖瓣狭窄晚期器质性病变、感染性心内膜炎瓣膜严重毁损、严重的三尖瓣下移畸形等严重且难以修复的病变。三尖瓣置换可选择人工机械瓣和人工生物瓣。由于机械瓣膜在右心循环压力下容易形成血栓，且不能通过机械瓣膜于右心安装起搏器导线，现在较少行三尖瓣机械瓣置换。生物瓣膜在右心低循环压力下所承受的机械应力较小，瓣膜退行性变化较缓慢，即使最终发展成轻度三尖瓣关闭不全，临床耐受性也较好。三尖瓣生物瓣置换可以避免血栓栓塞及因长期抗凝治疗引起的出血并发症，因而较为多见。

四、特殊仪器设备

胸腔镜设备、B超机、经食管超声心动图探头、除颤仪、CO_2吹气装置等。

五、特殊手术器械

胸腔镜三尖瓣置换手术特殊手术器械见图9－20。

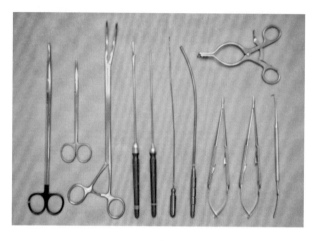

（a）

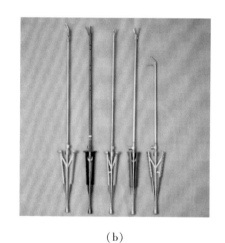

（b）

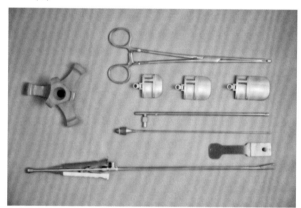

（c）

图9－20　胸腔镜三尖瓣置换手术特殊手术器械

六、术前准备

（1）麻醉方式：静脉吸入复合麻醉，双腔或单腔气管内插管。
（2）手术体位：30°左侧卧位。

七、手术方法与配合技术

胸腔镜三尖瓣成形/置换手术方法与配合技术见表9－7。

表 9 - 7　胸腔镜三尖瓣成形/置换手术方法与配合技术

手术方法	配合技术
1. 全身麻醉	备双腔气管插管，便于术中控制右肺呼吸
2. 安置 30° 左侧卧位	患者取仰卧位，右侧躯干抬高 30°，悬吊右臂或右臂后伸暴露右侧胸
3. 消毒皮肤、铺巾	消毒范围：上至下颌、颈肩及上臂，下至大腿上 2/3，包括会阴部，左右至对侧腋中线和术侧腋后线 按照正中开胸手术铺巾外，加上腹股沟切口铺巾：覆盖会阴部，铺巾呈三角形暴露双侧腹股沟切口
4. 连接胸腔镜光纤和目镜	选择 10mm 30° 目镜，将目镜前端置于 60℃ 盐水盅内浸泡加热 5min
5. 在右侧腹股沟韧带和腹股沟皱褶之间做 2cm 切口，游离股动脉/股静脉，行股动、股静脉插管	递圆刀、纱布，切开皮肤、皮下，递乳突牵开器暴露术野，递电刀、血管镊及蚊式钳，游离股动脉、股静脉 递精细镊、笔式针持夹 5 - 0 聚丙烯缝线（13mm 针），在股动脉缝制双荷包线，股静脉缝单荷包线，分别套阻断管备用 递 18G 穿刺针，向心性刺入股静脉 递 150cm 长导丝，经穿刺针进入股静脉，插入导丝约 70cm 深，退出穿刺针 递导管鞘，沿导丝送至穿刺口、扩张穿刺口、退出导管鞘 递股静脉插管，沿导丝送至穿刺口，递尖刀扩大皮肤切口，继续将股静脉插管送至右心房位置，协助用手捏住股静脉插管尾端，防止管芯与管鞘分离 拔出管芯和长导丝并用导丝管收纳导丝 递夹管钳夹住静脉插管，收紧荷包线阻断带；连接静脉管与体外循环管路，递组织钳固定插管于主单 用同样方法行股动脉穿刺，插入股动脉插管并与体外循环管路连接；收紧双荷包线阻断带；递角针、10# 丝线缝扎固定动脉管
6. 建立胸壁双孔切口	递圆刀切皮，递电刀笔在右侧胸壁建立双孔切口，主操作孔：在右侧第 4 肋间腋前线至锁骨中线间切开 4～5cm 切口，递电刀笔游离皮下组织进入胸腔，置入软组织牵开器；辅助孔：在右侧第 4 肋间腋中线偏内切开约 1.2cm 切口
7. 开始体外转流，切开心包并提吊	更换长电刀笔和微创器械，递微创镊、长柄尖刀于平行右侧膈神经做心包切口，自下腔静脉根部至升主动脉。递 2 - 0 涤纶线缝 6～8 针提吊心包，线尾留在切口外用小弯钳固定在切口巾上
8. 缝制主动脉灌注针荷包线备用 （可不放置主动脉灌注针、不阻断主动脉，常温体外循环）	递长电刀笔游离心包横窦、斜窦。递直角钳带 10# 丝线行上腔静脉套带并阻断，下腔静脉套丝线备用，暂不阻断 递 3 - 0 聚丙烯线加毡垫片缝制主动脉灌注荷包线，套缩带管备用

（续上表）

手术方法	配合技术
9. 纵行切开右心房，探查三尖瓣	递长柄尖刀、微创剪刀纵行切开右心房，用数条 2-0 涤纶线提吊右心房，递注水器（外加约 15cm 长 20#胸管）通过注水实验探查三尖瓣
10. 三尖瓣成形	①三尖瓣二瓣化术：递尖刀或微创瓣膜剪将三尖瓣后瓣叶切除，递 2 条 4-0 聚丙烯线带垫片，缝合折叠相邻的对合缘，并在另一垫片上打结固定 ②DeVega 术：递 3-0 聚丙烯线带垫片沿前瓣和隔瓣的交界缝合至前瓣和后瓣交界，打结固定，以缩小瓣环 ③三尖瓣瓣环植入术：递微创针持夹持 2-0 涤纶线缝制瓣环线，递瓣环测量器测量瓣环大小，选择合适的人工瓣环型号，将缝线固定于人工瓣环上，送入人工瓣环，排除缝线缠绕，收紧缝线，递微创推结器打结，剪去多余缝线后，拆除持环器 ④瓣叶扩大成形技术：递长柄尖刀、微创剪刀沿三尖瓣前瓣和后瓣根部从前隔交膈交界至后膈交界的范围作一长弧形切口，用 5-0 聚丙烯线沿瓣环缝合固定外科生物补片（事先裁剪合适大小）于前后瓣环，其余部分缝合于瓣叶游离缘
11. 三尖瓣置换	递微创剪刀切除病变瓣叶，递瓣膜测量器测量瓣环大小，选择合适的生物瓣膜，采用 2-0 涤纶线双头针带垫片褥式缝法固定人工瓣膜，并检查瓣膜开关功能
12. 注水试验，检查瓣膜	递注水器（外加约 15cm 长 20#胸管）快速、大量地向右心房注水，检查瓣膜
13. 左心排气，缝闭右心房切口，经食道超声评估手术效果，后续步骤同胸腔镜房间隔缺损修补手术	将左心引流管置于心包斜窦（即下腔静脉套带）处，吸引右房回血。用 5-0 聚丙烯线自上而下、双层连续缝合右心房切口。经食管超声验证手术效果，后续步骤见胸腔镜房间隔缺损修补手术

八、护理评估

（1）健康史评估：了解患者既往病史、过敏史，评估患者手术耐受能力。完善心电图、心脏超声、血液检查结果，了解患者心脏功能状态，排除手术禁忌证。

（2）身心状况评估：针对患者焦虑、恐惧等心理状况，提供心理疏导，增强患者手术信心。

（3）手术相关需求评估：术野皮肤的准备，手术仪器设备、专科操作器械的准备，手术体位相关用物的准备。

九、护理措施

（1）全面评估患者心脏功能、瓣膜病变程度、并发症。

（2）确保所有手术器械齐全，包括成形工具、缝线材料。

（3）胸腔镜三尖瓣成形手术需反复使用注水器灌入冰生理盐水行注水试验，可开具两个注水器交替使用，减少等待时间。

（4）胸腔镜三尖瓣成形手术中须做经食管超声心动图检查验证手术效果，一旦成形不成功，需行置换手术，手术室护士应立即备齐所需器械及用物。

（5）单纯胸腔镜三尖瓣成形手术可采取心脏不停跳的方式，术中应关注患者体温变化，做好保温措施，预防发生术中低体温。

十、护理评价

（1）术前健康宣教有成效，患者情绪稳定，表示理解配合。

（2）手术物品准备齐全，手术间布局合理，手术进程顺利完成。

（3）术前及术毕体位管理安全，未见皮肤完整性损伤、肢体神经损伤。

（4）患者生命体征平稳，未出现心脏压塞、出血或其他手术并发症。

第九节　胸腔镜二尖瓣置换手术护理常规

一、概述

二尖瓣复合体由瓣环、瓣叶、腱索、乳头肌组成。正常的二尖瓣应发育良好、瓣叶柔软、厚度适中、开闭良好，瓣叶、腱索无冗长或挛缩，无融合或裂缺。二尖瓣病变可使瓣叶增厚、菲薄、裂缺或融合，令二尖瓣环变得模糊、扩大或僵硬。二尖瓣瓣膜广泛钙化、感染等严重病变导致其功能明显障碍或难以修复时，需要通过外科手术将病变二尖瓣的全部或部分瓣叶，以及部分腱索切除，再将人工瓣膜（机械瓣膜或生物瓣膜）缝在二尖瓣环上完成瓣膜置换。

二尖瓣置换手术与传统的正中开胸相比，为微创手术，具备创伤小、出血少、切口美观、术后痛苦小、住院时间短、功能恢复快等显著优势。目前胸腔镜技术已成熟地应用于瓣膜手术中，其中二尖瓣手术是微创心脏外科的代表性手术之一。在体外循环下，利用胸腔镜图像提供更大、更清晰的手术视野，充分探及瓣叶、腱索、乳头肌结构，利于手术操作，提升手术质量。

二、手术操作图

胸腔镜二尖瓣置换手术操作图见图 9 - 21。

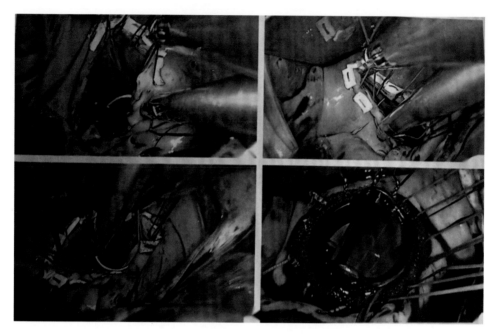

图 9 - 21　胸腔镜二尖瓣置换手术操作图

三、手术适应证

（1）二尖瓣狭窄：中度至重度二尖瓣狭窄，伴有临床症状。

（2）二尖瓣关闭不全。

（3）其他病理情况：腱索断裂或者乳头肌功能失调导致的二尖瓣反流；细菌性心内膜炎累及二尖瓣，药物治疗无效或瓣膜损伤严重等。

四、特殊仪器设备

胸腔镜设备、B 超机、经食管超声心动图探头、除颤仪、CO_2 吹气装置等。

五、特殊手术器械

胸腔镜二尖瓣置换手术特殊手术器械见图 9 - 22。

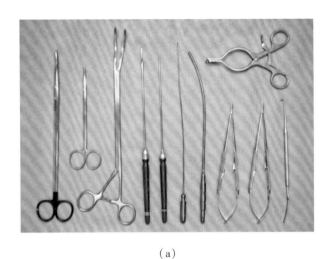

（a）

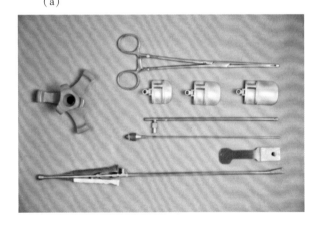

（b）　　　　　　　　　　　　　　（c）

图 9 - 22　胸腔镜二尖瓣置换手术特殊手术器械

六、术前准备

（1）麻醉方式：静脉吸入复合麻醉，双腔或单腔气管内插管。
（2）手术体位：30°左侧卧位。

七、手术方法与配合技术

胸腔镜二尖瓣置换手术方法与配合技术见表 9 - 8。

表 9 - 8　胸腔镜二尖瓣置换手术方法与配合技术

手术方法	配合技术
1. 全身麻醉	备双腔气管插管，便于术中控制右肺呼吸
2. 经皮穿刺右颈内静脉行上腔静脉插管	协助麻醉医生行中心静脉穿刺时一并完成经颈内静脉行上腔静脉插管
3. 安置30°左侧卧位	患者取仰卧位，右侧躯干抬高30°，悬吊右臂或右臂后伸暴露右侧胸
4. 消毒皮肤、铺巾	消毒范围：上至下颌、颈肩及上臂，下至大腿上2/3，包括会阴部，左右至对侧腋中线和术侧腋后线 按照正中开胸手术铺巾外，加上腹股沟切口铺巾：覆盖会阴部，铺巾呈三角形暴露双侧腹股沟切口
5. 连接胸腔镜光纤和目镜	选择10mm 30°目镜，将目镜前端置于60℃生理盐水盅内浸泡加热5min
6. 在右侧腹股沟韧带和腹股沟皱褶之间做2cm切口，游离股动脉/股静脉，行股动、股静脉插管	递圆刀、纱布，切开皮肤、皮下，递乳突牵开器暴露术野，递电刀、血管镊及蚊式钳，游离股动脉、股静脉 递精细镊、笔式针持夹5-0聚丙烯缝线（13mm针），在股动脉缝制双荷包线，股静脉缝单荷包线，分别套阻断管备用 递18G穿刺针，向心性刺入股静脉 递150cm长导丝，经穿刺针进入股静脉，插入导丝约70cm深，退出穿刺针；递导管鞘，沿导丝送至穿刺口，扩张穿刺口，退出导管鞘 递股静脉插管，沿导丝送至穿刺口，递尖刀扩大皮肤切口，继续将股静脉插管送至右心房位置，协助用手捏住股静脉插管尾端，防止管芯与管鞘分离 拔出管芯和长导丝并用导丝管收纳导丝 递夹管钳夹住静脉插管，收紧荷包线阻断带；连接静脉管与体外循环管路，递组织钳固定插管于主单 用同样方法行股动脉穿刺，插入股动脉插管并与体外循环管路连接；收紧双荷包线阻断带；递角针、10#丝线缝扎固定动脉管
7. 建立胸壁双孔切口	递圆刀切皮，递电刀笔在右侧胸壁建立双孔切口，主操作孔：在右侧第4肋间腋前线至锁骨中线间切开4~5cm切口，递电刀笔游离皮下组织进入胸腔，置入软组织牵开器；辅助孔：在右侧第4肋间腋中线偏内切开约1.2cm切口
8. 开始体外转流，切开心包并提吊	更换长电刀笔和微创器械，递微创镊、长柄尖刀于平行右侧膈神经作心包切口，自下腔静脉根部到升主动脉。递2-0涤纶线缝6~8针提吊心包，线尾留在切口外用小弯钳固定在切口巾上

（续上表）

手术方法	配合技术
9. 插主动脉灌注针并阻断升主动脉	递长电刀笔游离心包横窦、斜窦。递直角钳带 10# 丝线行上腔静脉套带并阻断，下腔静脉套丝线备用，暂不阻断 递 3-0 聚丙烯线加毡垫片缝制主动脉灌注荷包线，套缩带管，经主操作孔插入加长的灌注针、缩带固定，缩带管与灌注针均从主操作孔穿出，连接灌注管路，固定在切口巾上 经辅助孔送入特制阻断钳，在灌注针上方夹闭升主动脉，开始灌注心脏停搏液，心脏停搏
10. 安置自动左心房牵开器	递尖刀、电刀笔，于第 3 或第 4 肋间胸骨旁穿刺置入左心房金属牵开器密封鞘
11. 游离房间沟，切开左心房	递微创镊子、吸引头、长电刀笔，充分游离房间沟，递长柄尖刀、微创剪刀沿房间沟切开左心房，用数条 2-0 涤纶线提吊左心房，暴露左心房内部结构
12. 放置自动左房牵开器叶片，探查二尖瓣	经主操作孔用长柄夹持器将大小合适的牵开器叶片送入，使密封鞘与牵开器叶片固定在一起，从外部上提牵开器拉开左心房壁，显露二尖瓣，旋紧牵开器控制阀保持固定。于牵开器密封鞘侧口连接 CO_2 吹气装置，持续吹入 CO_2，递注水器（外加约 15cm 长 20# 胸管），通过注水实验探查二尖瓣
13. 二尖瓣置换	递微创镊子、长柄尖刀，于二尖瓣前叶中间距离瓣环 2mm 处切开一个小口。递 2-0 涤纶线双头针带垫片褥式缝制第一针，绷紧并固定于线圈上，递微创瓣膜剪刀沿二尖瓣瓣环剖开二尖瓣前叶并切除其瓣叶和腱索，根据情况（部分）保留或切除二尖瓣后叶，递二尖瓣测量器测量瓣环大小，选择合适机械/生物瓣膜，继续缝制 2-0 带垫片涤纶线，将其缝制在人工瓣膜上，推入人工瓣膜，递微创推结器完成涤纶线打结，固定瓣膜
14. 注水试验，检查瓣膜	递注水器快速、大量地向左心室注入冰水，观察瓣膜有无反流及反流量、反流束的流速
15. 取出左房牵开器叶片，缝合左心房切口	旋松左房牵开器阀门，递长柄夹持器取出牵开器叶片。用两条 3-0 或 4-0 聚丙烯线双层连续缝合左心房，缝合至右上肺静脉时，经左房切口—瓣膜开口将左心引流管置入左心室，切口缝合线荷包套尿管固定
16. 开放升主动脉，心脏复跳，后续步骤同胸腔镜房间隔缺损修补手术	开放主动脉，缓慢撤除主动脉阻断钳，恢复心脏血流。后续步骤见胸腔镜房间隔缺损修补手术

八、护理评估

（1）健康史评估：了解患者详细病史，完善体格检查、心电图、心动图等结果，评估患者心脏功能、瓣膜病变程度及并发症。

（2）身心状况评估：评估患者生命体征、意识状态、心理状态，了解其家庭和社会支持情况。

（3）手术相关需求评估：禁饮禁食、药物调整、肠道准备，完善相关检查。

九、护理措施

（1）对患者进行全面评估，包括心脏功能、影像学检查、血液检查等。

（2）备好人工瓣膜耗材、缝合耗材。

（3）胸腔镜二尖瓣置换手术需使用注水器灌入冰生理盐水行注水试验，可开具两个注水器交替使用，减少等待时间。

（4）胸腔镜二尖瓣置换手术中需做经食管超声心动图检查验证手术效果，一旦发现有瓣周漏，需行瓣周修补手术，手术室护士立即备齐所需器械及用物。

（5）妥善保管手术缝针，严格按照手术用物清点原则进行清点，杜绝异物遗留。

十、护理评价

（1）术前健康宣教有成效，患者情绪稳定，表示理解配合。

（2）手术物品准备齐全，手术间布局合理，手术进程顺利完成。

（3）术前及术毕体位管理安全，未见皮肤完整性损伤、肢体神经损伤。

（4）患者生命体征平稳，未出现手术并发症。

第十节　胸腔镜主动脉瓣置换手术护理常规

一、概述

主动脉瓣疾病常表现为主动脉瓣反流或主动脉瓣狭窄。随着患者年龄增长，一旦发生严重的呼吸困难、晕厥等临床症状，通过药物控制不好，外科手术便成为治疗的首选方式。心脏瓣膜外科手术多以正中开胸切口手术作为标准术式，但传统的正中开胸手术对患者造成的创伤较大、出血多、术后恢复时间长，因此患者对于微创小切口手术的需求越来越迫切。随着胸腔镜微创技术和微创手术器械的发展，越来越多的心脏瓣膜手术可在胸腔镜辅助或全胸腔镜下经右侧胸壁打孔或肋间小切口完成，这一术式具有损伤小、出血少和恢复快的优点。胸腔镜辅助或全胸腔镜下微创二尖瓣、三尖瓣手术已很成熟，但由于主动脉瓣解剖结构的特殊性、主动脉根部操作空间小和主动脉瓣置换术难度增加等因素的限制，全胸腔镜下主动脉瓣置换手术难度较大，较少有医院进行。全胸腔镜微创主动脉瓣置换手术国内鲜少有相关报道，这一术式将成为下一个有待推广的新术式。

二、手术操作图

胸腔镜主动脉瓣置换手术操作图见图 9 – 23。

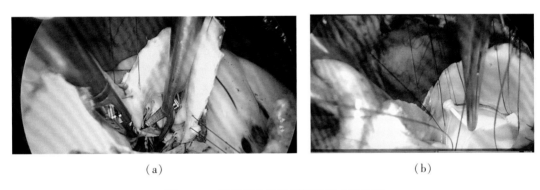

　　(a)　　　　　　　　　　　　　　　　　(b)

图 9 – 23　胸腔镜主动脉瓣置换手术操作图

三、手术适应证

胸腔镜主动脉瓣置换手术因受主动脉瓣解剖位置和手术操作空间的限制，手术操作难度大，需严格把握手术适应证。除了从病情方面考虑手术指征之外，还需重点考虑患者年龄、主动脉瓣的病变类型、瓣膜和瓣环钙化的程度、患者体质状况等因素，选择手术风险低的病例。

（1）年龄在 18 至 70 岁之间的成年患者。

（2）单纯主动脉瓣疾病，包括先天性二叶瓣疾病、风湿性瓣疾病和严重主动脉瓣关闭不全，需要根据当前建议进行手术治疗。

（3）美国胸外科医师协会（STS）外科手术风险评分 <4%。

四、特殊仪器设备

胸腔镜设备、B 超机、经食管超声心动图探头、除颤仪、CO_2 吹气装置等。

五、特殊手术器械

胸腔镜主动脉瓣置换手术特殊手术器械见图9-24。

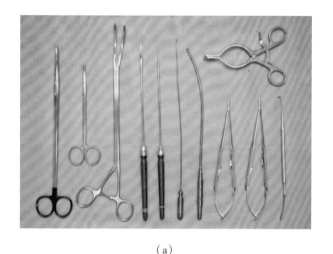
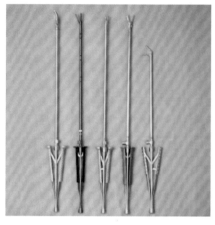

（a）　　　　　　　　　　　　　　　　　（b）

图9-24　胸腔镜主动脉瓣置换手术特殊手术器械

六、术前准备

（1）麻醉方式：静脉吸入复合麻醉，双腔或单腔气管内插管。
（2）手术体位：30°左侧卧位。

七、手术方法与配合技术

胸腔镜主动脉瓣置换手术方法与配合技术见表9-9。

表9-9　胸腔镜主动脉瓣置换手术方法与配合技术

手术方法	配合技术
1. 全身麻醉	备双腔气管插管，便于术中控制右肺呼吸
2. 经皮穿刺右颈内静脉行上腔静脉插管	协助麻醉医生行中心静脉穿刺时一并完成经颈内静脉行上腔静脉插管
3. 安置30°左侧卧位	患者取仰卧位，右侧躯干抬高30°，悬吊右臂或右臂后伸暴露右侧胸
4. 消毒皮肤、铺巾	消毒范围：上至下颌、颈肩及上臂，下至大腿上2/3，包括会阴部，左右至对侧腋中线和术侧腋后线 按照正中开胸手术铺巾外，加上腹股沟切口铺巾：覆盖会阴部，铺巾呈三角形暴露双侧腹股沟切口

（续上表）

手术方法	配合技术
5. 连接胸腔镜光纤和目镜	选择10mm 30°目镜，将目镜前端置于60℃生理盐水盅内浸泡加热5min
6. 在右侧腹股沟韧带和腹股沟皱褶之间做2cm切口，游离股动脉/股静脉，行股动、股静脉插管	递圆刀、纱布，切开皮肤、皮下、递乳突牵开器暴露术野，递电刀、血管镊及蚊式钳，游离股动脉、股静脉 递精细镊、笔式针持夹5-0聚丙烯缝线（13mm针），在股动脉缝制双荷包线，股静脉缝单荷包线，分别套阻断管备用 递18G穿刺针，向心性刺入股静脉 递150cm长导丝，经穿刺针进入股静脉、插入导丝约70cm深，退出穿刺针；递导管鞘，沿导丝送至穿刺口、扩张穿刺口、退出导管鞘 递股静脉插管，沿导丝送至穿刺口，递尖刀扩大皮肤切口，继续将股静脉插管送至右心房位置，协助用手捏住股静脉插管尾端，防止管芯与管鞘分离 拔出管芯和长导丝并用导丝管收纳导丝 递夹管钳夹住静脉插管，收紧荷包线阻断带；连接静脉管与体外循环管路，递组织钳固定插管于主单 用同样方法行股动脉穿刺，插入股动脉插管并与体外循环管路连接；收紧双荷包线阻断带；递角针10#丝线缝扎固定动脉管
7. 建立胸壁双孔切口	递圆刀切皮，递电刀笔在右侧胸壁建立双孔切口，主操作孔：在右侧第4肋间腋前线至锁骨中线间切开4~5cm切口，递电刀笔游离皮下组织进入胸腔，置入软组织牵开器；辅助孔：在右侧第4肋间腋中线偏内切开约1.2cm切口
8. 开始体外转流，切开心包并提吊	更换长电刀笔和微创器械，递微创镊、长柄尖刀于平行右侧膈神经做心包切口，自下腔静脉根部到升主动脉。递2-0涤纶线缝6~8针提吊心包，线尾留在切口外用小弯钳固定在切口巾上
9. 插主动脉灌注针并阻断升主动脉，经左、右冠脉口灌注心脏停搏液	递长电刀笔游离心包横窦、斜窦。递3-0聚丙烯线加毡垫片缝制主动脉灌注荷包线，套缩带管，经主操作孔插入加长的灌注针、缩带固定，缩带管与灌注针均从主操作孔穿出，连接灌注管路，固定在切口巾上 经辅助孔送入微创主动脉阻断钳夹闭升主动脉，递长柄尖刀、微创剪刀沿升主动脉水平做切口，经左、右冠脉口灌注心脏停搏液，心脏停搏
10. 探查主动脉瓣	递5-0聚丙烯线带垫片缝制主动脉悬吊线，暴露主动脉瓣，探查主动脉瓣
11. 主动脉瓣置换	递微创剪刀切除瓣叶，清除钙化灶，递主动脉瓣瓣膜测量器测量瓣环大小，选择合适的机械/生物瓣膜，采用2-0涤纶线双头针带垫片褥式缝法固定人工瓣膜，并检查瓣膜开关功能

（续上表）

手术方法	配合技术
12. 缝合主动脉切口	递 5 – 0 聚丙烯线带毛毡垫片缝合升主动脉切口
13. 开放升主动脉，心脏复跳，后续步骤同胸腔镜房间隔缺损修补手术	开放主动脉，缓慢撤除主动脉阻断钳、恢复心脏血流。后续步骤见胸腔镜房间隔缺损修补手术

八、护理评估

（1）健康史评估：了解患者既往病史、过敏史、手术史，全面评估患者心血管状况、肺功能、肾功能等，确保手术适宜性。

（2）身心状况评估：评估患者心理状况，提供心理支持，减轻患者术前焦虑、恐惧心理。

（3）手术相关需求评估：针对高血压、糖尿病、肺部疾病等并发症进行有效控制管理。术前禁食，做好皮肤准备、术前配血工作。

九、护理措施

（1）确保所有手术器械、耗材、缝线、人工瓣膜准备齐全。

（2）胸腔镜主动脉瓣置换手术主操作孔位置是根据手术患者升主动脉位置决定的，术野暴露困难时，使用肋间微创牵开器利于暴露。

（3）胸腔镜主动脉瓣置换手术操作，配合外科医生用聚丙烯线缝置右心耳牵引线，充分暴露主动脉根部。

（4）采用微创专用打结器将瓣膜缝线按先无冠瓣环—左冠瓣环—右冠瓣环的顺序落座打结，配合外科医生逐一检查结扣松紧度，避免出现瓣周漏。

（5）手术缝针用量大，术前、术中、术后双人核查，确保正确。

十、护理评价

（1）术前健康宣教有成效，患者情绪稳定，表示理解配合。

（2）手术物品准备齐全，手术间布局合理，手术进程顺利完成。

（3）术前及术毕体位管理安全，未见皮肤完整性损伤、肢体神经损伤。

（4）患者生命体征平稳，未出现出血等手术并发症。

第十一节 胸腔镜冠状动脉旁路移植手术护理常规

一、概述

小切口冠状动脉旁路移植手术是通过左胸壁小切口在心脏跳动下直视完成的冠状动脉旁路移植手术，最常应用于左侧内乳动脉与左前降支吻合。传统的正中开胸冠状动脉旁路移植手术对于患者而言，创伤大、出血多并且术后恢复较慢，而小切口冠状动脉旁路移植手术具有创伤小、恢复快、切口美观的特点，易于被患者接受。目前全胸腔镜下心脏外科技术已不断成熟，将胸腔镜辅助技术运用到小切口冠状动脉旁路移植手术中，操作者在胸腔镜辅助下可以全面准确地评估内乳动脉的走向、长短、位置，并且对游离内乳动脉后的内乳动脉床进行全面止血，可以使小切口冠状动脉旁路移植术创伤更小、出血更少、恢复更快，符合外科发展需求。

二、手术操作图

胸腔镜冠状动脉旁路移植手术操作图见图9-25。

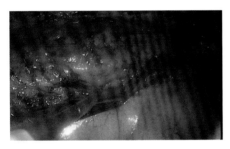 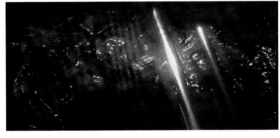

(a)   (b)

图9-25 胸腔镜冠状动脉旁路移植手术操作图

三、手术适应证

（1）严重的冠状动脉狭窄：造影显示冠状动脉主干或主要分支有70%的狭窄。

（2）急性心肌梗死。

（3）复杂病变：严重左主干支病变、三支血管病变。

（4）糖尿病合并多支血管病变。

（5）介入治疗失败或再狭窄。

（6）前次搭桥手术后再狭窄。

（7）不稳定型或变异性心绞痛。

（8）左心功能减退。

四、特殊仪器设备

胸腔镜设备、血流测量仪、B超机、除颤仪、血液回收机、临时起搏器等。

五、特殊手术器械

胸腔镜冠状动脉旁路移植手术特殊手术器械见图9-26。

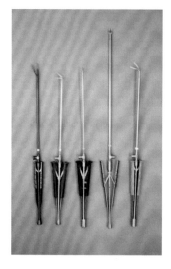 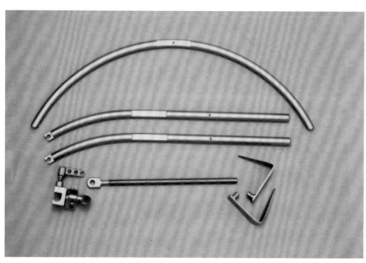

（a）   （b）

图9-26   胸腔镜冠状动脉旁路移植手术特殊手术器械

六、术前准备

（1）麻醉方式：静脉吸入复合麻醉。

（2）手术体位：30°右侧卧位。

七、手术方法与配合技术

胸腔镜冠状动脉旁路移植手术方法与配合技术见表9-10。

表9-10 胸腔镜冠状动脉旁路移植手术方法与配合技术

手术方法	配合技术
1. 放置一次性胸外 AED 除颤电极片	在摆放体位前,于患者胸骨右缘第2肋间、第5肋间与腋后线交界处放置一次性胸外 AED 除颤电极片(避免遮挡手术切口及正中开胸切口位置)
2. 安装悬吊式乳内动脉牵开系统	安置完手术体位,手术铺巾后,于左侧胸壁第4肋间安装消毒灭菌的悬吊式内乳动脉牵开系统
3. 调节悬吊式乳内动脉牵开系统	将胸腔镜设备置于患者右侧,连接完毕设备后,目镜经左侧胸壁第3肋间切口进入胸腔,调节悬吊式内乳动脉牵开系统悬吊拉钩高度和位置
4. 胸腔镜辅助下获取内乳动脉	递微创抓钳和电刀笔(长电刀头)游离内乳动脉,从第1肋处开始游离,血管分支用微创钛夹钳夹结扎钉夹闭,向上游离至第1肋上缘,向下游离至第5肋 备显影纱条,及时蘸干术野出血点,备8-0聚丙烯线缝合止血 完全游离内乳动脉后用10mL注射器喷洒罂粟碱溶液待离断
5. 撤出悬吊式乳内动脉牵开系统	撤出悬吊式内乳动脉牵开系统及目镜,于左胸壁第4肋间做5~10cm手术切口,放置肋骨微创牵开器,递2-0涤纶线数条悬吊心包
6. 开启心脏组织固定器、雾化吹气管	安装好心脏组织固定器、雾化吹气管装置
7. 吻合内乳动脉	递精细镊、15#刀片切开冠状动脉外膜,递冠状动脉尖刀切开冠状动脉壁,依次递冠状动脉前向剪、后向剪将切口延长,递8-0聚丙烯线、平台血管镊,将胸廓内动脉与靶血管(前降支)行端侧吻合。打结前开放胸廓内动脉近端血管夹排气,检查吻合口是否有漏血。吻合完毕递5-0或6-0聚丙烯线,将胸廓内动脉吻合口两侧的蒂固定在心脏表面
8. 检查冠脉吻合口	吻合完毕,30mL注射器套24#留置针软管注水检查吻合口情况
9. 血管桥血流量监测	递血流量探头(2mm)进行血管桥血流量监测,输入患者信息,血流量探头接血流测量仪监测吻合血管桥的血流量,及时保存或打印数值报告 一般平均流量>20mL/min,流量<5mL/min并且搏动指数数值超过5提示血管桥供血不足,需重新搭桥
10. 止血、关闭手术切口	检查切口和冠脉吻合口无出血,放置引流管,逐层止血关胸,清点纱布、缝针及杂项物品,关闭手术切口

八、护理评估

（1）健康史评估：评估患者既往病史、过敏史、手术史，评估患者有无高血压、糖尿病、高血脂等基础疾病。

（2）身心健康评估：评估患者心理状态，提供心理支持。

（3）手术相关需求评估：术野皮肤的准备，术前用药、配血，手术仪器设备、冠脉搭桥专科操作器械耗材的准备。

九、护理措施

（1）全面评估患者心脏功能、冠状动脉病变情况，以及其他并发症。

（2）确保所有不停跳手术特殊器械，如固定器，分流器、吹雾器处于备用状态。

（3）此手术在非体外循环下完成，为避免发生术中低体温，应保持室温在25℃及持续使用下垫式吹风毯（开启38℃），术中使用38℃温盐水，持续监测体温变化，避免体温下降引起心律失常。

（4）此手术心脏不停跳，术中牵拉、搬动、电刺激心脏易诱发恶性心律失常，有效的团队协作能提高抢救成功率。在搬动心脏进行血管吻合时，原本缺血的心肌组织极易发生室颤，为确保术中能及时有效实施抢救，应于术前在患者胸部避开手术区域放置一次性胸外 AED 除颤电极片，并备好胸骨锯、胸骨牵开器、体外循环管道等物品。

（5）微创冠状动脉搭桥附加包、悬吊式内乳动脉牵开系统由于价格昂贵，为了降低耗损率，延长使用寿命，需采用细节专科化管理。

（6）做好紧急转体外循环手术的准备，确保心脏停搏液、人工心肺机、体外循环管道准备充足。

十、护理评价

（1）术前健康宣教有成效，患者情绪稳定，表示理解配合。

（2）手术物品准备齐全，手术间布局合理，手术进程顺利完成。

（3）术前及术毕体位管理安全，未见皮肤完整性损伤、肢体神经损伤。

（4）患者生命体征平稳，未出现手术并发症。

参考文献

［1］宋海娟，谢庆，韩盖宇，等. 33 例 Barlow 综合征患者全胸腔镜 Loop 技术二尖瓣成形术护理配合［J］. 护理学报，2019，26（4）：66－69.

［2］冯旭林，陈晓霞，韩盖宇，等. 113 例冠状动脉血管病变患者行胸腔镜辅助冠状动脉旁路移植术的护理［J］. 护理学报，2020，27（24）：60－62.

［3］陈凌，杨满青，林丽霞. 心血管疾病临床护理［M］. 广州：广东科技出版社，2021.

［4］魏革，刘苏君，王芳. 手术室护理学［M］. 3 版. 北京：人民军医出版社，2014.

［5］郭莉. 手术室护理实践指南（2019 年版）［M］. 北京：人民卫生出版社，2019.

［6］徐光亚，吴树明. 图解心脏外科手术学［M］. 2 版. 北京：科学出版社，2010.

［7］SPRAY T L，ACKER M A. 罗伯 & 史密斯心脏外科手术学［M］. 丁以群，译. 6 版. 西安：世界图书出版西安有限公司，2020.

［8］郭惠明. 全胸腔镜心脏外科手术［M］. 广州：广东科技出版社，2023.

第十章 耳鼻喉科手术护理常规

第一节 经鼻内镜扁桃体腺样体切除手术护理常规

一、概述

扁桃体腺样体切除术是目前治疗儿童阻塞性睡眠呼吸暂停低通气综合征保守治疗效果不佳时的主要方法。儿童阻塞性睡眠呼吸暂停低通气综合征的发病率为 2% ~ 3%，典型的临床表现为睡眠时鼾声粗响、张口呼吸、反复呼吸暂停。由于夜间缺氧，二氧化碳潴留，睡眠质量差，个别患儿白天瞌睡，性格行为出现异常，严重者发育迟缓，甚至停滞。若患此病，学龄儿童可有注意力不集中、烦躁、易激惹、智力发育滞后等情况。扁桃体和腺样体肥大是引起儿童上气道局限性阻塞最常见的原因。近年来，鼻内镜直视辅助和低温等离子射频消融技术成为扁桃体腺样体切除手术的主流方式。鼻内镜使手术视野更清晰；低温等离子射频消融技术在消融或切割病灶的同时可以止血，对邻近组织的热损伤小，出血少，视野清晰，切除彻底。因此该术式在临床应用中日趋广泛。

二、手术操作图

经鼻内镜扁桃体腺样体切除术操作图见图 10 – 1。

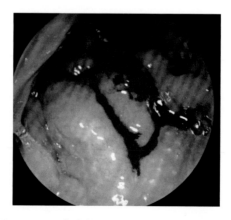

图 10 – 1 经鼻内镜扁桃体腺样体切除术操作图

三、手术适应证

（1）2岁以上患儿：合并扁桃体肥大，有阻塞性睡眠呼吸暂停。
（2）慢性扁桃体炎：反复发作的扁桃体炎，影响生活质量和工作学习。
（3）扁桃体肥大：扁桃体肥大导致呼吸困难、打鼾、睡眠呼吸暂停等症状。
（4）腺样体肥大：腺样体肥大导致鼻塞、流涕、嗅觉减退等症状。
（5）反复发作的咽喉炎：反复发作的咽喉炎，影响生活质量和工作学习。

四、特殊仪器设备

摄像系统（监视器、摄像主机、摄像头、冷光源、导光束）、70°视角内镜。

五、特殊手术器械

经鼻内镜扁桃体腺样体切除手术特殊手术器械见图10-2。

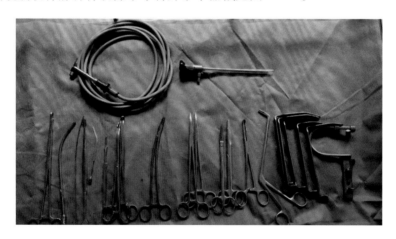

图10-2　经鼻内镜扁桃体腺样体切除手术特殊手术器械

六、术前准备

（1）麻醉方式：气管内插管全身麻醉。
（2）手术体位：患儿头部尽量靠近床沿，采用头颈仰卧位，肩下垫一软枕，防止头部悬空，能充分暴露口腔即可。用透明敷贴保护双眼，使用约束带将双手臂固定于身体两侧及约束双下肢。防止术中患儿跌倒、坠床。
（3）手术间布局：麻醉机放置手术床左上方，切除扁桃体时医生站在患儿头端，切除腺样体时站在患儿右侧，等离子手术系统、吸引装置放在手术床腿侧，鼻内镜显示系统宜置患儿头部并调整好与主刀医生最佳距离，使主刀医生能从显示系统清晰地直视观察腺样体。

七、手术方法与配合技术

经鼻内镜扁桃体腺样体切除手术方法与配合技术见表 10 - 1。

表 10 - 1　经鼻内镜扁桃体腺样体切除手术方法与配合技术

手术方法	配合技术
1. 消毒铺巾	常规协助医生消毒、包头、铺无菌巾
2. 连接导线、管道及成像系统	递光纤、摄像头、等离子射频刀头、吸引管等，分类进行固定放置
3. 暴露扁桃体	放置达卫氏开口器，调整舌体，暴露双侧扁桃体
4. 切除扁桃体	等离子刀切开扁桃体前弓，暴露上极，沿扁桃体被膜自上而下分离扁桃体，切断扁桃体下极，完整切除扁桃体，扁桃体窝内充分止血，并缝闭扁桃体窝。同样方法切除对侧扁桃体，扁桃体标本切下后妥善保存
5. 切除腺样体	放置达卫氏开口器，予8#硅胶导尿管于双层鼻腔置入，经口腔拉出并固定，使软腭上提，充分暴露鼻咽部；等离子刀逐层清除腺样体组织至平整，充分暴露后鼻孔，鼻咽部充分止血，术毕
6. 探查，止血	观察 5 ~ 10min 无活动性出血，术毕
7. 术毕，留置标本、整理用物	清点手术器械用物、留置病理标本

八、护理评估

（1）健康史评估：详细了解患儿的病史，包括药物及食物过敏史、手术史、心血管系统情况、呼吸道通畅程度，以及近期内是否伴有呼吸道疾病。评估患儿的禁饮禁食时间、口腔卫生情况，是否有口腔溃疡，是否存在进食困难或咀嚼困难等问题。

（2）身心状况评估：生命体征、术前阻塞性睡眠呼吸暂停情况、是否服用抗凝药物等，患儿家属对手术的认知程度、心理支持情况。手术效果期望值、配合度等情况。

（3）手术相关需求评估：检查患儿口腔有无松动的门牙，防止麻醉及手术过程中损伤，准备手术仪器设备、专科操作器械。

九、护理措施

1. 术前健康宣教

（1）术前进行健康宣教，以简单易懂的语言介绍手术的目的、安全性、预期效果、手术配合注意事项等，取得患儿及家属的信任和理解。

（2）询问家属近期患儿有无上呼吸道感染病史，有无疾病及药物过敏史。介绍禁食禁饮时间。手术间温度注意保持在25℃左右，注意患儿保暖。

（3）抬高患儿头部铺巾时，应再次检查管道衔接紧密性，勿使气管导管脱出。

2. 麻醉的配合

（1）建立静脉通路，对于不配合的患儿可先给予镇静剂再建立1条静脉通路。

（2）协助麻醉医生气管插管，鼾症患儿多有肥胖，在诱导气管插管过程中可能出现插管困难、造成呼吸抑制等。若出现紧急状况，护士应立即协助应急处理。

（3）气管导管使用加强型导管，术中不易弯折，插管完成后应固定于一侧口角，术中要提醒医生操作时勿压住气管导管。

（4）约束并固定患儿肢体。

3. 手术中配合

（1）备好手术器械包及所需器械、用物，协助术者将导线套入无菌镜头套，妥善固定内镜导线、导光束、动力系统导线。

（2）关注患儿生命体征变化及血氧饱和度的变化。协助观察麻醉深度，严防气管插管脱出。注意根据患儿年龄、体重调节滴速，防止输液过快过量。

4. 术毕护理

（1）术毕将患儿送至恢复室交接班。患儿未完全清醒前取去枕头，平卧，头偏向一侧，有利于口腔血液及分泌物自行流出，以防发生误吸。

（2）在麻醉苏醒期拔除气管导管时，患儿会有躁动，恢复室护士应时刻在患儿身旁，密切关注其生命体征，随时备好吸引器，保持气道通畅，保证患儿安全。

（3）复苏期间观察患儿口腔内是否伴有出血情况。如有出血应报告医生，及时处理。

十、护理评价

（1）术前健康宣教有成效，患儿及家属情绪稳定，表示理解配合。

（2）手术物品准备齐全，手术间布局合理，手术进程顺利完成。

（3）术中及时关注患儿生命体征变化及防止导管脱出。

（4）器械敷料数目齐全，未出现敷料遗留现象。标本留置正确。

第二节　经支撑喉镜 CO_2 激光喉显微手术护理常规

一、概述

经支撑喉镜 CO_2 激光喉显微手术是近年来发展的咽喉部疾病的微创治疗方法，将 CO_2 激光手术设备、手术显微镜、支撑喉镜三者耦合为一体，使激光束通过显微喉镜进入喉腔，解决了激光的传输问题，而且保证了手术的准确性。目前，CO_2 激光器被认为是喉激光手术中最佳的激光手术器械，安全性好、创伤小、恢复快、出血少，疗效确切。其精准能够使术者最大限度地保护正常组织，避免不必要的损伤，且能较好地保留喉功能。目前，其已经被证明是一种治疗多种喉部良恶性疾病的理想手段，在临床上得到了广泛的应用和推广。

二、手术操作图

经支撑喉镜 CO_2 激光喉显微手术操作图见图 10 - 3。

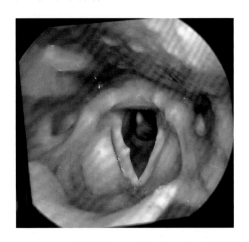

图 10 - 3　经支撑喉镜 CO_2 激光喉显微手术操作图

三、手术适应证

（1）声带结节、声带息肉。
（2）喉狭窄、喉肉芽肿。
（3）喉部早期良性或恶性肿瘤。
（4）喉气管多发型乳头状瘤。

四、特殊仪器设备

（1）支撑喉冷光源主机。
（2）科医人 CO_2 激光主机。
（3）显微镜。

五、特殊手术器械

经支撑喉镜 CO_2 激光喉显微手术特殊手术器械见图 10 - 4。

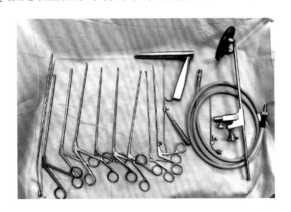

图 10 - 4　经支撑喉镜 CO_2 激光喉显微手术特殊手术器械

六、术前准备

（1）麻醉方式：气管内插管全身麻醉。
（2）手术体位：颈后仰卧位，颈部放置肩垫，安装护胸板。
（3）手术间布局：麻醉机放置在患者左上方。器械操作台放置于患者右侧。仪器设备摆放：显微镜放置于患者右下方，激光手术器放置于靠近患者右侧。

七、手术方法与配合技术

经支撑喉镜 CO_2 激光喉显微手术方法与配合技术见表 10 - 2。

表 10 - 2　经支撑喉镜 CO_2 激光喉显微手术方法与配合技术

手术方法	配合技术
1. 体位摆放	患者取仰卧位，肩部放置肩垫垫高，胸前区安置护胸板
2. 常规Ⅲ型安尔碘消毒	协助包头、铺巾

（续上表）

手术方法	配合技术
3. 固定和定位	左手持支撑喉镜，以常规方法插入支撑喉镜，充分暴露前联合后固定于护胸板
4. 调整显微镜，行镜下检查	调整手术显微镜至清晰，通过支撑喉镜和显微镜对喉部进行检查，观察声带和周围组织的病变情况
5. 激光切割	使用 CO_2 激光主机，通过显微镜引导，对声带上的息肉或其他病变进行精确的激光切割。激光切割可以有效地去除病变组织同时修整创面并止血
6. 切除肿物、出血控制	以显微剪及钳彻底切除肿物，以激光修整创面并止血，确保手术区域视野清晰
7. 检查术野	检查术区洁净，无出血，结束手术

八、护理评估

（1）健康史评估：了解患者心血管疾病史、心肺功能，凝血功能有无异常，有无过敏史或不良反应、颈椎病史、传染病史等。

（2）身体状况评估：评估患者术前生命体征，有无假牙或合并松动的牙齿，有无口腔疾患。对于肥胖、小颌畸形、颈部短粗的患者，若合并有困难气道等，应予特别关注。

（3）心理状况评估：了解患者对手术的了解程度、心理状况，包括焦虑、恐惧、抑郁等情绪状态，以及对手术的期望和担忧、是否精神过度紧张。

（4）手术相关需求评估：手术仪器设备、专科操作器械的准备，吸引器、颈过伸仰卧体位垫所用的相关用物的准备。

九、护理措施

1. 术前健康宣教

（1）心理支持：术前评估患者心理适应能力，并提供必要的心理支持，通过心理疏导减轻其紧张、焦虑、恐惧，并告知围手术期注意事项，消除患者紧张心理。

（2）术前宣教：向患者及家属说明该手术的优越性、先进性、必要性。鼓励患者积极面对手术，增强他们的信心。

（3）了解患者对麻醉的了解和接受程度，告知患者麻醉方式及手术体位，告知患者气管内插管全身麻醉及苏醒拔管注意事项。嘱其在手术结束后麻醉苏醒期不宜躁动，同时说明安全拔管的重要性。

2．手术体位安全管理

（1）麻醉平稳后取头颈后仰位，平肩峰处安置体位枕。颈部悬空处放置卷布条防止患者颈部悬空；保持患者口、咽、喉基本处于一水平线上，颈椎病和老年患者应慎重，头颈不可强行后仰，以免造成颈椎损伤。

（2）患者取颈仰卧位，采用一次性3M贴膜保护眼睛，应确保双眼眼睑闭合，避免角膜损伤。

（3）麻醉诱导期使用约束带对患者的四肢做好约束，避免患者烦躁导致坠床。

3．协助麻醉管道管理

（1）术前巡回护士选择左上肢建立外周静脉通道1条，巡回护士约束上肢及做好输液管道的管理。

（2）经口气管插管全麻，选用加强型号气管导管，确保气管导管与管道连接时的紧密性，防止术中脱管。固定气管导管于口角一侧，以利术野暴露。

（3）气管导管气囊封闭下呼吸道，既保持有效机械通气，又避免分泌物及激光汽化产生的烟雾进入气管。术中注意观察气囊是否受损及对呼吸道的封闭程度，随时吸净呼吸道分泌物。

（4）术中输出激光时，告知麻醉医生氧浓度调至30%以下，避免（气管）导管气囊被打破及气道灼伤。一旦发生以上情况，要及时停止激光输出。

4．术中配合要点

（1）连接两路吸引装置，一路连接喉镜吸除激光产生的烟雾，另一路连接吸引头吸除术野的血液和黏液，以保证术野的清晰。

（2）固定支撑喉镜时的刺激可导致患者血流动力学指标的波动，术中应密切观察患者心率。一旦心率明显下降，立即报告医生停止操作。

5．仪器设备准备

（1）术前检查显微镜工作状态。将显微镜主体置于术者右边距手术床头大约30cm处。

（2）CO_2激光机的调节：CO_2激光机置于术者右侧手术显微镜旁，以不妨碍术者操作为准，将激光机与显微镜通过耦合装置连接好。

（3）开机检测激光机功能完好性。

（4）安全使用激光，避免使用激光损伤气管导管后，导致呼吸道烧伤。

十、护理评价

（1）术前健康宣教有成效，患者情绪稳定，表示理解配合。

（2）手术物品仪器设备齐全，手术间布局合理，手术进程顺利完成。

（3）术前及术毕体位管理安全，未出现颈部损伤、眼部、腭咽黏膜挫裂伤。

（4）患者未出现术中脱管、气道灼伤、喉头水肿等手术并发症。

第三节　经鼻内镜鼻窦手术护理常规

一、概述

经鼻内镜鼻窦手术是一种通过鼻腔进行的微创手术。目前在临床慢性鼻窦炎以及鼻息肉等疾病治疗中广泛应用。经鼻内镜鼻窦手术在鼻内镜直视视野下操作，通过鼻内镜观察鼻腔和鼻窦的情况，同时使用微型手术器械进行操作。在保留患者鼻腔和鼻窦黏膜以及解剖结构正常的基础上，彻底清除病灶，促使患者鼻腔和鼻窦黏膜功能恢复正常。该术式可以减少手术风险，减少手术创伤和恢复时间。

二、手术操作图

经鼻内镜鼻窦手术操作图见图 10 - 5。

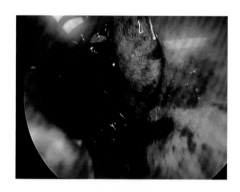

图 10 - 5　经鼻内镜鼻窦手术操作图

三、手术适应证

（1）慢性鼻窦炎。
（2）鼻窦囊肿。
（3）鼻窦良性或恶性肿瘤。
（4）鼻息肉。

四、特殊仪器设备

监视器、冷光源、鼻动力系统、等离子系统。

五、特殊手术器械

经鼻内镜鼻窦手术特殊手术器械见图 10 – 6。

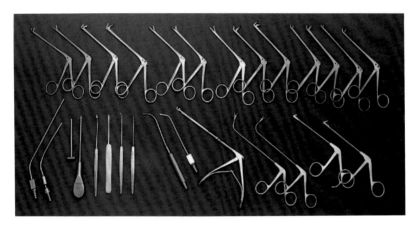

图 10 – 6 经鼻内镜鼻窦手术特殊手术器械

六、术前准备

（1）麻醉方式：全麻插管，固定于左侧口角。
（2）手术体位：患者取仰卧位，头部放置枕头略垫高，偏向右侧。
（3）手术间布局：器械操作台分别放置于患者头部及右侧，监视器摆放于患者头部上方，鼻动力系统放置于患者左下方，麻醉机放置于手术床右上方。

七、手术方法与配合技术

经鼻内镜鼻窦手术方法与配合技术见表 10 – 3。

表 10 – 3 经鼻内镜鼻窦手术方法与配合技术

手术方法	配合技术
1. 常规Ⅲ型安尔碘消毒	协助包头、铺巾
2. 收缩鼻腔	予含有 12mL 顺妥敏 + 10mL 生理盐水润湿的棉片收缩鼻腔 2 次，每次 5～10min。收缩鼻腔后鼻内镜下可见患者下鼻甲肥大，中鼻甲正常，筛泡肥大，双侧鼻腔内可见大量脓性分泌物
3. 局部浸润注射	外移双侧下鼻甲，润湿后的纱块填塞患者鼻咽部，予含有少许肾上腺素的 1% 利多卡因 + 生理盐水局部浸润麻醉患者左侧钩突及翼腭窝

（续上表）

手术方法	配合技术
4. 暴露鼻窦窦口	剥离子分离钩突，中鼻甲剪刀剪除钩突上部及尾部，息肉钳夹除钩突，暴露上颌窦自然开口，动力系统扩大上颌窦开口并修整窦口黏膜
5. 开放鼻窦	息肉钳在中甲基板垂直板与水平板交界处咬除部分筛泡骨质及黏膜，进入后组筛窦气房，向上咬除前组筛窦及气房骨质和黏膜，暴露完整筛窦，动力系统及黏膜钳修整筛窦黏膜及骨质，暴露蝶筛隐窝，用吸引器经蝶筛隐窝探入蝶窦口，蝶窦咬钳扩大蝶窦开口，动力系统修整窦口周围黏膜 彻底开放筛窦后，可见前筛顶及额隐窝，组织钳切除额隐窝周围骨质，暴露并扩大额窦开口，动力系统修整周围黏膜。相同方法行对侧上颌窦、筛窦、蝶窦及额窦手术
6. 填塞止血	查双侧鼻腔无明显活动性出血，予纳吸绵、膨胀止血海绵填塞鼻腔

八、护理评估

（1）健康史评估：询问患者的病史、手术史、高血压史、过敏史等；评估手术的风险和可行性。

（2）心理状况评估：了解患者对手术的认知程度、心理状况，包括焦虑、恐惧等负面情绪，以及对手术的期望和担忧。

（3）身体状况评估：了解患者的血压、心率等生命体征，评估患者的整体身体状况和手术的可行性。

九、护理措施

1. 术前健康宣教

（1）介绍经鼻内镜鼻窦手术的操作方式以及配合技巧，告知患者术后鼻腔填塞会影响鼻腔通气功能，需要患者张口呼吸。让患者对手术建立一定理解和认知。

（2）心理支持：倾听患者的顾虑和恐惧，耐心解释手术优点、术后注意事项，缓解患者紧张心理等负面情绪。

（3）了解患者对麻醉的了解和接受程度，告知患者麻醉方式、相关注意事项，以及苏醒拔管注意事项。

2. 手术体位安全管理

（1）患者取仰卧位，使用软枕将头部垫高 15°～30°，头偏向右侧。调整好手术床适宜高度。

（2）采用一次性眼贴膜保护眼睛，应确保双眼眼睑闭合，避免角膜损伤。

（3）麻醉气管导管衔接紧密，固定于左口角一侧。

（4）术前使用约束带对患者四肢做好约束，避免坠床。

3. 鼻腔出血的观察及护理

（1）密切观察患者的心率、血压、呼吸等生命体征，做好记录。及时报告医生并记录出血量。

（2）可通过负压吸引瓶的引流量或术野的出血观察术中出血量。如果术中出血量达到三级以上，并做好止血准备。若必要，采取相关止血措施。

（3）如患者术后存在不同程度的出血，与恢复室护士重点交接。如患者鼻腔有渗血过多或拔管后出现口腔血液分泌物过多或血凝块等情况，则应立即报告医生进行处理。

4. 疼痛管理

（1）术后因填塞膨胀海绵可能出现鼻塞、疼痛等不适感，术前1天由病房指导患者建立认识及进行适应功能训练：堵鼻试验、呼吸训练等。

（2）术毕麻醉药物效果逐渐消退，患者出现轻度疼痛时，在鼻额部用包裹在毛巾里面的一次性医用冰袋进行冰敷，或转移患者注意力，以缓解疼痛。

（3）鼻腔护理：告知患者在咳嗽的时候尽量控制力度，可将床头适当抬高。

5. 手术感染的预防

（1）在术前1天由病房为患者进行清理鼻腔、修剪鼻毛等准备工作。

（2）术前30min遵医嘱使用预防性抗生素，预防手术切口感染。

（3）调好手术间适宜温度和湿度，温度23℃左右、湿度50%左右，确保手术室安静。

（4）术前严格检查手术器械、物品，确保在无菌状态。

（5）手术过程中严格执行手术卫生标准。手术结束后轻拭患者面部血迹。

6. 并发症护理

（1）如术中损伤导致脑脊液渗漏，应配合医生做好相应补救措施。

（2）麻醉诱导期或拔管期间需清理患者口腔的分泌物，避免鼻腔填塞后发生误吸。

（3）对于纱条填塞鼻腔的老年患者，做好对血气指标的监测，避免低氧血症等问题。

（4）针对眼眶与视神经损伤的问题，应当在围手术期极其重视，术毕做好对眼眶水肿、瘀血等情况的观察。避免眼球结膜水肿和出血。

十、护理评价

（1）术前健康宣教有成效，患者情绪稳定、维持平稳的心态，表示理解配合。

（2）患者能掌握缓解疼痛的方法与技巧。

（3）患者术后未出现相关手术并发症。

第四节　经耳内镜鼓室成形手术护理常规

一、概述

慢性化脓性中耳炎是耳科常见的中耳炎疾病，是指发生于中耳骨膜、黏膜或者累及骨质，甚至还会破坏临近骨质及血管、神经的一种慢性化脓性炎症。临床常出现耳部流脓、听力下降、眩晕等多种不良症状，部分患者还会出现面瘫、头痛等，对患者的负面影响较大，影响其生活质量。临床治疗以手术为主。经耳内镜鼓室成形手术是一种耳内镜辅助下进行鼓膜修复的手术。耳内镜下耳屏软骨－软骨膜修补术是近年来效果较好的术式，指将耳屏软骨－软骨膜嵌入破裂或缺损的鼓膜部位修复鼓膜。这种手术的优点是创伤小、恢复快。经耳内镜鼓室成形手术可治疗慢性化脓性中耳炎，缩短手术时间，减少术中失血量，减轻术后疼痛，降低并发症发生率，改善患者听敏度，加快康复进度。

二、手术操作图

经耳内镜鼓室成形手术操作图见图 10 - 7。

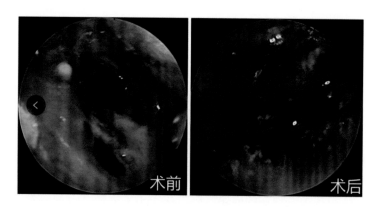

图 10 - 7　经耳内镜鼓室成形手术操作图

三、手术适应证

（1）慢性非化脓性中耳炎：鼓膜囊肿、胆脂瘤或粘连性中耳炎等。
（2）慢性化脓性中耳炎：单纯性鼓膜穿孔、中耳炎合并鼓室颅底缺损等。
（3）急性慢性复发性中耳炎后鼓膜穿孔不愈合者。
（4）穿孔后留有气体引流不畅或中耳排泄物往外流出，影响生活质量者。

四、特殊仪器设备

（1）摄像系统（监视器、摄像主机、摄像头、冷光源、导光束）、0°耳内镜。
（2）录像设备：用于录制手术过程，或教学、研究和评估手术效果等。
（3）微创手术器械，包括各种细微的刮刀、探针、皮瓣刀等微型手术器械。

五、特殊手术器械

经耳内镜鼓室成形手术特殊手术器械见图 10 - 8。

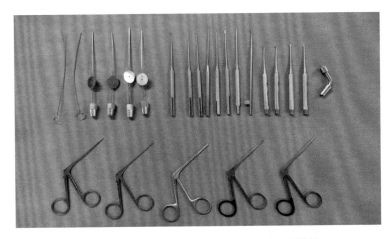

图 10 - 8　经耳内镜鼓室成形手术特殊手术器械

六、术前准备

（1）麻醉方式：气管内插管全身麻醉。
（2）手术体位：仰卧位，头偏向健侧，颈部请勿悬空。
（3）手术间布局：主刀医生站于患侧，摄像系统置于手术医生对侧。

七、手术方法与配合技术

经耳内镜鼓室成形手术方法与配合技术见表 10 - 4。

表 10 - 4　经耳内镜鼓室成形手术方法与配合技术

手术方法	配合技术
1. 常规Ⅲ型安尔碘消毒	协助包头、铺巾
2. 外耳道清洁	负压吸引清理多余分泌物、消毒液，必要时剪除多余耳毛

（续上表）

手术方法	配合技术
3. 连接摄像系统、管道等	协助台上连接摄像系统、光纤、吸引管
4. 耳内镜下探查	耳内镜下观察鼓膜及鼓室内情况，做新鲜移植床，直针或钩针沿鼓膜穿孔边缘切除多余瘢痕及纤维组织
5. 皮肤－鼓膜瓣制备	外耳针对耳屏软骨后方的皮下组织进行剥离，促使耳屏软骨暴露，切取适合大小的软骨，制作岛状耳屏软骨－软骨膜补片道予皮下浸润，皮瓣刀环形切开外耳道皮肤，沿骨性外耳道分离并挑开鼓环，将皮肤鼓膜瓣掀起，小心分离并保护鼓索神经
6. 移植物制备	耳屏皮下作浸润，15#刀片纵行切开耳屏内侧皮肤，眼科剪分离耳屏软骨，裁剪大小合适带软骨膜的耳屏软骨并修整，耳屏予全层缝合
7. 填塞	外耳道填塞纳吸绵，外耳道口予棉球填塞，包扎，术毕

八、护理评估

1. 健康史评估

（1）病史：询问患者的耳病史，包括之前是否有中耳炎、耳朵手术或任何耳部损伤。

（2）药物史：询问患者目前使用的药物，特别是影响凝血功能的药物（如阿司匹林）。

（3）过敏史：询问患者是否对某种药物、消毒剂或食物等有过敏反应。

2. 身心状况评估

（1）一般身体状况：评估患者的一般健康状况，如是否伴有基础疾病等。

（2）心理状况：评估患者对手术的理解程度和心理准备情况。

（3）局部状况：检查患耳的情况，了解患者耳道是否存在炎症、感染或其他异常情况。

3. 手术相关需求评估

（1）皮肤准备：评估耳部皮肤的情况，评估耳部清洁度，是否做耳后备皮，及确保没有感染或其他皮肤问题。

（2）器械和设备：确保所有必需的手术器械和设备都准备齐全且处于良好状态。

九、护理措施

1. 术前健康宣教

（1）告知患者麻醉方式及手术体位。

（2）解释手术的目的和过程，包括经耳内镜鼓室成形术的原理、手术步骤、术后恢复及效果等情况。

2. 心理护理

（1）患者由于耳内流脓、听力下降，与人交流困难并担心疾病复发或听力提高不明显易出现焦虑、悲观等思想情绪。护士应给予耐心倾听和支持。

（2）向患者解释手术方式、麻醉方法、此手术成功病例，以及手术配合注意事项等使患者减轻心理压力，确立其对术后合理的听力期望值。鼓励患者以积极的心态配合手术。

3. 患者及手术用物准备

（1）检查患耳周围毛发备皮情况。术前确保患耳后二指内毛发剃除，女患者术晨将患侧头发梳向健侧编成小辫固定。

（2）手术器械、物品准备：检查鼓室成形显微器械、显示系统。确保设备系统处于完好状态。

4. 手术安全核查

核对患者身份、手术方式、手术部位、手术部位标志、区分左右侧耳朵。

5. 手术体位管理

（1）患者采用平卧位，输液选择健侧上肢，术前常规约束患者肢体，防止坠床。

（2）采用一次性眼贴膜保护眼睛，应确保双眼睑闭合，防止消毒液进入眼睛。

（3）患者头部垫头圈，头偏一侧，并检查确保健耳枕于头圈凹陷处。以防止健耳受压及头部术中移动。

6. 术中配合

（1）麻醉完成后妥善固定麻醉管道，检查麻醉管道衔接紧密性及面部是否受压。防止麻醉管道术中脱落。

（2）协助麻醉医生关注患者的生命体征，如心率、血压、血氧饱和度、呼吸等指征。

（3）熟悉手术步骤，准确传递器械，显微精密仪器轻拿轻放，避免相互碰撞导致损坏。

7. 手术完毕转运交接

（1）巡回护士做好管道的护理与固定，整理好患者衣服，为苏醒期做好约束措施。

（2）完善所有护理记录。

（3）由麻醉医生、手术医生及巡回护士护送患者至恢复室。巡回护士与恢复室护士做好交接工作，内容包括：手术中输液量、术中生命体征、患者皮肤完整性情况及避免患者头部过度活动。

十、护理评价

（1）术前健康宣教有成效，患者情绪稳定，表示理解配合。

（2）手术物品准备齐全，手术间布局合理，手术进程顺利完成。

（3）术前准备及术中配合安全，无并发症发生，健耳皮肤保护完好未受压。

参考文献

［1］熊红艳，练美云，杨丽萍. 鼻内镜下功能性鼻窦开放手术的手术配合与手术室护理的效果分析［J］. 中外医疗，2022，41（14）：144－148.

［2］朱薇薇，卢方，李伟，等. 手术室联合耳鼻喉科优质护理应用于鼻内镜鼻窦手术患者的效果观察［J］. 中国中西医结合耳鼻咽喉科杂志，2022，30（2）：149－152，115.

［3］甘柳娟，黄允. 慢性鼻窦炎围手术期护理方案构建与术后患者疼痛干预研究［J］. 中文科技期刊数据库（全文版）医药卫生，2023（6）：153－155.

［4］田佳. 鼻内镜鼻窦手术的围手术期护理研究进展［J］. 中国科技期刊数据库 医药，2023（7）：165－168.

［5］董健菲，戴艳红，陈杰，等. 经耳内镜鼓室成形术治疗鼓膜大穿孔的疗效分析［J］. 中华全科医学，2023，21（12）：2014－2017.

［6］张丽敏，李俊，彭帆，等. 耳内镜下耳屏软骨－软骨膜修补术在鼓膜大穿孔中的疗效分析［J］. 浙江创伤外科，2023，28（11）：2081－2083.

［7］高宝周，赵保军，李祥龙. 耳内镜经外耳道鼓室成形术Ⅰ型在鼓膜穿孔修补中的临床研究［J］. 中文科技期刊数据库（引文版）医药卫生，2022（3）：121－124.